[編著者]
原田　宗彦　大阪体育大学学長

[著　者]（五十音順）
伊藤　央二　中京大学スポーツ科学部教授
上林　　功　追手門学院大学社会学部准教授
大西　孝之　龍谷大学社会学部准教授
押見　大地　東海大学体育学部准教授
齋藤　れい　桐蔭横浜大学スポーツ健康政策学部准教授
佐野　毅彦　慶應義塾大学大学院健康マネジメント研究科准教授
住田　　健　日本福祉大学スポーツ科学部准教授
竹田　隆行　日本文理大学経営経済学部准教授
辻　　洋右　立教大学経営学部教授
冨山　浩三　大阪体育大学体育学部教授
長積　　仁　立命館大学スポーツ健康科学部教授
原田　尚幸　和光大学現代人間学部教授
備前　嘉文　國學院大学人間開発学部教授
藤本　淳也　大阪体育大学体育学部教授
古屋　武範　株式会社クラブビジネスジャパン代表取締役社長
前田　和範　高知工科大学経済・マネジメント学群講師
松岡　宏高　早稲田大学スポーツ科学学術院教授
松永　敬子　龍谷大学経営学部スポーツサイエンスコース教授
山下　　玲　早稲田大学スポーツ科学学術院助教
弓田恵里香　仙台大学体育学部准教授
吉倉　秀和　びわこ成蹊スポーツ大学講師
吉田　政幸　法政大学スポーツ健康学部准教授

第 7 版の序

　「スポーツ産業論入門」として 1995 年に初版が発刊された本書は，第 4 版から「スポーツ産業論」に名称を変更した．その後も版を重ねながら，今回は第 7 版を出版するに至った．前回の第 6 版が出版されたのが 2015 年なので，6 年ぶりの改訂である．その間，国内外でスポーツ産業を取り巻く状況は大きく変化した．その中でも，2015 年に設置されたスポーツ庁は，従来の（文部科学省による）学校体育，運動部活動，そして競技力の向上に加え，新たにスポーツ施設の整備・運営，スポーツによる地域・経済の活性化，そしてスポーツ界の透明性と公平・公正性の向上といった分野に政策領域を拡大した．スポーツテックやスポーツビジネス，そしてスポーツツーリズムやガバナンスといった言葉が一般化したのも，鈴木大地長官時代のスポーツ庁が残した大きな功績である．

　本書が発刊された当時から，モノ（たとえばスポーツ用品）やコト（たとえばスポーツイベント）を生産して，多様なサプライチェーンを通してスポーツ消費者に届けるという，スポーツ産業の基本的な構造に大きな変化はないものの，テクノロジーの進化によって，スポーツ用品の流通チャネルが対面からネット販売へシフトし，紙のチケットがオンラインチケットへと変化するなど，時代とともに新しい動きも出現している．またスポーツによる地域の活性化にも関心が集まり，アウトドアスポーツツーリズムや武道ツーリズムの振興を目的に官民連携協議会が設置されるなど，スポーツ産業の守備範囲は確実に広がっている．

　そこで第 7 版では，新たにⅢ部として「スポーツイベントと地域スポーツ」を設け，その中に，「スポーツイベントの社会・経済的インパクト」，「スポーツイベントとスポンサーシップ」，「地域スポーツのマネジメント」，「スポーツツーリズムの発展」，そして「地域スポーツコミッションの役割」という章立てにした．さらにこの文脈に沿って，Ⅳ部の中にも「地域密着型プロスポーツの未来」という章を設けた．

　最後のⅤ部では，スポーツ産業の将来を担う章として，「進化する大学スポーツ」，「スポーツ産業の人材マーケット」，「eSports の市場拡大」，「パラスポーツの発展に向けた課題」の 4 つの章を新たに設けた．この序文を書いている現在，東京の緊急事態宣言はまだ解除されず，2021 年の夏に開かれる東京オリンピッ

ク・パラリンピック大会の開催も不確定という状況であるが，新型コロナウイル
ス感染症もワクチンの普及とともにやがて沈静化し，ニューノーマルの時代にお
ける，新しいスポーツ産業の歴史が刻まれていくことが期待される．

　最後に，本書の編集作業においては，早稲田大学スポーツ科学学術院の山下玲
助教の献身的な努力と，杏林書院編集部の支援に大いに助けられた．ここに感謝
の意を表したい．

　　　2021 年 2 月 28 日

高田馬場にて

原田宗彦

初版の序

　わが国にも生涯スポーツの時代が到来した．スポーツを楽しむ人びとの年齢層が広がるとともに，スポーツやレジャーを楽しむ場所や機会は飛躍的に増大した．今や日本人は，「する」スポーツとともに「見る」スポーツにおいても旺盛な消費活動を展開するようになり，それがスポーツ産業の発展に大きなインパクトを与えた．その中でも特に，フィットネスクラブに代表されるスポーツ関連サービス業の急激な成長や，プロスポーツの人気の高まりにともなうスポーツ観戦機会やグッズの売り上げの急増は，スポーツ産業の発展を押し進める大きな原動力となるとともに，スポーツ産業の構造を徐々に変化させ，これまでにない新しい領域を出現させた．

　スポーツは産業の一領域として認知されるまでに成長を遂げ，多くの人びとの関心を集めるに至った．日本経済の不況時に明るい話題を投げかけたJリーグの成功や，オリンピックやワールドカップといった巨大スポーツイベントへの日本企業の旺盛な投資意欲をみれば，その関心の高さがわかる．企業のスポーツ産業へのサポートとともに，一般消費者のスポーツ消費に対する関心の高さも注目に値する．スポーツ消費者は，新しい消費パターンを開拓し，「する」スポーツと「見る」スポーツの両面において積極的な消費活動を展開している．その消費行動の範囲は，スポーツ用品の購入からフィットネスクラブへの入会，そしてスポーツを目的とした観光（スポーツ・ツーリズム）まで，非常に広範かつ多様である．

　本書はスポーツ産業の全体像を学ぶためにまとめられた本であり，その内容は，4つのセクションと20の章から構成されている．第Ⅰ部では，スポーツ産業の概要を知ることに重点を置き，スポーツ産業の歴史や構造的変化，プロスポーツの現状と問題点，フィットネスと消費，スポーツ・スポンサーシップ，スポーツ・イベントと経済効果，そしてリゾート産業の現状といった視点からスポーツ産業の全貌を把握する．

　第Ⅱ部では，スポーツ産業における人材養成の問題に触れる．スポーツ産業の中でも特に大きな比重を占めるスポーツサービス産業は，別名「人間産業」（ピープルインダストリー）とも呼ばれ，指導者，インストラクター，コーチ，トレーナー，スタッフ，接客要員，レセプショニストといった人々が，サービス財の生

産において大きな役割を果たす領域である．ここでは，人材養成の現状と指導者資格制度の紹介，そしてインストラクターの職務満足といった3つのトピックから人材養成の現状や問題点を概観する．

　第Ⅲ部では，スポーツ消費者に焦点をあてる．ここでは，「する」スポーツ，「見る」スポーツ，スポーツマーケティング，スポーツベネフィット，サービスクオリティ，そして運動の継続を意味するアドヒアランスといった，スポーツマネジメントの現場で要求される様々な知識を学ぶことを目的とする．スポーツ消費者は，これまであまり注目されてこなかった概念であるが，世間一般の関心が集団から個人へ，そして研究の関心が社会人口学的変数からライフスタイル変数や個人的属性に移行するなかで，スポーツの消費に直接関わる個人を理解することは重要である．

　第Ⅳ部では，スポーツ産業の将来を考える上で重要と思われる4つの領域を示した．これらは，スポーツ・ツーリズム，メンタル・フィットネス，レジャースポーツ，パフォーマンスビジネスである．スポーツ産業は21世紀の成長産業として期待されているが，実際にどのような産業領域が伸びるかについて明確な展望がある訳ではない．これらの4つの領域を選んだ理由をあえて説明すれば，スポーツ・ツーリズムが「観光」，メンタル・フィットネスが「こころの健康」，レジャースポーツが「余暇」，そしてパフォーマンス・ビジネスが「芸術」といった具合に，各章の内容が，これからの豊かな社会を表現するキーワードに関連づけられるからである．

　最初に述べたように，本書は決してスポーツ産業に関する知識体系を包括的にまとめたものではない．現実のスポーツ産業はもっと複雑で，より広範な領域を包含している．本書で言うところの「スポーツ産業」とは，本書を教科書として用いる学生諸君が考える就職先としてのスポーツ産業を意識したものであり，経済現象としてのそれを体系づけようと試みるものではない．それゆえ各章には，スポーツ産業を学ぶ学生諸君が社会に出た時に役立つ知識と現在スポーツ産業で働く人々やスポーツ産業に興味・関心を抱く人々にとって新しい発見となるような内容を含むように心がけた．本書が読者の知的探求心を刺激し，スポーツ産業の理解に役立てば幸いである．

　　1995年4月

原田　宗彦

目　次

Ⅰ部　スポーツ産業とは

1章　進化するスポーツ産業 ……………………………… 原田宗彦… 2
　1．進化するスポーツ産業 ………………………………………… 3
　2．3領域におけるスポーツ産業の萌芽 ………………………… 6
　3．3領域におけるスポーツ産業の発展 ………………………… 9
　4．進化するスポーツ産業：複合領域の出現…………………… 10
　5．スポーツに関連したIT産業と近接産業の可能性 ………… 14
　6．コロナ禍におけるデジタルスポーツ観戦の進化…………… 15
　7．スポーツ産業のさらなる発展の可能性……………………… 16

2章　スポーツ施設産業 ……………………………………… 上林　功… 18
　1．スポーツ施設産業概観 ………………………………………… 19
　2．スタジアム・アリーナ改革 …………………………………… 22
　3．社会の変化とスポーツ環境 …………………………………… 23
　4．今後のスポーツ施設・空間産業 ……………………………… 26

3章　スポーツメディア産業 ……………………………… 原田尚幸… 29
　1．スポーツメディア産業の系譜 ………………………………… 30
　2．新たなメディアの登場………………………………………… 35

4章　スポーツ用品産業 …………………………………… 竹田隆行… 39
　1．わが国のスポーツ用品産業の歩み …………………………… 40
　2．スポーツ用品市場の規模と推移 ……………………………… 43
　3．スポーツ用品業界のビジネスサイクル……………………… 45
　4．ブランドビジネス……………………………………………… 47
　5．イノベーション………………………………………………… 48

Ⅱ部　スポーツ消費者とスポーツサービス

5章　スポーツ参加者を知る：するスポーツ ………………… 松永敬子… 52
　1．スポーツ政策とスポーツ参加人口の拡大（2000年～現在）………… 53
　2．スポーツ参加者（するスポーツ）の現状と実態 ………………… 54
　3．スポーツ実施率向上の実現に向けた「するスポーツ」参加人口
　　　拡大戦略 ……………………………………………………………… 61
　4．これからの「するスポーツ」～Withコロナ期そしてAfterコロナ期～ … 66

6章　スポーツファンを知る：見るスポーツ ………………… 松岡宏高… 69
　1．「見るスポーツ」のビジネス規模 ……………………………… 70
　2．スポーツファンの特性 ……………………………………… 73
　3．スポーツ観戦の動機 ……………………………………… 76
　4．見るスポーツのマーケティング ……………………………… 77
　5．スポーツファンのユニークな心理と行動 ……………………… 79
　6．新しいタイプのスポーツファン ……………………………… 80

7章　スポーツサービスと消費者行動 ………………………… 吉田政幸… 83
　1．サービス業としてのスポーツサービス ……………………… 84
　2．カスタマーサービスとしてのスポーツサービス ……………… 86
　3．顧客価値：プロダクト価値，ブランド価値，関係価値 …………… 89
　4．まとめ ……………………………………………………… 96

8章　フィットネスクラブのマネジメント ………………… 古屋武範… 98
　1．フィットネス市場の概況 ……………………………………… 99
　2．今，何が起こっているのか ………………………………… 100
　3．未来をイメージする ………………………………………… 104
　4．自ら未来をつくりだす ……………………………………… 107
　5．新時代のリーダーシップと組織 …………………………… 114

Ⅲ部　スポーツイベントと地域スポーツ

9章　スポーツイベントの社会・経済的インパクト …………… 押見大地… 120
　　1．スポーツイベントに期待される効果 ………………………………… 121
　　2．無形効果と有形効果 …………………………………………………… 121
　　3．多様な社会効果 ………………………………………………………… 122
　　4．幸福感への注目 ………………………………………………………… 122
　　5．経済効果の仕組み ……………………………………………………… 123
　　6．経済効果の盲点 ………………………………………………………… 124
　　7．イベントの規模によって異なる効果 ………………………………… 124
　　8．持続可能なスポーツイベントへ ……………………………………… 125
　　9．インパクトの最大化を目指すイベントレバレッジ戦略 ………… 126
　　10．新たな社会効果指標 …………………………………………………… 127
　　11．求められる簡易なシステム開発とデジタル人材の育成 ………… 128

10章　スポーツイベントとスポンサーシップ ………………… 辻　洋右… 130
　　1．スポーツ・スポンサーシップとは …………………………………… 131
　　2．スポンサーシップの発展と現状 ……………………………………… 133
　　3．スポンサーシップの特徴とその効果 ………………………………… 137
　　4．スポンサーシップの仕組み …………………………………………… 140
　　5．スポンサーシップ・アクティベーション …………………………… 142
　　6．スポーツ・スポンサーシップの今後 ………………………………… 144

11章　地域スポーツのマネジメント ……………………………… 冨山浩三… 150
　　1．地域スポーツとは ……………………………………………………… 151
　　2．地域スポーツとスポーツ政策 ………………………………………… 152
　　3．地域スポーツが生み出す社会的インパクト ………………………… 153
　　4．プロスポーツチームが生み出す社会的インパクト ………………… 154
　　5．スポーツイベントが生み出す社会的インパクト …………………… 155
　　6．パークPFIと公園整備 ………………………………………………… 158
　　7．地域スポーツとコミュニティビジネス ……………………………… 159
　　8．地域スポーツコミッション …………………………………………… 159
　　9．地域スポーツのこれから ……………………………………………… 160

12章　スポーツツーリズムの発展 ……………………………… 伊藤央二… 162
　　1．スポーツツーリズムの現状……………………………………… 163
　　2．スポーツツーリズムの定義と特徴 ……………………………… 163
　　3．スポーツツーリズムにおけるサプリメンタル観光行動 ………… 166
　　4．スポーツツーリズムの持続的発展に向けて …………………… 169

13章　地域スポーツコミッションの役割 ………………… 弓田恵里香… 172
　　1．スポーツを活用した地域活性化 ………………………………… 173
　　2．スポーツコミッションとは ……………………………………… 174
　　3．地域スポーツコミッションにおける戦略………………………… 177
　　4．地域スポーツコミッションへの期待と課題…………………… 178

Ⅳ部　プロスポーツ産業

14章　北米のプロスポーツ ……………………………………… 佐野毅彦… 184
　　1．多様な北米プロスポーツ ………………………………………… 185
　　2．ビッグ4の概要 …………………………………………………… 185
　　3．試合観戦日の経験 ………………………………………………… 187
　　4．スポーツの魅力を引き出す条件 ………………………………… 188
　　5．チームと地元との関係…………………………………………… 190
　　6．まとめ …………………………………………………………… 193

15章　ヨーロッパのプロスポーツ ……………………………… 大西孝之… 195
　　1．ヨーロッパのプロスポーツモデル ……………………………… 196
　　2．ヨーロッパのスポーツ市場 ……………………………………… 198
　　3．ポスト・ブレグジット／COVID-19のヨーロッパのプロスポーツ ……204

16章　アジア・オセアニアのプロスポーツ ………………………… 住田　健… 207
　　1．スポーツ市場として魅力の高いアジア：F1のアジア進出 ………… 208
　　2．インドクリケットリーグ：欧米のスポーツビジネス手法で
　　　　成長するリーグ ………………………………………………… 209
　　3．スーパーラグビーリーグの誕生とリーグを牽引する
　　　　ニュージーランド ……………………………………………… 211
　　4．オーストラリアのプロスポーツリーグ：NRLとAFL……………… 213

17章　プロスポーツと権利ビジネス　……………………………… 備前嘉文… 218
　　1．プロスポーツにおける権利ビジネス ……………………………………… 219
　　2．アスリートによるエンドースメント ……………………………………… 223
　　3．プロスポーツチームとスポーツ施設の運営一体化 ……………………… 226
　　4．プロスポーツにおける権利ビジネスのこれから ………………………… 229

18章　ファンエンゲージメント　………………………………… 齋藤れい… 233
　　1．ファンエンゲージメント概念の萌芽 ……………………………………… 234
　　2．スマートフォンとSNS普及の背景 ……………………………………… 235
　　3．顧客エンゲージメントとファンエンゲージメント ……………………… 236
　　4．Jリーグの SNS 運用状況 …………………………………………………… 241
　　5．まとめと今後の展望 ………………………………………………………… 243

19章　地域密着型プロスポーツの未来　………………………… 前田和範… 245
　　1．日本における「地域密着型プロスポーツ」時代の到来 ………………… 246
　　2．地域密着型プロスポーツチームの経営 …………………………………… 248
　　3．地域課題解決を軸とした地域密着型プロスポーツの未来 ……………… 251

Ⅴ部　スポーツ産業の未来

20章　進化する大学スポーツ ……………………………………… 藤本淳也… 256
　　1．アメリカの大学スポーツ……………………………………………… 257
　　2．日本の大学スポーツ…………………………………………………… 264

21章　スポーツ産業の人材マーケット ……………………………… 長積　仁… 268
　　1．テクノロジーに委ねられた日本の未来…………………………… 269
　　2．日本の雇用情勢と労働力…………………………………………… 270
　　3．スポーツ経営人材の育成…………………………………………… 275
　　4．雇用の未来…………………………………………………………… 277

22章　eスポーツの市場拡大………………………………………… 吉倉秀和… 280
　　1．eスポーツ産業の現状 ……………………………………………… 281
　　2．eスポーツイベントの実際 ………………………………………… 284
　　3．eスポーツ市場の拡大・発展に対する課題……………………… 286

23章　パラスポーツの発展に向けた課題 ………………………… 山下　玲… 290
　　1．障がい者とスポーツ………………………………………………… 291
　　2．障がい者の国際的スポーツイベント ……………………………… 292
　　3．障がい者スポーツ観戦者の特性 – 車いすバスケットボールを例に – … 294
　　4．パラスポーツが抱える課題………………………………………… 296

索　引……………………………………………………………………………… 302

I部
スポーツ産業とは

1章　進化するスポーツ産業

2章　スポーツ施設産業

3章　スポーツメディア産業

4章　スポーツ用品産業

1章

進化するスポーツ産業

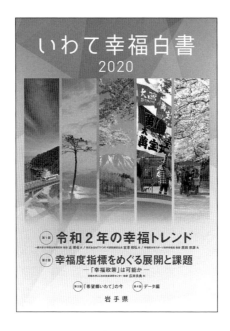

岩手県が作成した「いわて幸福白書2020」

2020年に開催された「年世界経済フォーラム」の年次大会（通称ダボス会議）は，コロナ禍を契機に，より公平で自然を重視した未来を築き，世代間の責任とグローバルな市民としての立場を統合するために，現状を見直す意味で「グレート・リセット」をテーマに掲げた．今後，街づくりの中核概念も，経済最優先から，住む人の幸せを実現するための「幸せ中心社会への転換」へリセットされるだろう．岩手県はこの動きを先取りして，幸福度の向上につながるトレンドや，国内外における「幸福」をめぐる動きを白書としてまとめたが，住民アンケートによって，幸福を判断する際に最も重視するのが「健康状況」であることがわかった．スポーツ産業は，住民の幸福づくりに貢献する重要な国の基幹産業である．

1. 進化するスポーツ産業

(1) スポーツ市場の現状

　わが国におけるスポーツ産業の歴史は古い．19世紀末に近代スポーツが導入され，学校や社会において定着するにつれて，体育・スポーツの用具・用品に対する需要が生まれた．その後，スポーツや体育をするための施設が建設され，スポーツや武道の参加者が増えるにつれ，雑誌や定期刊行物が発刊され，次第に産業としての体を成していった．しかしながらその実態はつつましいもので，日用雑貨洋品の類である運動着や運動具の生産・販売等が主流で，スポーツ産業が，ひとつの産業領域として認知されることはなかった．

　「スポーツ市場」なるものが初めて数字になったのは，1982年の「レジャー白書」が最初で，その規模は2兆9,560億円であった．その後スポーツ産業は順調な成長をみせ，10年後の1992年には最大規模の6兆530億円と倍増した．この時期になると，スポーツは独立した産業領域として一般に認知され，通商産業省（現在の経済産業省）のスポーツ産業研究会がまとめた「スポーツビジョン21」（1990）には，バブル経済の拡大とともに成長するスポーツ産業のバラ色の未来が数字で示された．

　しかしバブル崩壊後の長期化する不況の影響もあり，1990年代後半よりスポーツ市場の伸びは鈍化した．レジャー白書（2010）によれば，2009年のスポーツ市場（正確にはレジャー市場に占めるスポーツ部門）は4兆660億円であり，市場規模はここ数年間縮減傾向にある．しかしながら，レジャー白書が推計するスポーツ市場の規模は，スポーツに関する財（用具・用品等）やサービス（フィットネスクラブやスポーツ観戦）の個人消費の総額であり，スポーツ参加やスポーツ観戦を目的とした旅行（スポーツツーリズム）やスポーツ・スポンサーシップ，あるいはスポーツイベントの放送権料など，通常の「旅行」や「製品」といった消費項目の中に紛れ込んでいる＜スポーツ消費＞は除外されている．それゆえ，スポーツツーリズムやスポーツスポンサーシップなどで消費された金額は，一般的な交通費項目や製品別購入費の中から，工夫を凝らして抽出する必要がある．

　経済産業省は，後述する図1-4の枠組みを用いて，2014年に「スポーツ産業の在り方・活性化に関する調査研究事業」を行って2010年時点のわが国のスポーツ産業の規模を推計した．表1-1がその詳細であるが，民間セクターを中心と

表1-1　スポーツ産業の市場規模(2010年時点)

産業分類	金額(兆円)
A　スポーツ用品産業 　　製造業・卸売・小売業・用品レンタル	1.68
B　スポーツ施設・空間産業 　　ゴルフ場・スキー場・テニス場・フィットネスクラブ・ボウリング・ゴ 　　ルフ練習場・テニス練習場	1.94
C　スポーツサービス・情報産業 　　スポーツジャーナリズム業(新聞・書籍・雑誌・テレビ)・スポーツ興行 　　団(プロ野球・相撲・サッカー・バレーボール・バスケットボール・ラグ 　　ビー)・スポーツツーリズム・スポーツ保険・スポーツエージェント業等	1.73
D　教育・公共体育分野 　　教育・公共体育館	1.90
E　その他 　　公営ギャンブル(競馬・競輪・競艇・オートレース・サッカーくじ)・ゲー 　　ム(eスポーツ)・ビデオソフト	1.15
合　　計	8.42

(経済産業省「平成25年度スポーツ産業の在り方・活性化に関する調査研究事業報告書」)

したスポーツ産業(A+B+C)の場合,合計は5.35兆円となり,それに公共セクターや公営ギャンブル(D+E)を加えた総額は8.42兆円となる.この中には,スポーツ観光(7,794億円)やスポーツマネジメント業(68億円)といった新しい項目が加えられた.

　しかしながら,前述のレジャー白書や経済産業省の推計は,最終消費額を積上げた方法であり,スポーツ産業分類も恣意的に行われているため,縦断的な数値の比較ができないという欠点があった.この欠点を補うために,スポーツ庁は,「スポーツサテライトアカウント(SSJ)」という勘定体系を用いて,スポーツ産業の経済規模(スポーツGDP)の推計を行った.その結果,2017年のスポーツGDP(国民総生産)は,スポーツ部門(5兆7,168億円),流通部門(1兆1,759億円),投入部門(1兆4,965億円)の3つを合わせて,8兆3,892億円であった.これは,当時のGDP全体の1.55%にあたる規模である(日本経済研究所,2020).

(2)スポーツ市場の考え方

　次に,スポーツ市場とは何か,という問いかけに関しては,Gratton and Taylor(2000)が「スポーツ・レクリエーションの経済学」の中で,その概念図を

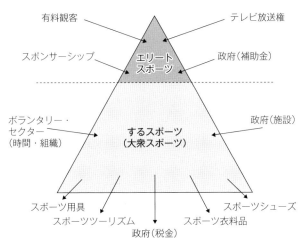

図1-1　スポーツ市場(Gratton and Taylor, 2000)

わかりやすく描いている．図1-1は，小規模の観戦型エリートスポーツと大規模な参加型大衆スポーツという階層モデルにおける，お金の流れを示したものである．

　「エリートスポーツ」においては，スポンサーマネーやチケット代金，そして政府からの補助金や放送権料が流れ込む．下段の「するスポーツ」を中心とした大衆スポーツにも，政府からの補助金（日本の場合はスポーツ振興くじからの助成金や自治体の補助金等）とともに，ボランタリー・セクターから時間と労力という経済的価値が注ぎ込まれる．ちなみに英国では，ボランティアの述べ数1億8,300万人に，1人あたりの労働賃金に換算した場合の8.31ポンドをかけた15億2,200万ポンドがボランタリー・セクターの市場価値とされている（Gratton and Taylor, 2000）．

　国民の多くが参加する「大衆スポーツ」からは，スポーツ用具，旅行，スポーツ衣料，スポーツシューズといった項目において商業セクターへとカネが流れるとともに，税金が政府に対して支払われる．英国の場合，政府に徴収されるスポーツ関連消費の税金は，政府がスポーツのために支払う補助金よりも高いことが知られている．図1-1からは，供給サイドとしての公共セクター，ボランタリー・セクター，商業セクター，そして需要サイドとしてのスポーツ用具，衣料，施設等のモノ，そしてスポーツ参加，観戦といったサービスの存在など，そこには複

雑なマネーフローのあることがわかる.

■2．3領域におけるスポーツ産業の萌芽

　図1–2は，スポーツ市場全体の成長過程をわかりやすく図示したものである.
スポーツ産業が勃興した1880年から現在まで，発展の過程を「創成期」「経営規
模拡大期」「本格展開期」「市場成熟期」「サービス産業転換期」「国際市場成長期」「ア
フターコロナの時代」の7つの時代に分け，それぞれの時代に特有な出来事を示
した．この図からは，スポーツ産業が規模だけでなく，スポーツやマスメディア
の発展に伴ってその中身を大きく変容させていったことが理解できる.

　スポーツ産業が萌芽した明治期以降，わが国においては3つの伝統的な領域が
発展をみせた．これらは，(1)スポーツ用品産業，(2)スポーツサービス・情報
産業，そして(3)スポーツ施設・空間産業であるが，明治，大正，昭和期の発
展の速度は遅く，3つの領域はそれぞれが個別に発展をみせた（図1–3）.

　第一のスポーツ用品産業は，歴史が最も古く，明治時代後半から野球用品の販
売が手がけられてきた．しかしながら，東京オリンピックが開かれた1964年ご
ろまで，スポーツ用品は日用雑貨用品の域を出ず，町の運動具店において細々と
した小売が行われてきたに過ぎない．商品の流通経路も単純で，他の業界のよう
な一次・二次問屋も介在せず，「メーカー」「卸売業者」「小売業者」の三者から
構成されていた．さらに戦前のスポーツ用品には目立った技術革新もなく，製品
の質も当時の外国製品に比べて決して高いものではなかった．実際，わが国で最
も歴史のあるスポーツ用品メーカーの美津濃運動用品（株）も，明治39年（1906）
の創業当初は，靴下やタオルなどの学生向け洋品雑貨とともに，野球ボールなど
を販売する小売店からスタートした．その後同社は，明治43年（1910）に場所
を梅田新道に移し，運動服の既製品用品や運動具の生産に乗り出すとともに，販
売促進策として実業野球大会といったイベントの開催に踏み切るなど，自ら市場
を創造・拡大し，幅広い機能をもつメーカーとして発展していった.

　第二のスポーツサービス・情報産業においては，スポーツ雑誌の先駆である「運
動界」（明治30年），「運動の友」（明治39年），「月刊ベースボール」（明治41
年），「国民体育」（大正4年），「運動競技会」（大正9年），「アサヒ・スポーツ」
（大正12年）といった雑誌が相次いで創刊されるなど，活字メディアによるスポー

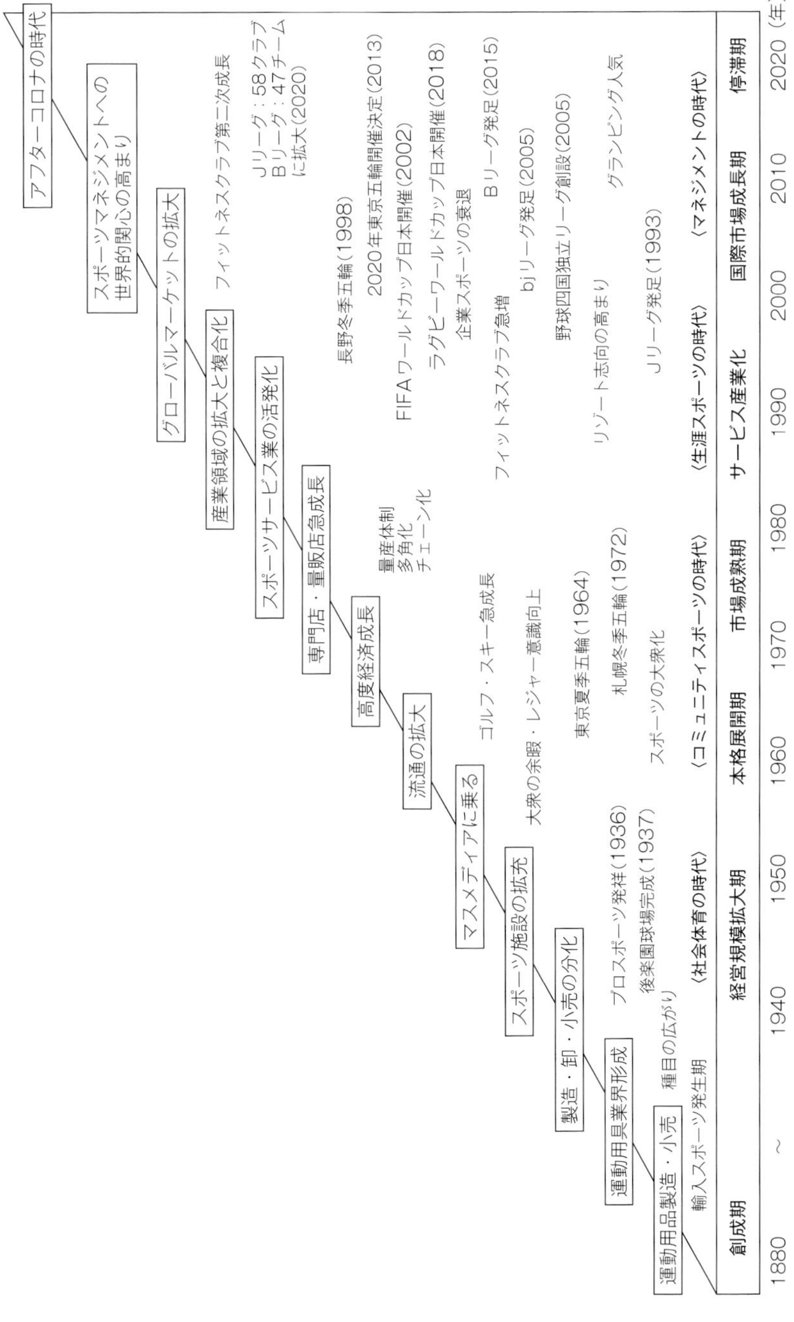

図1-2　スポーツ産業の発展 (西原, 1992を参考に作図)

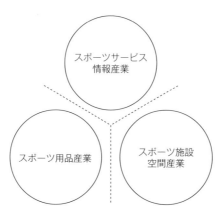

図1-3　個別に存在していたスポーツ産業の伝統的3領域

ツ情報の提供が活性化した．また大正から昭和初期には大手新聞社に運動部が設置されるなど，情報媒体がより一層強化された時代でもあった．そして昭和2年（1927年）には，ラジオという電波メディアも登場し，翌年にはラジオ体操が始まった．スポーツのテレビ中継は，ラジオ放送から四半世紀を経た1953年，東京神宮プールにおける「第25回早慶対抗水上競技大会」から始まった．

　情報メディアとともに，スポーツの場所や機会を提供するスポーツサービスの歴史も古い．たとえば19世紀中ごろ，北辰一刀流を創始した千葉周作が江戸の神田お玉ヶ池に構えた町道場「玄武館」には，当時3,000人の門人がいたといわれる．それまでの古い剣術修行を改革し，「凡才でも一流たりうる」（司馬，1972）という新しい剣術教授法が評判を呼んだ結果であるが，優れた指導者と教授プログラムによる＜レッスン・ビジネス＞の成功例をみることができる．また明治6年には，幕藩体制の崩壊によって一時中断していた水練場が隅田川に復活し，かつて諸藩に属していた水練師範が，水泳インストラクターとして職業を確立させたという記述もみられる（木下，1970）．しかしながら，スポーツサービスが産業として発展するのは，広く一般市民を対象としたスポーツ振興や，特定の個人のニーズに対応したきめ細かなサービスシステムの確立が進んだ，20世紀後半である．

　第三のスポーツ施設も歴史は古く，旧文部省の資料には，明治30年から開設された社会体育施設の数が記録されている．ちなみに明治30年から昭和7年にかけて設立された社会体育運動施設の数は641で，種目では陸上や球技場を含む

各種運動施設が 325，スキー・スケート場が 170，水泳プールが 77，そして武道場が 69 となっており，この時期の急速な普及を伺い知ることができる（今村，1970）．しかしその数も，昭和 6 年の満州事変をピークに下降線をたどることになる．一方民間施設に関しては日本で最初の財団法人である YMCA が，大正 6年（1917）に室内温水プールをもつ東京 YMCA 体育館や夏季の野外活動施設の建設を始めたが，それらはキリスト教の啓発運動が底流にあるレクリエーション・ムーブメントであり，今でいうビジネス的感覚とは異なるものであった．その他にも，テニスコートやゴルフコースが民間業者の手によって建設されたが，その多くは特定のクラブ会員の利用に限定されているか，単なる貸施設的な性格を有するものであった．図 1-3 で示した 3 つの領域は，それぞれが個別に発展を遂げたが，産業と呼べるほどの発展をみせるのは 20 世紀後半のことである．

▌3．3 領域におけるスポーツ産業の発展

　20 世紀後半になり，高度経済成長によって国民の暮らしが豊かになり，国が政策としてのスポーツ振興に取り組むとともに，国民の余暇時間が増大し，ライフスタイルが変化するにつれ，スポーツ産業の発展が顕著になる．

　第一のスポーツ用品産業では，扱われる品目が大幅に増大するとともに，技術的進歩や素材産業の発展に伴う品質向上がみられた．かつては，スポーツ用品の性能や耐久性といった商品が本来的に有する機能的側面が重視されたが，最近では，デザインやカラー，あるいはロゴマークといった記号的側面を前面に押し出した商品に人気が集まる傾向にある．

　スポーツ用品は，用途に応じて「アウトドアスポーツ」「競技スポーツ」「健康スポーツ」の 3 つに分類できる．アウトドアスポーツは，従来の野外活動や登山用品といった実用一辺倒な商品から，オートキャンプやマリンスポーツ，そしてスカイスポーツへと品目を拡大するとともに，商品を大型化・高性能化させた．さらに最近では，コロナ禍の影響で，密から疎へ，そして都会から地方へという流れに沿って，キャンプやグランピングがブーム現象となり，売上を大きく伸ばしている．健康スポーツは，ヘルス・フィットネス関連のシューズやウェア，自転車エルゴメータやウエイトマシンを含むトレーニング機器から，スポーツ飲料や健康食品を網羅する．

　第二のスポーツ施設・空間産業は，顧客にスポーツ施設や空間（フィールドやゲレンデ）を提供する産業で，立地条件に応じて日帰りで利用できる「都市型」と，自然資源を活かした「リゾート型」の施設に分けることができる．前者には昔からある卓球場，剣道場，弓道場，柔道場，そしてバスケットボール，バレーボール，サッカーのための体育・運動施設の他，ボウリング場，ゴルフ練習場，プール等が含まれる．一方，後者にはスキー場，キャンプ場，ゴルフ場の他，マリーナやオートキャンプ場等が含まれる．

　第三のスポーツサービス・情報産業では，戦前の新聞や雑誌に代表される活字メディアを中心とした情報提供産業が，戦後のマスメディアの発展に伴って，電波メディアを媒体とした文化創造産業へと大きく変貌をとげた．その中でもスポーツ中継は，長い間地上波の TV 放映に独占されてきたが，その後，衛星放送からケーブルテレビ（CATV）へ，そしてインターネット・メディアへと進化した．これらのメディア媒体は，スポーツを核としたグローバルな文化創造の担い手となると同時に，放映権料というビッグビジネスを生み出し，これが次に述べるスポーツ産業複合化への大きなはずみとなった．

■ 4．進化するスポーツ産業：複合領域の出現

　戦後の復興期から高度経済成長期をへて，日本経済が本格的な発展を遂げるにつれ，スポーツの市場規模は拡大し，産業の構造にも変化がみられるようになった．結論からいえば，それまで個別に存在していた3つの領域が規模を拡大するにつれて，そこに求心的な力が働き，それによって3つの領域が互いに重なり，新しい複合的な産業領域が出現したのである．これによって，製造業（第2次産業）からサービス産業という広がりをもち，スポーツに関する財貨またはサービスを生産し提供する集合体であり，営利活動，非営利活動を含む横断的産業（渡辺，2001）としてのスポーツ産業が姿をあらわしたのである．

　図1-4は，スポーツ用品産業とスポーツサービス・情報産業が重なってできた「スポーツ関連流通業」と，スポーツサービス・情報産業とスポーツ施設・空間産業が重なってできた「施設・空間マネジメント業」，そして3つの領域が重なった「ハイブリッド産業」を示している．以下で，それぞれの内容を概説しよう．

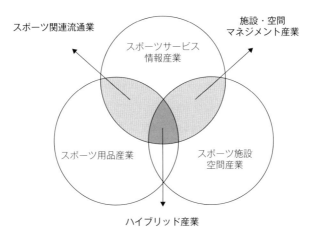

図1-4　3領域の拡大とともに新しく出現した3つの複合領域

（1）スポーツ関連流通業

　前者は，これまで製造業オンリーであった大手メーカーの新しい販売戦略や，小売業者の販売組織のチェーン化による多店舗展開といった動きによって特徴づけられる．大手メーカーの中には，直営店をもつことによって卸売り機能を吸収し，流通経路をより短くそして太くすることによって収益率を高めようとする動きが目立つようになってきた．すなわちスポーツ用品産業は，モノの生産だけにとどまらず，卸売業や小売業といったサービス業に積極的に参画することによって，スポーツ関連産業に積極的に進出したのである．さらに，株式会社アルペンやゼビオ株式会社のように，スポーツ用品の仕入れ・販売のみならず，PB（プライベートブランド）のような商品の企画開発まで行う小売業者が増えつつある．すなわち，スポーツ用品製造業からスポーツ用品製造小売業（SPA）への進化であり，商品の企画から生産，販売までの機能を垂直統合したビジネスモデルへの移行を意味する．

　2020年のコロナ禍は，人々のライフスタイルに変化をもたらし，スポーツや健康に対する人々の意識を高めた一方で，都会の密を避けたアウトドアスポーツやキャンピングの人気が一気に高まった．モンベルやスノーピークに加え，作業着で知られるワークマンが新しく立ち上げた低廉なアウトドアスポーツウェアの領域で売上を伸ばすなど，業界の勢力図には大きな変化が生まれた．

今やスポーツ用品の売り場は，モノだけでなく，スポーツ用品のもつ文化的イメージやファッション性，商品の購買と使用によって生まれるライフスタイル，あるいはスポーツ用品の発する情報といった目に見えない記号を消費する場所となった．実際，スポーツ用品メーカーが，自社製品にある種の情報と情緒的なメッセージを託す，＜企業広告塔としてのエンドーサー（endorsers：商品推奨者）＞である有名アスリートに支払う契約金の額は半端ではない．たとえばナイキが，タイガーウッズやマイケルジョーダンといった契約選手全員に支払ったエンドースメントの費用総額は，5年間（2002-2006）で約10億ドル（約1,300億円）という高額であった．さらにテニスのロジャー・フェデラーが，2018年にユニクロと結んだ，10年で330億円というエンドースメント契約も大きな話題となった．

（2）施設・空間マネジメント業

もうひとつの複合領域である施設・空間マネジメント業は，ハードとしての施設・空間にソフトであるサービス・情報が加味されて生まれた新しいタイプのビジネスである．その中には，フィットネスクラブやテニスクラブに代表される「クラブビジネス」，そしてスイミングスクールやテニススクールに代表される「スクールビジネス」が含まれる．スポーツ施設や空間それ自体は単なるハードウェアであり，トレーニング機器や部屋があるに過ぎない．指導者（インストラクター）や指導メソッドといったソフトウェアがあってはじめて，価値あるサービス機能が発揮されることになる．スポーツ施設や空間も同じことで，それを使う利用者やソフトウェアとしてのプログラム（スポーツ指導やトレーニング理論等）がなければ，本来の使用価値を生み出すことはできない．

指導者やプログラムがあり，そこにサービスを受ける消費者（受講生や会員）が出会うことによって始めてサービス財が生産され，それをマネジメントするビジネスが生まれるのである．平成18年度に始まった指定管理者制度によって，施設の運営を民間に委託する動きが全国に定着したが，その需要に応える形で，運営委託や指導者の派遣を行うビジネスが定着した．

（3）ハイブリッド産業

では，スポーツの3領域がすべて重なった中心部分には，どのような産業が誕生したのであろうか．そのひとつの例はプロスポーツを核とするスポーツエンター

テインメント産業である．たとえばJリーグを考えた場合，プロサッカーという経験財は，3つの領域のどれが欠けても成立しないことがわかる．創設初年度のJリーグ関連の市場では，スポーツ用品産業として「サッカー用具」（580億円）と「キャラクター商品売上」（1,150億円），スポーツサービス・情報産業として「リーグ・チーム関連」（185億円），「マスメディア関連」（200億円），「観客支出」（270億円），そしてスポーツ施設・空間産業として「施設関係」（100億円）といった3つの領域にまたがる数字が報告された（通商産業省サービス産業課，1994）．Jリーグの発足後，バブル崩壊によってスポーツのプロ化は動きを止めたが，企業スポーツの衰退と，それを補う形で進行するクラブ事業化の波ともに，2005年には四国アイランドリーグとbjリーグ（現在のBリーグ），そして2007年には北信越ベースボール・チャレンジリーグがスタートし，サッカーに続いて全国に地域密着型のチームやクラブが誕生することになった．その後，JリーグとBリーグのチーム数は増加し，2023年シーズンのJリーグのクラブ数は，J1が18，J2が22，そしてJ3が20になったが，2024年シーズンからは，J1/J2/J3のクラブ数をそれぞれ20クラブに揃えることが決まった．そして2022 − 23シーズンのBリーグについては，B1が24クラブ・3地区制（1地区につき8クラブ），B2が14クラブ・2地区制（1地区につき7クラブ）であり，B3は16チームのリーグ戦となった．これらのチームやクラブは，事業規模こそ小さいが，地域名を関した無形資産として，地域活性化を担う社会連携の媒体としての役割が期待されている．

　3領域の複合化が加速化した背景には，1980年代に始まる＜スポーツ＞と，＜ビジネス＞という異質な言葉が結びついた＜スポーツのビジネス化＞現象がある．そのきっかけとなったのが1984年のロサンゼルス五輪であり，後年のスポーツイベントが範とする，独占放送権販売（放送権料）と公式スポンサー・サプライヤー制度，そして商品ランセンシングによるマーチャンダイジングといった，スポーツが生み出す「権利」を取引するスポーツビジネスの＜方程式＞が誕生した．これ以降，スポーツのメディア価値が広く認められるようになり，そこで生まれた巨額の放送権料は，イタリアのセリエAや英国のプレミアリーグ，そしてアメリカのNFLやNBAといったプロスポーツとともに，ワールドカップやオリンピックというメガ・スポーツイベントを発展させる成長促進剤の役割を果たした．

　農産物には，異なる品種をかけあわせることによって，より優れたハイブリッドな品種を生み出す「異種交配」という考えがあるが，Jリーグや他のプロスポー

ツも，3つの異なる産業領域の異種交配によって生まれたハイブリッド型産業と呼ぶことができる．さらにオリンピックやFIFAワールドカップといったメガスポーツイベントも，さまざまな異種産業が複雑に組み合わさってハイブリッド化した産業であり，都市開発や都市再生といった大規模なプロジェクトと連動して行われることが多い．

　複合領域の中で，もうひとつ見逃せない産業として「スポーツツーリズム」がある．スポーツツーリズムには，大きく分けてスポーツイベントに参加することを目的とした旅行と，スポーツイベントを観戦することを目的とした旅行の2種類があり，一般に「スポーツ活動に参加，観戦するために，日常生活圏内を離れて行われる非商業的な旅行」として定義づけることができる（Hall，1992）．前者には，たとえば全国スポーツ・レクリエーション祭やホノルルマラソンへの参加があり，後者にはオリンピック・パラリンピック大会やサッカーのワールドカップといった「ホールマークイベント」（折り紙つきの優良イベント）への観戦ツアーなどが含まれる．

▌5．スポーツに関連したIT産業と近接産業の可能性

　過去100年の間，スポーツ産業は進化を続け，ひとつの産業領域として認知されるようになった．しかし市場とは成長を止めない生き物である．消費者が多様な欲求をもち，生産者がそれに応えようとして商品やサービスに工夫を加え，利潤の増大を図ろうとする限り，市場は成長し進化をとげる．

　21世紀になると，パソコンの世界的普及とともに，高速インターネットやストリーミング技術の高まりによって，IT産業が猛烈な勢いで発展をみせた．それに加えて，IT関連コストの劇的な低下と技術革新，そしてグーグルに代表される検索技術の進化によって，2000年代中ごろには，Web2.0と呼ばれる新しいマーケティング・パラダイムが出現し，それがスポーツ産業において有効に活用される時代が到来した．

　2020年には，スポーツとDX（デジタル・トランスフォーメーション）の時代が到来し，人間のパフォーマンスがデータ化され，有効に利用されるようになった．たとえばサッカーでは，選手ごとの走行距離，ボールの保持時間やパス成功率，選手のトップスピード，走った総距離，シュートの軌道，ボールの保持時間

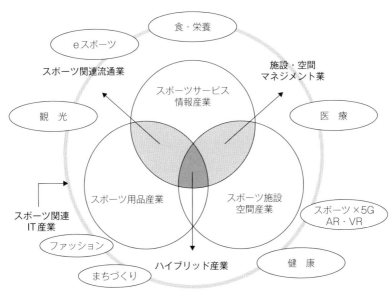

図1-5　スポーツ産業の進化が期待される近接産業

等，詳細なデータを集め，分析できるようになった．図1-5にも，スポーツ産業全体を，まさにネット（網）で覆うように出現したスポーツ関連IT産業が，大きな円で示されているが，この領域では，日進月歩のDXの進展が，スポーツ＆エンターテインメントの世界を大きく変えている．

6．コロナ禍におけるデジタルスポーツ観戦の進化

　2020年に起きた新型コロナウイルス感染症の蔓延は，人の動きを止め，密を避ける行動パターンを定着させた．これに大きな影響を受けたのがスポーツ観戦である．世界のプロスポーツやスポーツイベントは軒並み中止や延期を余儀なくされたが，その後中止から再開，そして無観客試合から規制の緩和へと，段階を追って本来の姿に戻っていった．その一方で，自宅から行うリモート観戦という新しい領域が進化するなど，スポーツ×ICTの分野でのイノベーションが進化した．

　たとえば，ヤマハが開発したリモート応援システムを使えば，リモート観戦者

は，アプリを操作することで，拍手や声援といった＜アクション＞をスタジアムに届けることが可能となる．アクションには「歓声」「拍手」「声援」「ブーイング」，に加え，主催者がカスタマイズできるチームの応援歌や選手名などを加えることができ，ボタンが押された回数や人数によって，試合会場のスピーカーから流れる歓声の大きさや盛り上がりが変化する．

　リモート観戦は主に自宅で行うが，それをスタジアム観戦に近づけるには，いかに没入感のある観戦体験を提供するかが重要となる．これを高いレベルで可能にするのが，VR（バーチャル・リアリティ）の技術である．たとえば観客席やコートサイドに設置した360度カメラを使った映像制作など，自宅で観戦するリモートファンに，試合会場の臨場感をどのように提供するかが鍵となる．海外では，「NextVR」というアプリを使ったVRライブストリーミングシステムを使って，NBAの試合の他，ボクシング，モータースポーツ，レスリングなどを体験する機会を提供している．

　新型コロナウイルス感染症の影響で試合が中断している間に，多くのスポーツファンを取り込んだのがeスポーツであり，新たな盛り上がりをみせたのが，著名プロ選手の参戦である．たとえばテニスでは，中止となったマドリード・オープンの代わりに，ゲームソフト「テニスワールドツアー」を使ったeスポーツ大会を開催した．ラファエル・ナダル，ドミニク・ティーム，錦織圭などの著名トップ選手が参戦し，（実際のテニスではケガから復帰した）元世界ナンバー1のアンディ・マレーが優勝した．テニスのトッププロがテニスゲームで真剣勝負をする様子は大きな注目を集め，全世界で1,500万人がこのバーチャル大会を観戦したといわれている．

▌7．スポーツ産業のさらなる発展の可能性

　図1-5には，スポーツ産業と連動することによってさらなる発展が見込まれる，「食・栄養」「医療」「スポーツ×5G・AR・VR」「健康」「医療」「まちづくり」「ファッション」「観光」「eスポーツ」といった関連領域が示されている．これらは，スポーツと親和性の高い領域で，たとえば「食・栄養」ではサプリメントやアスリート食の開発，「観光」ではスポーツツーリズムやヘルスツーリズム，そしてアドベンチャーツーリズムのような新しい領域に対する関心が高まっている．

　前述したように，スポーツ観戦やスポーツ参加に関する個人消費の総額としてのスポーツ産業の市場規模は縮減傾向にあるが，それはスポーツ消費活動をスポーツに限定しているからであり，「観光」や「食・栄養」など，スポーツが誘発する消費行動の多様性を考慮すれば，その額は現在以上に膨らむと考えられる．

📖 文　　献

- Gratton C and Taylor P（2000）Economics of Sport and Recreation. Spon Press.
- Hall CM（1992）Adventure, sport and health tourism. In: Weiler B and Hall CM（Eds.）Special Interest Tourism. p142, Belhaven Press.
- 原田宗彦（2001）スポーツとニューメディアに関する IOC 国際会議報告．NEW MEDIA，4：47-49.
- 原田宗彦（2010）スポーツで変わる地域：パワーオブスポーツ．地方議会人，10 月号：12-15.
- 今村嘉雄（1970）日本体育史．不昧堂出版.
- 片平秀貴（2007）新しい時代のマーケティング：AIDEED（愛で〜す）モデルが強いブランドをつくる．丸の内ブランドフォーラム資料.
- 加藤智明，中谷有紀（2007）CGM マーケティング．MYCOM 新書，毎日コミュニケーションズ.
- 木下秀明（1970）スポーツの近代日本史．杏林書院.
- マクロミル（2010）【速報】2010 年スポーツマーケティング基礎調査．（http://www.macromill.com/r_data/20101018sports/20101018sports.pdf，参照日：2021 年 1 月 8 日）
- 水野健次郎（1973）スポーツは陸から海から大空へ：水野利八物語．美津濃.
- 西原康行（1992）ミズノ株式会社事業開発質新規事業チーム資料.
- 日本経済研究所（2020）わが国スポーツ産業の経済規模推計〜日本版スポーツサテライトアカウント 2019〜2017 年推計．（https://www.mext.go.jp/sports/content/20200430-spt-sposeisy_000006676-1.pdf，参照日：2021 年 1 月 8 日）
- 社団法人スポーツ産業団体連合会（2002）平成 13 年度情報経済基盤整備：スポーツ情報ネットワーク構築事業報告書.
- 司馬遼太郎（1972）北斗の人．講談社文庫，講談社.
- 週刊ダイヤモンド（2008）スポーツ＆マネー・丸ごとランキング．週刊ダイヤモンド，96（30）：47.
- 通商産業省サービス産業課編（1994）J リーグに続けプロスポーツビジネス．社団法人スポーツ産業団体連合会.
- 渡辺保（2001）産業構造におけるスポーツ産業の範囲に関する研究Ⅰ．現代社会文化研究，21：125-141.

［原田宗彦］

2章

スポーツ施設産業

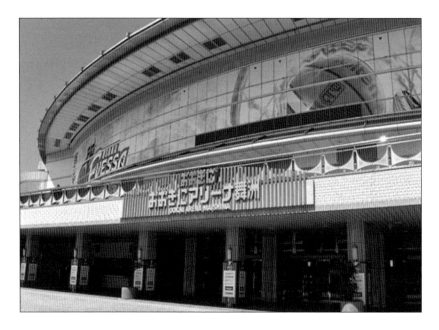

大阪ベイエリアにある「おおきにアリーナ」（写真撮影：原田宗彦氏）

1995年に建設された固定席4,236席のアリーナ．1997年のなみはや国体に使用され，2008年大阪オリンピックではハンドボールと卓球の会場で使用される予定だったが，招致活動は頓挫する．その後，アクセスの悪さから利用者は低迷し，大阪市はアリーナの売却を決定．しかし2015年1月に，大阪エヴェッサ（B1リーグ）の運営会社であるヒューマンプランニング株式会社がアリーナの貸付事業者に決定し，2015年4月から，年間1,000万円で10年間の定期建物賃貸借契約を締結する．その後，アリーナ経営はドラスティックに改善し，黒字化に成功する．この事例はアンカーとなる人気チーム（テナント）の存在が，アリーナ経営には不可欠なことを全国に知らしめた．

1．スポーツ施設産業概観

（1）スポーツ施設数の推移

　1990 年代に至るまで増加傾向にあった国内スポーツ施設数は 2000 年代に入り横ばいとなっている．近年の国内におけるスポーツ施設数をみてみたい．2018 年には社会体育施設において 46,977 カ所，民間体育施設において 16,396 カ所となっている（図 2-1）．社会体育施設数の推移をみると 2005 年の 48,055 カ所をピークに微減となり，横ばい状態となっていることがわかる．種別をみると最も多い種別は「多目的運動広場」で 7,554 カ所，次いで「体育館」7,101 カ所，「野球場，ソフトボール場」6,123 カ所となっている．民間体育施設数も 1996 年の 18,146 カ所をピークに減少を続けており，2015 年には 14,987 カ所となったが 2018 年は 16,396 カ所と微増とはいえ同様に横ばい状態となっている．

　国内においてスポーツ興行（入場料有）に利用されるスタジアム・アリーナについて，リーグ等の興行に使用された 666 施設（2018-2019）の調査では，「アリーナ・体育館」が最も多い 47.7％（318 施設），次いで「野球場・ソフトボール場」26.7％（178 施設），「スタジアム・球技場」23.0％（153 施設）となっている．これら施設の所有者については，市区町村 73.7％（491 施設），都道府県 18.9％（126 施設）と自治体がほとんどであり，民間所有施設は 4.7％（31 施設）に留まっている．国内におけるスポーツ施設数が横ばいの中，スポーツ興行に使用されているスポーツ施設のほとんどが公共所有となっていることがわかる．

（2）スポーツ施設の建設・運営管理手法

　スポーツ施設の公共所有は全国のスポーツ振興拠点として機能する一方で，地方財政状況悪化の影響を強く受けることとなっている．管理運営コストの公共負担を減らすためにも官民連携の検討が行われてきた．改めてスポーツ施設の事業手法についてまとめたい．

1）公設公営

　地方公共団体が，基本構想，基本計画などを経て，設計・建設をそれぞれ事業者に発注して行い，直営で管理運営を行う方法．かつてはほとんどの公共スポーツ施設がこの手法により整備・所有・管理運営されていた．

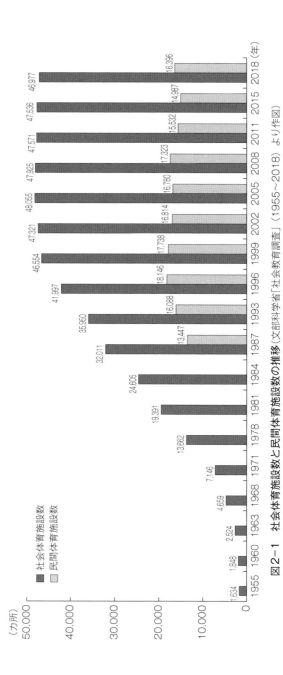

図2-1　社会体育施設数と民間体育施設数の推移 (文部科学省「社会教育調査」(1955~2018) より作図)

2）公設民営

＜指定管理者制度＞

2003年の地方自治法改正に伴い創設された，公の施設の管理運営に民間事業者を含む幅広い団体（指定管理者）に委ねる制度．全国各地のスポーツ施設で指定管理者制度が導入されているが，多くの場合，民間事業者の管理運営能力が十分に発揮されているとは言い難い．その理由としては，原則として指定管理では民間事業者による投資が実施されず，施設の老朽化・陳腐化に民間活力を活かせないこと，地方公共団体から指定管理者に支払われる指定管理料が年々下げられる傾向にあること，利用料金が条例で低く抑えられ収益が少なく，民間事業者の工夫に余地がないことなどがあげられる．

＜管理許可制度＞

都市公園法に基づき，公園管理者以外の者が都市公園に公園施設を管理することについて，許可をうける制度であり，売店や飲食などにおいては広く活用されている手法である．国内ではまだスポーツ施設について適用例は少ないものの，民間事業者のノウハウを活用した投資や管理運営を行うべく，管理許可制度を活用しているケースがある．

＜PFI＞

PFI（Private Finance Initiative）は，民間の資金を活用して社会資本整備を行う考え方で，公共施設の建築から運営・維持管理までを民間事業者に任せ，その経営手法を利用して効率的に良質な公共サービスを提供する．近年は，横浜文化体育館再整備事業（2024）や有明アリーナ管理運営事業（コンセッション）など，高い独立採算制が求められる案件が出現するなど，PFI事業の多様化がみられる．

＜定期建物賃貸借＞

地方自治法に基づき，地方公共団体と民間事業者の間で，施設の定期建物賃貸借契約を行う方法である．きわめて稀なケースではあるが，おおきにアリーナ舞洲で採用されており，指定管理料を受け取るものであったのを，管理運営に際して民間事業者から市へ賃料を支払うことで市の財政改善に寄与している．

3）民設民営

＜独立採算＞

民間事業者が自ら資金調達を行い，設計・建設・管理運営を行う手法．また，民設民営については，公共自治体との折衝のうえ，公共性の高い施設として公地

に民設民営で施設整備する方法や，民間事業者が施設の資金調達・設計・建設・所有・運営を担い，地方公共団体が施設の年間利用枠を得る代わりに一定の利用料を支払う方法，地方自治法に定められる「負担付き寄付」の制度を利用し民間事業者が建てたスポーツ施設を，当該事業者による利用や管理運営等を条件として寄付することで，管理費の大きな割合を占める固定資産税や都市計画税を支払わず利用および管理の権利を得る方法など，個別のケースが出現している．

▌2．スタジアム・アリーナ改革

2016年，内閣府からGDP振興施策として「日本再興戦略2016－第4次産業革命に向けて－」が公表され，10の成長戦略が示されたなか，はじめてスポーツ・文化の成長産業化についての政策的指針が示された（内閣府，2016）．2025年までにスポーツ市場規模を15兆円に拡大することを目指すうえで，具体的施策として「スタジアム・アリーナ改革」が掲げられた．

モノからコトへという経済価値の転換に沿った形で，従来の教育的側面に加え新たな産業としてスポーツの重要性が高まっている．地域における産業としてのスポーツは，小売，興行，建設，旅行，放送・新聞等，地域経済のさまざまな分野を活性化する可能性があり，スタジアム・アリーナはそのために必要な基盤として考えられる．

（1）スマート・ベニュー

スマート・ベニューとは多機能複合型，民間活力導入，街なか立地，収益力向上をキーワードとして，「周辺のエリアマネジメントを含む，複合的な機能を組み合わせたサステナブル（持続可能）な交流施設」と定義されている．コストセンターからプロフィットセンターへ向け，スポーツ観戦の場となる競技場や体育館等について，観客にとって何度も来たくなるような，魅力的で収益性を有する施設（スタジアム・アリーナ）への転換を図るとしている．「日本再興戦略2016」の中でも，ガイドラインの策定やスマート・ベニューの考え方を取り入れた多機能型施設の先進事例の形成支援が具体的施策として示されている．

（2）成長産業を活性化するインフラとしてのスタジアム・アリーナ

スタジアム・アリーナは，スタジアム・アリーナ内の経済効果や飲食，宿泊，観光等周辺産業への経済波及効果，スタジアム・アリーナ内外での雇用創出効果を生み出し，新たな産業集積を創り出す可能性を有しており，地域活性化に大きく貢献できる成長産業としての潜在力が高い分野として考えられている．

くわえて地域を拠点とするスポーツチームがあれば，これらの効果はより継続的に地域にもたらされ，スタジアム・アリーナを核とした新たな産業集積が起きやすくなる．スタジアム・アリーナは，スポーツを成長産業として活性化させるための核となるインフラととらえることができる．

（3）スタジアム・アリーナに期待される地域社会への効果

スタジアム・アリーナによるにぎわいのある商業地やイベントがもたらす非日常性は，中長期的に地域に対して持続的な効果をもたらすものと考えられている．これらは経済価値に置き換えられない社会的効果として，地域アイデンティティの醸成や不動産価値の向上などに対する効果についても期待されている．

3. 社会の変化とスポーツ環境

2000年代以降，人々の志向の多様化とデジタルメディアの普及に伴い，スポーツに対する多様なかかわり方や楽しみ方が求められるようになってきている（日本スポーツ協会，2020）．スポーツ施設においてもそのあり方に変化が表れている．「する」「みる」「支える」それぞれのスポーツ施設のあり方の変化についてみていきたい．

（1）社会の多様化と「する」スポーツ施設
1）スポーツにおけるライフスタイルの変化

浅沼（2019）は地方都市における運動スポーツ実施の阻害要因として「仕事や家事・育児が忙しくて時間がない」ことを示したうえで，少子化社会，人口減少社会におけるライフスタイルが大きく変化する中で，夫婦共働きなど男女問わず多忙観を感じ，スポーツ参加に影響が及んでいることを指摘している．全国的にも運動習慣の種目別運動実施率において「散歩」や「ウォーキング」など，身近な

場所で時間的制約をとられずに行える種目が上位となっており，また今後行いたい運動・スポーツ種目としてもあげられている．

　こうしたライフスタイルの変化は，スポーツ施設をより日常利用しやすい形態へと変化させ，身近な施設との複合化も模索されている．複合商業施設「もりのみやキューズモール BASE」では，複数の商業店舗の屋上をまたがるようにトラック走路が設けられている．1周約300mとなる「ヘルスエイドエアトラック」は，歩行専用レーンと歩行者・走者レーンが分けられており，ランニングベースとして更衣室やシャワーを併設し，誰でも利用ができるようになっている．共働き夫婦など家族での買い物での立ち寄り需要を見込んだもので，ベビーカー置き場や休憩デッキなどを併設し，子育て世代の交流場所としての側面ももっている．

2）スポーツにおけるダイバーシティの推進

　社会生活の多様化に伴い，インクルーシブ（包摂的）なスポーツ参加へのニーズが生まれてきている．スポーツ環境もこれらの社会的変化に応じて，より多様な施設が求められる．老若男女，身体的特性に問わずすべての人に参加機会が開かれるスポーツのあり方と，実現するための施設・環境が必要となる．

　新豊洲 Brillia ランニングスタジアムは直線ランニングコースをトンネル状の膜屋根が覆ったシンプルな陸上練習場ながら，走者のデータ解析などを行える高性能な施設となっている．ブレード義足の走者のデータを元に，調整や加工ができる分析室・工作室が設けられている．従来，データ取得を行えるセンサ類を設けた運動・スポーツ施設としては公共のトップスポーツ支援施設や国内体育大学の一部施設などに限られてきた．こうした工作室を設けた施設は国内において皆無となっているが，今後社会のニーズにあわせて既存の室構成の再編を行うなどの工夫も必要となってくると考えられる．

（2）体験価値の最大化と「みる」スポーツ環境

1）社会の価値主義化と多様な観戦スタイル

　顧客は単にサービスを消費するのではなく，その消費から得られる体験そのものに価値を求めているとの体験価値マーケティング（Pine and Gilmore，2001）の指摘にあるとおり，スポーツ観戦における体験価値の検討はチケット対価として得られるスポーツ視聴に留まらず，スタジアムやアリーナで得られる体験そのものがいかに豊かなものになるかが焦点となっている．

　2009 年には Mazda Zoom-Zoom スタジアム広島（広島市民球場）において，幅12 m の周回コンコースに沿って 18 種類の多様な観客席（2009 年竣工時）が設けられた．その後も野球場だけでなく等々力陸上競技場メインスタンド改修（2015）やパナソニックスタジアム吹田（2016）など陸上競技場や球技場にも取り入れられ，沖縄アリーナ（2020）など屋内アリーナにもその影響はみてとれる．

2）スポーツ観戦とデータ活用

　スマートフォンやタブレットによる視聴が普及したことで，直接観戦とあわせた映像により，スポーツ視聴にも多くの付加価値をつけることができるようになってきた．目の前で行われている試合の様子をより詳細に知るデータ視聴が進められてきた．

　プロ野球やゴルフにおいて取り入れられた「トラックマン」では，スイングのスピードや軌跡を計測するとともにボールとの接触や球速，軌道が記録されるようになった．また MLB や NBA で取り入れられている「スタットキャスト」は，主にボールなどの飛翔体の解析と映像化に強みをもっており，蓄積されたビッグデータと紐づけた飛球予測や投球傾向の表示などデータのビジュアライズに特徴がある．1984 年ロサンゼルス五輪組織委員会のピーター・ユベロスは「オリンピックに必要なのは大きな競技場ではなく，問題はその競技場に何台のテレビカメラを入れるかだ」と述べ，スタジアムやアリーナのメディア化を大きく進めたが，現在に至り，テレビカメラは多くのデータを取得するためのセンサに置き換えられ，観戦の奥行を広げている．

（3）共創化社会と「支える」スポーツ環境

1）スポーツによる地域共創プラットフォームの構築

　マーケティング 3.0（Kotler，2010）としてまとめられる協働型ビジネスへの展開は社会の共創化を進め，産業間の垣根を超えた多くの企業間連携を生み出している．元来，英米型自由市場経済においては流動的な労働市場においてプロジェクト型雇用が中心であり，企業間の移動による組織間の知識の移転だけでなく，コラボレーションが頻繁に行われる公的空間が重要視され，コワーキングスペースや新規参入を促すスタートアップのインキュベーション施設による共創的なエコサイクルが構築された（西野・半澤，2020）．

　これらの共創的活動の核として地域プロクラブチームが活用されている．LA

ドジャースが進める「Dodgers Accelerator (2015)」では，多くの企業や組織をスポンサーとし，起業家やスタートアップとの事業共創を生み出す MLB 初めての試みとして 2,000 社近くの新規事業の応募を集め，うち 10 社を選定した．国内でもこうした共創的試みを進める拠点施設として横浜 DeNA ベイスターズによる「The BAYS (2017)」が設立されている．これまでになかった地域スポーツと共創する「支える」スポーツ施設ともいえる機能をもち，店舗付きのチームオフィスを主軸としながら，地域共創を進めるコワーキングスペースやセミナールームなど多様なスポーツファンを集め協働できる機能を有している．横浜での協働的取り組みは，都市の再開発にまでおよび，横浜市の「現市庁舎街区活用事業」において，横浜スタジアムに隣接する横浜市庁舎跡地の開発や隣接地の関内駅前再開発にも及んでいる．

4．今後のスポーツ施設・空間産業

（1）Society 5.0 時代のスポーツ施設

スタジアム・アリーナ改革が提唱された背景には，少子高齢化，中心市街地の空洞化，地方財政状況の悪化などの社会課題がある．社会環境と寄り添った存在であるスポーツ施設は社会のあり方や都市のあり方に影響を受ける存在であるといえよう．

近年，われわれの日常社会において少なくない影響を与えているものとして IT（情報技術）がある．2016 年にはスマートシティ，MaaS などの AI 技術や IoT /ICT の普及を背景に，第 5 期科学技術基本計画（内閣府）において超スマート社会「Society 5.0」が提唱された．ドイツの「インダストリー4.0」，米国の「先進製造パートナーシップ」，中国の「中国製造 2025」等，第 4 次産業革命とも呼ばれる ICT 活用に対して，日本が提案した指針であり，従来，個別に機能していた情報技術を連携させた社会を作り出そうとの考えが示されている．その範囲は生産・流通・販売，交通，健康・医療，金融，公共サービス等の幅広い産業に及んでおり，多くの周辺産業をもつスポーツにおける影響も少なくないと予想できる．

Society 5.0 では，産業構造それぞれの ICT 活用を「サイバー空間」と呼ぶシステム化によって統合することに特徴があり，現実世界となる「フィジカル空間」との対として，融合させる考え方が示されている．

（2）デジタルツインによって統合化するスポーツ施設

　こうした個々のデータをサイバー空間でまとめフィジカル空間に反映させる「デジタルツイン」の考え方はスポーツ施設においても検討が進められている．Bリーグが行うオールスターゲームのパブリックビューイング「B-LIVE」では，それまで個々で活用されてきたデータを統合させることで新たな観戦体験を作り出し，マーケティング活動として展開している．映像，音声，振動といった各データをリアルタイムに転送し，パブリックビューイング会場でオールスターゲームを再現する試みとなっている．東京のパブリックビューイング会場に対し，2018年熊本，2019 年富山，2020 年北海道と遠隔地を会場とする中で，地方のスポーツ振興を進めるほか，ビジターゲーム時のホームアリーナ利用の可能性を検討している．

　データ活用はスポーツ観戦体験だけに留まらず，GovTech（行政×テクノロジー）や FinTech（金融×テクノロジー）との統合を図ることで，公共サービスとの連携や，スタジアムチケットのサブスクリプション（定額制サービス）などの展望も考えられる．多機能複合化するスポーツ施設はフィジカル空間上での統合化された都市施設・産業施設としてデジタルツインを通じたさらなる活用が考えられる．

（3）公共空間の民間活力導入：エリアマネジメント

　近年の傾向として，運動・スポーツの実施頻度が高い場所として「道路」があげられている．「道路」などの都市環境そのものがスポーツ環境として選ばれている点において今後のスポーツ施設のあり方が問われているといえよう．

　主に米国において道路や公園といった環境整備に活用されてきたエリアマネジメント制度に注目が集まっており，公共空間の管理運営に民間活力導入の検討が進められている．主に緑地整備などに活用されており，米国においては道路空間を利用したスポーツイベントなどにも活用されつつある．

　こうした動きに呼応するように，国土交通省から 2016 年の都市公園法改正と併せ，公園の民間活用を促す「公募設置管理制度」（Park-PFI，パーク PFI）の推進が示された．都市公園などの公共空間の管理・運営について，民間活力を利用した官民連携手法で，持続可能な公園管理運営を目指すとともに，スポーツ利用を始めとした公園利用を促す施策となる．

（4）都市に拡張されるスポーツ環境

　大阪府・市が2012年から進める「大阪城公園パークマネジメント事業」では公園を一体管理し，従来からある大阪城野球場の予約管理のほか，公園全体を周る5種類のジョギングマップの設定，カフェスペースや更衣室，シャワー設備を備えたランニング拠点となる「RUNNING BASE 大阪城」を設け，公園全体を運動・スポーツの場としている．

　公共空間の利活用は，スマートフォンなどを利用して運動記録を残したり，SNSを利用した交流が行われるなど，ライフログ（生活記録）の取得が比較的容易となったことで，今後もスポーツ施設・空間産業は施設の枠を超えた展開が考えられるだろう．スポーツ施設・空間産業は都市空間にも拡張されることで，より多くのステークホルダーとの協働が進むと考えられる．

📖 文　献

・原田宗彦編著（2015）スポーツ産業論 第6版．杏林書院
・日本政策投資銀行（2020）スマート・ベニューハンドブック．ダイヤモンド社．
・笹川スポーツ財団（2020）スポーツ白書2020．
・笹川スポーツ財団（2018）スポーツライフデータ2018．
・Pine BJ and Gilmore JH（2001）Welcome to the experience economy. It's no longer just about healing: patients want a personal transformation. Health Forum journal, 44: 10-16.
・Kotler P（2010）Marketing 3.0. John Wiley & Sons, INC.
・日本スポーツ協会（2020）スポーツと，望む未来へ．（https://www.japan-sports.or.jp/about/brand/tabid1175.html，参照日：2021年1月8日）
・西野史子，半澤誠司（2020）イノベーション・エコシステムと地域・専門職労働市場：米国東部ボストン地区の事例．一橋社会科学，12：1-26．
・浅沼道成（2019）子育て世代における運動やスポーツ実施の阻害要因の検討：岩手県矢巾町と葛巻町を事例として．アルテスリベラレス，104：1-12．
・内閣府（2016）第5期科学技術基本計画．

［上林　功］

3章

スポーツメディア産業

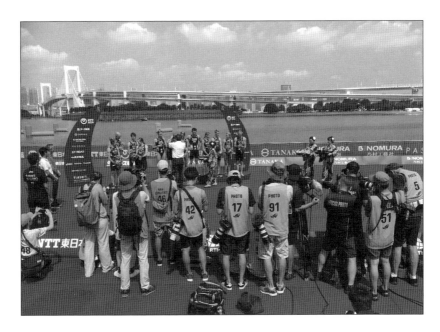

2019 年に東京五輪会場で行われた第 25 回日本トライアスロン選手権
（写真撮影：原田宗彦氏）

スポーツはメディアとの共存で成立している．大会の中継や選手へのインタビュー画像
が，メディアを通じて配信されることによって，スポーツの認知度は高まり，ファンの
数は増える．たとえばプロスポーツの協賛企業は，スポーツイベントの後ろに控える何
百万人というファンに注目する．スポーツイベントは，商品やサービスを消費者に届け
るための「媒体」であり，テレビやインターネット放映がその役割を担う．

　本章では，スポーツメディア産業の成立過程を踏まえて，スポーツとメディアの関係がどのように変化してきたのか理解を深めるとともに，新たなメディアの登場によってスポーツ界に生じた変化について解説する．

1．スポーツメディア産業の系譜

（1）スポーツメディア産業の黎明期

　表3-1は，本節で取り上げるスポーツとメディアの関係について，時系列でまとめたものである．わが国でスポーツ関連の記事が新聞に掲載されるようになったのは，日刊新聞が発行されるようになった明治初期の1870年代であり，その内容は競馬や相撲，水泳などに関する情報であった（賓學，2002）．このように，スポーツとメディアの関係は，スポーツに関連した話題を伝える「報道」から始まった．1897年（明治30年）には，日本初の体育・スポーツ専門雑誌である『運動界』が創刊され（賓學，2002），スポーツに関する情報が商品としての価値（コンテンツ価値）をもつようになった．1906年（明治39年）には，読売新聞の紙面にスポーツ面の前身となる「運動界」欄が新設され（読売新聞社，2020），1908年（明治41年）には，わが国初の種目別スポーツ誌『月刊ベースボール』が創刊された（賓學，2002）．なお，わが国初のスポーツ新聞は，1946年（昭和21年）に創刊した日刊スポーツである（日刊スポーツ新聞社，2020）．

　図3-1は，2014年から2023年における新聞の発行部数の推移を示したものである（一般社団法人日本新聞協会，2023）．これによると，一般紙・スポーツ紙ともに減少傾向にあり，10年間で一般紙の発行部数は36.0％減少し，スポーツ新聞の発行部数は47.9％減少していた．図3-2は，2012年から2021年におけるスポーツ雑誌の推定発行部数の推移について示したものである（公益社団法人全国出版協会，2022）．これによると，月刊誌・週刊誌のいずれも減少傾向にあり，10年間で月刊誌の推定発行部数は51.9％減少し，週刊誌の推定発行部数は69.8％と大幅に減少していた．これらの結果から，近年スポーツの情報を伝える印刷媒体の発行部数が減少傾向にあることが改めて浮き彫りとなり，今後もその傾向は続くものと推察される．

表3-1　スポーツとメディアの関係史

1897年	日本初の体育・スポーツ専門雑誌『運動界』創刊
1901年	時事新報社がメディアで初めてスポーツイベントを主催(十二時間長距離競走大会)
1906年	読売新聞にスポーツ面の前身となる「運動界」欄を新設
1908年	『月刊ベースボール』創刊
1909年	大阪毎日新聞社が日本初のマラソン大会(阪神マラソン)を主催
1915年	大阪朝日新聞社が全国中等学校優勝野球大会を主催
1924年	大阪毎日新聞社が全国選抜中等学校野球大会を主催
1927年	第13回全国中等学校優勝野球大会,東京六大学野球のラジオ中継開始
1934年	読売新聞社が「大日本東京野球倶楽部」を結成(現・読売ジャイアンツ).
1946年	日刊スポーツ創刊
1953年	スポーツのテレビ中継開始

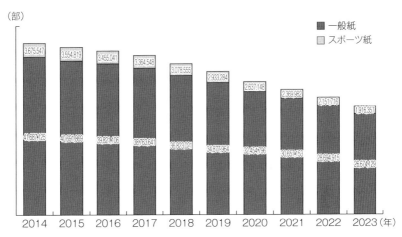

図3-1　新聞の発行部数の推移(一般社団法人日本新聞協会, 2023)

(2) メディアによるスポーツコンテンツの創造と保有

　1900年代に入ると,新聞社がスポーツイベントを自ら主催し,告知から結果の報道に至るプロセス全般にかかわるようになった.1901年(明治34年)には,福沢諭吉が創刊した時事新報社がわが国のメディアとして初めて東京・不忍池畔で「十二時間長距離競走大会」を主催した(渡辺,2017).1909年(明治42年)には,大阪毎日新聞社が日本初のマラソン大会(阪神マラソン)を主催した(黒田,2020).1915年(大正4年)には大阪朝日新聞社が全国中等学校優勝野球大会(現在の夏の甲子園)を主催し,1924年(大正13年)には大阪毎日新聞社が全国選抜

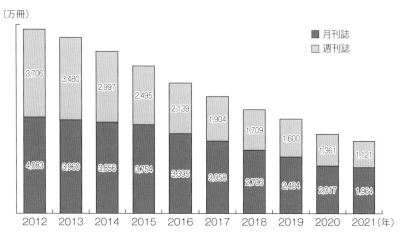

図3-2　スポーツ雑誌の推定発行部数（万冊）の推移
（公益社団法人全国出版協会，2022）

中等学校野球大会（現在の春の甲子園）を主催するようになった（有山，1997）.
このように，新聞社がスポーツに関する情報を報道するだけでなく，自らスポー
ツイベントを主催することによって話題を創出し，人々の注目を集めて購読数を
増やすというビジネス戦略が展開されるようになった.

　1934年（昭和9年）読売新聞社は，第2回目の来日となるアメリカ大リーグの
オールスターチームと対戦するために，大日本東京野球倶楽部（現・読売ジャイ
アンツ）を結成した（有山，1997）. このことをきっかけに1936年（昭和11年）
日本職業野球連盟が設立され，名古屋新聞社は名古屋金鯱軍，新愛知新聞社は名
古屋軍を結成して参入した. スポーツを「報道」する側である新聞社が，スポー
ツイベントを「主催」するだけでなく，プロ野球チームというコンテンツを「保有」
するようになった.

（3）電波媒体の登場

　スポーツメディア産業の黎明期におけるスポーツ報道は，新聞や雑誌といった
印刷媒体が中心であったが，時代が昭和になる頃には，ラジオやテレビが新た
な電波媒体として登場した. わが国初のラジオによる実況中継は，1927年（昭
和2年）に大阪で開催された第13回全国中等学校優勝野球大会であった（有山，

表3-2　2021年スポーツ中継時間一覧（東京地区地上波7局，上位10競技）

競技名	年間中継時間
相撲	230時間35分
アマ野球	223時間01分
ゴルフ	218時間04分
プロ野球	142時間51分
公営競技	122時間31分
サッカー・フットサル	116時間43分
テニス	113時間21分
フィギュアスケート	73時間48分
駅伝	54時間07分
卓球	38時間42分

（ニホンモニター，2022）

1997）．同年東京六大学野球でもラジオによる実況中継が始まった．過去の出来事を伝える印刷媒体のメディアとは異なり，リアルタイムで現場の状況を伝えるラジオ中継の登場は，速報性に優れスポーツとの相性は抜群であったといえる．そしてスポーツのコンテンツ価値をさらに飛躍的に高めたのがテレビ中継の登場であった．1953年（昭和28年）には，NHKと日本テレビが開局し，プロレス，競馬，大相撲，プロ野球ナイター，高校野球のテレビ中継が開始された（神原，2001）．スポーツ中継は，試合の映像を流すだけで番組が成立することから，制作コストと効率という点で優れており，ニュース性やドラマ性，オリジナリティという意味でも優良なスポーツコンテンツであった（広瀬，1997）．テレビは，1989年（平成元年）にNHKの衛星（BS）放送が，1991年（平成3年）にはWOWWOWが本放送を開始し，世界規模でスポーツ中継が楽しめる時代になった（一般社団法人衛星放送協会，2020）．2023年度における主な衛星放送の契約者数は，NHK-BSが2,261万件，WOWWOWが246万件，スカパー！が203万件となっている（一般社団法人衛星放送協会，2023）．

　表3-2は，2021年に東京地区地上波7局で放送されたスポーツ競技別（上位10競技）の年間中継時間を示したものである（ニホンモニター，2022）．これによると，相撲が最も多くなっており230時間35分であった．以下，高校野球などのアマ野球（223時間01分），ゴルフ（218時間04分），プロ野球（142時間51分）の順となっていた．

　図3-3は，2012年から2021年までの東京地区地上波6局（Eテレを除く）で

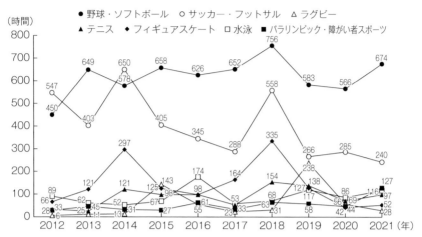

図3-3　主な競技別テレビ報道量（時間）の推移（東京地区地上波6局）
（ニホンモニター，2015・2020・2022）

放送されたニュース，情報ワイドショー，スポーツ情報番組で取り上げられた報
道内容を競技別にまとめたものである（ニホンモニター，2015・2020・2022）．
これによると，2021年に最も報道量が多かった競技は野球・ソフトボール（プロ
野球・MLB・アマ野球を含む）であり，674時間であった．次いでサッカー・フッ
トサル（Jリーグ・男女A代表・海外リーグを含む）が240時間，パラリンピッ
ク・障がい者スポーツ（127時間）の順となっていた．パラリンピック・障がい
者スポーツは，2021年に開催された東京2020パラリンピック夏季大会の影響も
あり，報道量が増加した．サッカーとラグビー，フィギュアスケートは，ワール
ドカップやオリンピック冬季大会が開催される年に報道量が増える傾向にあっ
た．

（4）高騰するテレビ放送権料

　スポーツのメディアにおけるコンテンツ価値が高まるにつれて，人々の注目度
が高いスポーツコンテンツは争奪戦となり，結果としてテレビ放送権料の高騰を
招いている．その人気が世界規模のスポーツイベントとなれば，放送権料はさら
に上昇することになる．図3-4は，オリンピック夏季大会のテレビ放送権料の
推移を示したものである（IOC，2022）．これによると，スポーツイベントにお

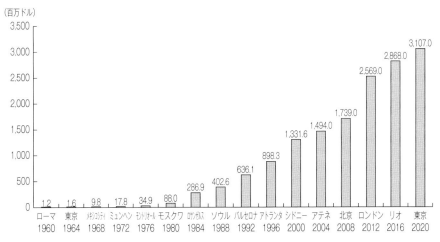

図3-4　夏季五輪大会の放送権料（百万ドル）の推移(IOC, 2022)

ける権利ビジネスのモデルを確立した1984年ロサンゼルス大会以降，テレビ放送権料は右肩上がりで高騰を続けており，東京2020大会で過去最高額となった．

▌2．新たなメディアの登場

（1）ソーシャルメディアの登場

　総務省（2024）が2023年に実施した調査によれば，過去1年間にインターネットを利用したことがある人の割合は，86.2％であった．このような社会的背景の中，情報を伝達する媒体として急速に普及したのがソーシャルメディアである．ソーシャルメディアとは，「ブログ，ソーシャルネットワーキングサービス（SNS），動画共有サイトなど，利用者が情報を発信し，形成していくメディア」のことである（総務省情報通信国際戦略局情報通信経済室，2010）．

　図3-5は，年代別の主なソーシャルメディアの利用率について示したものである（総務省情報通信政策研究所，2020）．これによると，すべての年代を通してLINEとYouTubeの利用率が高くなっていた．InstagramとX（旧Twitter）は，特に10歳代と20歳代の利用率が高い傾向にあった．情報通信環境の整備とスマートフォンの普及により，人々はソーシャルメディアを介していつでもどこでもスポーツに関する情報に接することが可能となった．

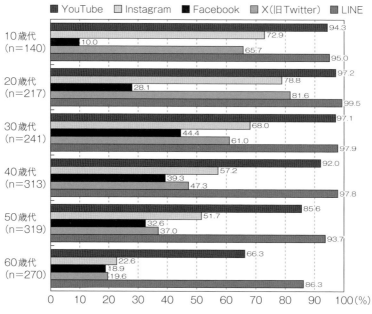

図3-5　年代別主なソーシャルメディアの利用率（n＝1,500）
（総務省情報通信政策研究所（2024）を参考に作図）

（2）メディア化する消費者とアスリート

　ソーシャルメディアは，消費者自らが情報を発信するメディアである．安価で誰もが手軽に世界へ向けて情報を発信することが可能になった．ソーシャルメディアで発信される情報は，即時性が高く，興味深い情報は友人・知人やフォロワーを通じて瞬く間に共有・拡散される．ソーシャルメディア時代における情報は，ネット上に蓄積され，検索・共有されるようになった．近年，多くの人々がソーシャルメディアを介して情報の発信と受信に関わることにより，ソーシャルメディアの影響力は増幅してきたといえる（オガワカズヒロ，2010）．

　スポーツのライブ観戦では，ソーシャルメディアを介して観戦者がマスメディアよりも早く試合に関する情報を伝えるケースが増えてきた．すなわち，消費者はマスメディアに頼らなくても最新の情報を入手することが可能になった．スポーツの試合では，リアルタイムで伝えられる情報に価値があるため，ソーシャルメディアとの相性が良好であるといえる．

　ソーシャルメディアが普及する以前の消費者は，アスリートやチームに関する情報を，テレビや新聞などを通じて受け取るしかなかった．しかし現在では，アスリートやチーム担当者がソーシャルメディアを通じて直接消費者へ情報発信するようになった．特に最近では，現役のアスリートや引退したアスリートがYouTubeにチャンネルを開設して手軽に情報発信する時代となり，アスリート自身のメディア化がさらに進んでいる．消費者（ファン）も情報を一方的に受け取るだけでなく，ソーシャルメディアを介してアスリートと直接コミュニケーションを図ることができるようになった．このように，これまでの印刷媒体や電波媒体による一方的な情報伝達の時代から，誰もが双方向で情報発信できる時代を迎えている．

（3）インターネット動画配信の躍進
　インターネットやスマートフォンの普及，パソコンやウェアラブル端末の小型化・高性能化，情報通信技術（ICT：Information and Communication Technology）の進展や5Gへの対応といったインフラが整備され，消費者が情報に触れる環境が急激に変化している．いつでも場所を選ばずにスポーツの情報に接することができる時代となった．スポーツ界において新たなメディアとして特に注目を集めているのがOTT（Over the Top）と呼ばれる定額制のインターネット動画配信サービスの普及である．DAZNは，2016年にわが国でのサービスを開始後，サッカーやプロ野球などさまざまなスポーツの動画配信を行っており，2017年からNTTドコモで提供を始めた「DAZN for docomo」は，開始から1年で会員数が100万人を超えた（NTTドコモ，2018）．サッカーワールドカップ・カタール大会のアジア最終予選では，高騰するテレビ放映権の影響により，敵地での試合は地上波ではなくDAZNが配信した．本大会では，すべての試合をインターネットテレビのABEMAが無料配信し，日本代表が決勝トーナメント進出を決めたスペイン戦のアクセス数は，1,700万人に達した（日本経済新聞，2022）．今後もインターネットを介した動画配信はさらに拡大していくものと推察され，その動向が注目される．

📖 文　献

・有山輝雄（1997）甲子園野球と日本人－メディアのつくったイベント－．吉川弘文館．
・寶學淳郎（2002）スポーツとメディア．橋本純一郎編著，現代メディアスポーツ論．pp3-24，世界思想社．
・広瀬一郎（1997）メディアスポーツ．読売新聞社．
・IOC（2022）Olympic Marketing Fact File 2022 EDITION．
・一般社団法人衛星放送協会（2020）衛星放送の歴史．（https://www.eiseihoso.org/guide/history.html，2020年10月30日参照）
・一般社団法人衛星放送協会（2023）過去の年度別衛星放送契約者の推移データ．（https://www.eiseihoso.org/data/past_ydata.html，2024年10月7日参照）
・神原直幸（2001）メディアスポーツの視点．学文社．
・公益社団法人全国出版協会（2023）2023年版出版指標年報．
・黒田勇（2020）メディアスポーツの誕生－明治後期の大阪毎日新聞のスポーツ事業を中心に－．関西大学社会学部紀要，52：1-24．
・日本経済新聞（2022）W杯配信時代キックオフ！！地上波と「主役」競う．2022年12月17日朝刊．
・ニホンモニター（2015）テレビスポーツデータ年鑑2015．
・ニホンモニター（2020）テレビスポーツデータ年鑑2020．
・ニホンモニター（2022）テレビスポーツデータ年鑑2022．
・一般社団法人日本新聞協会（2022）新聞の発行部数と世帯数の推移．（https://www.pressnet.or.jp/data/circulation/circulation01.php，2023年1月20日参照）
・日刊スポーツ新聞社（2020）日刊スポーツ新聞社の会社案内．（https://www.nikkansports.com/company/company-tokyo.html，2020年10月30日参照）
・NTTドコモ（2018）報道発表資料．（https://www.nttdocomo.co.jp/info/news_release/2018/03/19_03.html，2020年10月30日参照）
・オガワカズヒロ（小川浩・小川和也）（2010）ソーシャルメディアマーケティング．ソフトバンククリエイティブ．
・総務省情報通信国際戦略局情報通信経済室（2010）ソーシャルメディアの利用実態に関する調査研究の請負報告書．
・総務省（2024）令和五年通信利用動向調査．
・総務省情報通信政策研究所（2024）令和五年度情報通信メディアの利用時間と情報行動に関する調査．
・渡辺勇一（2017）明治期におけるスポーツジャーナリズムの一断面．広島経済大学創立五十周年記念論集刊行委員会編集，広島経済大学五十周年記念論文集下巻．pp37-68，広島経済大学．
・読売新聞社（2020）読売新聞歴史年表．（https://info.yomiuri.co.jp/group/history/nenpyou/index.html，2020年10月30日参照）

［原田尚幸］

4章

スポーツ用品産業

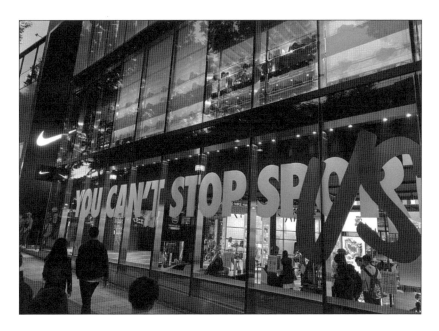

原宿にあるナイキショップ（写真撮影：原田宗彦氏）

コロナ禍の中，ナイキは売り上げを伸ばしている．「YOU CAN'T STOP US」（私たちを止めることはできない）キャンペーンで使用されたショートフィルムには，多様なバックグラウンドをもつ 53 人のトップアスリートが登場するが，レイシズムやジェンダーといった問題を乗り越えようという力強いメッセージは，見る人の胸を打ち，大きな反響を呼んだ．コロナが猛威を振るう 2020 年の 9～11 月（第 2 四半期），ナイキ社の売上高は前年同期比 8.9％増の 112 億ドル（約 1 兆 1,600 億円）を達成した．

　2020年3月24日，新型コロナウイルス感染症の影響で東京オリンピック・パラリンピックの1年程度の延期が決定した．3月30日には2021年夏に延期されることも決まった．オリンピックは，選手たちの熱い戦いとともにスポーツメーカーの戦いでもある．オリンピックで優勝，活躍した選手が身につけていたスポーツ用品は売上に大きく貢献するからである．特に今回注目されているのがナイキ社の厚底シューズ「ヴェイパーフライ」である．読売新聞オンラインによると，第96回箱根駅伝（2020）では，7区間で新記録が生まれ，多くの選手がナイキ社の厚底シューズを履いていたことが注目を集めた．着用率は出場210選手の約85％で，9区間の区間賞獲得者が使用していた．箱根駅伝で多くの選手がナイキ社の厚底シューズを使用した理由は，日本だけでなく世界各地のマラソン大会でナイキ社の厚底シューズを履いた選手が上位を占拠していたからであろう．2018年2月の東京マラソンで設楽悠太選手が2時間6分11秒の日本記録（当時）を樹立した．同年10月のシカゴマラソンでは大迫傑選手が設楽選手を上回る2時間5分50秒のタイムを記録した．2018年9月のベルリンマラソン大会では，エリウド・キプチョゲ選手（ケニア）が従来の世界記録を1分18秒も短縮する2時間1分39秒で優勝している．

　オリンピック開催前にスポーツ用品がこれだけ注目されるのは，北京オリンピック（2008）の競泳用水着のレーザーレーサー以来ではなかろうか．ナイキ社の厚底シューズに関しては本章のイノベーションについても取り上げる．

1．わが国のスポーツ用品産業の歩み

　スポーツビジョン21[注]（スポーツ産業研究会報告書）は，1990年にスポーツを巡る社会・経済の新しい動きに的確に対応し，スポーツ産業の健全な発展を図るとともに国民がスポーツを身近に楽しめるための環境をつくるための方策をまとめた報告書である（通商産業省産業政策局，1990）．スポーツビジョン21によると，わが国おいてスポーツ産業としての形をみせ始めたのは明治末期ごろ運

注）スポーツビジョン21は，スポーツ産業が21世紀の基幹産業の一つとして発展していくための基本的なビジョンを提示するために作成された報告書である．スポーツ用品産業だけでなく，スポーツ施設産業，スポーツメディア産業の発展の歴史を学ぶには貴重な報告書の一つといえる．

表4-1　スポーツ用品産業年表

年	スポーツトピック	スポーツ用品産業動向	年	スポーツトピック	スポーツ用品産業動向
1878	米人教師がテニスを紹介		1962	ボウリングブーム	
1879	体操伝習所設立(文部省)	体操教師のための用品需要が発生	1964	東京オリンピック	スポーツ卸商協同組合設立
1900		「学校教材店, 呉服店, 用品雑貨店」の一部としてスポーツ用品の小売がはじまる		サッカー人気	
1912	第5回オリンピック(ストックホルム)日本初参加	スポーツ用品の比重が増加 既製運動服装販売 運動用品製造・小売 卸は不明確 製造工場の開設(組み立て)		スポーツ人口の急増 レジャースポーツの大衆化	全日本運動用品工業団体連合会設立 全日本運動用具小売商組合連合会設立 「三層構造の明確化」 日用品雑貨業界の一部から脱皮 「産業としての本格発展」「マスマーケット指向」
1920	第7回オリンピック(アントワープ)日本初メダル獲得	「製造=卸」・「小売」 「スポーツ専業化」 スポーツ用品の自主開発・製造始まる 「運動具業界」形成へ	1970	ゴルフ・スキー急成長へ	量産体制, 多角化, チェーン化 大型スポーツ用品中心(スキー, ゴルフ)
1928	第9回オリンピック(アムステルダム)日本初の金メダル 第2回冬季オリンピック(サンモリッツ)日本初参加	運動用具製造販売組合設立 「製造」・「卸」・「小売」分化	1972	札幌オリンピック スキージャンプでメダル独占	スポーツ専門量販店登場 スポーツウエア, スニーカーブーム, テニスルック, スポーツ用品業界の成長続く
1932	第10回オリンピック(ロサンゼルス)	スポーツ専門小売 総合運動具店	1977	ジョギングブーム	
1936	日本職業野球連盟設立「プロスポーツ発祥」		1978	健康器ブーム	
1937	後楽園球場完成		1980		「技術革新」=「メーカー主導」 モデルチェンジが盛んに行われる
1945	GHQ勧告	「スポーツ用具を製造し, 学校へ供給せよ」			
1946	第1回国民体育大会開催(京都)	「製造」→「卸」→「小売」流通体系が見え始める			「供給過剰」「過剰店舗」「専門量販店急成長」=「小売主導」
1952	日本初のボウリングセンター開業		1984	ロサンゼルスオリンピック	ゴルフ, スキーブームの再来,リゾート指向 「スポーツ用品産業領域の拡大」
1954	テレビ実況, スポーツ誌創刊				
1958	国立競技場完成 「競技スポーツ」⇄「大衆スポーツ」	「スポーツ用品の自主開発力の向上」 卸売業者急増 流通の拡大	1992		1991年バブル経済崩壊 1992年をピークにスポーツ用品市場の成長が止まる
			1996	スノーボードブーム	

(通商産業省産業政策局編(1990)スポーツビジョン21より作表)

動具の国産化が行われるようになってからのことであるとされている．**表4-1**は，スポーツビジョン21のスポーツ産業年表をまとめたものである．

　わが国のスポーツ用品は，学校教材店や呉服店，用品雑貨店の一分門として取り扱われていた．明治40年前後からスポーツ用品の製造・小売企業が現れ，大正に入って国民のスポーツの意識の高まりとともに需要が伸びスポーツ用品の製造・小売業者の数が増加する．スポーツ用品の自主開発や製造が始まりだしたのもこの時期である．大正の終わりには，運動具製造販売組合が結成された．昭和に入ると製造・卸・小売の三層構造が明確化され始めた．小売店では，スポーツ専門小売，総合運動具店もみられるようになる．戦後，製造→卸→小売という流通体系になり産業としての体制が整い始める．

　戦後の復興と高度経済成長により，国民のレジャー意識が高まりスポーツ人口が急激に増加する．東京オリンピック開催を契機にスポーツへの関心はさらに高まり，スポーツ用品産業は本格的に発展する．業界内では，スポーツ卸商協同組合，全日本運動用品工業団体連合会，全日本運動用具小売商組合連合会が設立され，現在の製造（メーカー），卸（問屋），小売（小売店）という三層構造が確立した．メーカーの量産体制と多角化，小売店のチェーン化によりスポーツ用品産業は大きく成長する．特に，ゴルフ，スキーを中心としたレジャースポーツの人気が高くスポーツ専門量販店が登場したのもこの時期である．1973年のオイルショックの影響も受けず，スポーツ用品産業の成長は続いた．

　1980年代もスポーツ用品産業の成長は続く．ゴルフ用品，スキー用品の売上が好調で，市場の4割近くをこの2アイテムで占めていた．スポーツ用品市場は成熟，飽和状態にあった．しかし，メーカーは供給過剰状態にもかかわらず毎年モデルチェンジを行った．小売店も同様に過剰店舗にもかかわらず専門量販店を出店した．なぜ，メーカーと小売店はこのような戦略を行ったのか．それは，消費者であるわれわれが，毎年メーカーのニューモデルを買えるだけの生活に余裕があったからである．日本社会全体が実態のない好景気，バブルに酔っていたのが実情でありその後日本経済は10年以上停滞する．

　実は，当時のメーカーと小売店の戦略は単に売上を伸ばすだけでなく業界内の主導権争いが理由とも考えられている．業界内での発言力が強くなれば，有利にビジネスを行うことができるのは当然である．スポーツ用品産業も他の業界と同様卸によって発展してきたといわれている．明治期・大正期の製造とは卸機能を

もった製造企業と考えられている．スポーツ用品業界ではじめて組合組織ができたのはスポーツ卸（問屋）である．それに対抗するがごとく，メーカー，小売店も組合組織を設立したことによって三層構造が確立されたのである．

オイルショックの影響も受けずに成長し続けたスポーツ用品産業は，不況にも強い産業といわれていた．しかし，バブル経済崩壊後の経済不況には勝てなかった．その理由は，オイルショック時とは異なり，供給過剰・過剰店舗による業界内のパワーゲームと，景気に影響を受ける高額商品であるゴルフ用品とスキー用品に支えられていた市場構造に問題があったからである．現在，スポーツ用品市場は消費者を意識した業界全体での取り組み，特定の高額商品に頼らない健全な市場構築をすすめている．その成果もあり，2012年あたりからスポーツ用品市場は回復の兆しがみられる（表4-2）．

2．スポーツ用品市場の規模と推移

2019年度のスポーツ用品市場は前値比0.5％増加で，8年連続でプラス成長となった（表4-2）．レジャー白書2020によると，スポーツ用品市場はラグビーワールドカップ，東京オリンピック2020による国内スポーツ熱の高まりを表す結果といいたいところだが，2019年の前年比プラスは，アスレジャーの拡大とキャンプ・アウトドアブームによるもので，その他の競技スポーツに関連する用品市場は前年横ばいもしくは減少したと厳しい評価をしている．球技スポーツ用品市場は前年比0.5％減，山岳・海洋性スポーツ用品市場は前年比0.9％減，その他のスポーツ用品市場は前年比0.4％減，スポーツ服等市場は前年比4.1％増であった．球技スポーツ用品市場では，ゴルフ用品市場が前年比0.3％増であった．山岳・海洋性スポーツ用品市場では，登山キャンプ用品市場が前年比4.0％増であった．スポーツ服等市場では，トレ競技ウエア市場が前年比4.0％増，スポーツシューズ市場が前年比4.2％増であった．

表4-2は過去10年間のスポーツ用品市場の推移である．参考までに市場規模が最高であった1992年のスポーツ用品市場を付け加えた．バブル経済崩壊の影響を受けて1992年をピークにスポーツ用品市場は低迷する．高額商品であったゴルフ用品とスキー用品の市場規模の縮小が大きな原因である．1992年と2019年のゴルフ用品市場とスキー・スケート・スノーボード用品市場の比較を行う

表4-2　スポーツ用品市場の推移

（単位：億円，%）

	1992	2010	2011	2012	2013	2014	2015	2016	2017	2018	2019	19/18
球技スポーツ用品	9,240	5,710	5,460	5,450	5,480	5,450	5,560	5,450	5,550	5,650	5,620	▲0.5
ゴルフ用品	6,170	3,550	3,340	3,370	3,400	3,330	3,390	3,310	3,380	3,430	3,440	0.3
テニス用品	1,280	600	580	550	530	530	550	530	540	540	520	▲3.7
卓球・バドミントン用品	350	320	310	310	310	320	340	350	360	380	370	▲2.6
野球・ソフトボール用品	1,140	1,040	1,030	1,020	1,030	1,050	1,070	1,040	1,050	1,070	1,070	0.0
球技ボール用品	300	200	200	200	210	220	210	220	220	230	220	▲4.3
山岳・海洋性スポーツ用品	10,020	6,070	6,010	6,140	6,050	6,140	6,270	6,280	6,320	6,440	6,380	▲0.9
スキー・スケート・スノーボード用品	4,280	1,510	1,470	1,480	1,430	1,410	1,350	1,220	1,150	1,160	1,100	▲5.2
登山・キャンプ用品	1,190	1,710	1,800	1,860	1,890	1,950	2,000	2,070	2,150	2,240	2,330	4.0
釣具	2,400	1,560	1,500	1,530	1,540	1,600	1,660	1,690	1,720	1,720	1,710	▲0.6
海水中用品	2,150	1,290	1,240	1,270	1,190	1,180	1,260	1,300	1,300	1,320	1,240	▲6.1
その他のスポーツ用品	3,280	4,000	4,030	4,120	4,150	4,240	4,400	4,490	4,600	4,670	4,650	▲0.4
スポーツ自転車	1,440	1,980	2,040	2,120	2,150	2,250	2,380	2,450	2,530	2,570	2,560	▲0.4
その他のスポーツ用品	1,840	2,020	1,990	2,000	2,000	1,990	2,020	2,040	2,070	2,100	2,090	▲0.5
スポーツ服等	3,700	4,170	4,110	4,200	4,300	4,500	4,720	4,820	4,950	5,150	5,360	4.1
トレ競技ウエア	2,380	2,550	2,480	2,520	2,540	2,640	2,750	2,800	2,890	3,020	3,140	4.0
スポーツシューズ	1,320	1,620	1,630	1,680	1,760	1,860	1,970	2,020	2,060	2,130	2,220	4.2
合計	26,240	19,950	19,610	19,910	19,980	20,330	20,950	21,040	21,420	21,910	22,010	0.5

（日本生産性本部（2014・2020）2014レジャー白書，2020レジャー白書より作成）

と，ゴルフ用品市場が 2,730 億円の減，スキー・スケート・スノーボード用品市場が 3,180 億円の減となっている．バブル経済時のスポーツ用品市場の構成比として，いかにゴルフ用品とスキー・スケート・スノーボード用品がスポーツ用品市場の比率を占めていたかがわかるであろう．スキー・スケート・スノーボード用品の市場回復はまだ厳しいように思われる．ゴルフ用品市場は 3 年連続でプラス成長していることから市場の回復の兆しが期待される．

3．スポーツ用品業界のビジネスサイクル

他の産業と比べスポーツ用品産業は，「製造（メーカー）」「卸（問屋）」「小売」といった比較的簡単な三層構造で成り立っている（図 4−1）．宮下（1996）によると，メーカーのビジネスサイクルは，「ニーズの把握」→「企画コンセプト」「商品開発」→「サンプル品制作」→「個展（受注会）」→「生産」→「販売」という流れになる．多くのスポーツ用品が春夏物，秋冬物と年 2 サイクルで回っている．開発を始めてから市場に商品が並ぶのに通常 2〜3 年かかるため，2〜3 年後の市場に合う開発コンセプトが必要になる．商品開発が 1 年以内で完成するのはまれである．つまり，「企画コンセプト」は中期的な戦略を描きながら市場に商品を投入するタイミングを図る必要があり，ビジネスサイクルで重要な役割を果たす．

メーカーは，商品を市場に投入する半年前に小売店から受注をとらなければならない．そのため，春夏物であれば 8〜9 月，秋冬物であれば 2〜3 月が受注の時期になる．この時期はメーカー各社が一斉に全国各地で受注会（個展）を開催するため，小売店は各メーカーの受注会に参加しなければならない．ここでの販売は消費者を対象としたものではなく小売店を対象とした販売である．先に説明したように商品の仕入れは，販売シーズンの半年から 1 年前になる．したがって，読みを誤ると小売は在庫を抱えることになる．商品の仕入れは買取が原則であるが，返品が可能であったり，仮受注（予約），委託販売という契約もある．委託販売は，返品を見越しての契約のため，その分小売価格に返品費用が上乗せされる．百貨店などにこの契約が多くみられる．買取と仮受注（予約）でメーカーは，商品を生産するため，キャンセルが出た場合当然メーカーに在庫として商品が残る．メーカーも小売店も大量の在庫を抱えることは負債を抱えることになるため商談は慎重にならざるを得ない．

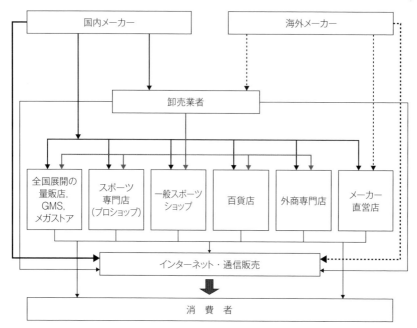

図4-1 スポーツ用品の流通構造

（大阪スポーツ用品卸商業組合（1997）大阪スポーツ用品卸商業組合における卸売経営体質転
換戦略と共同物流システム設計事業報告書より作図）

　海外メーカーは，日本独自のビジネススタイルに対応できず，これまでライセン
ス（販売権）を国内メーカーや代理店に販売してビジネスを展開してきた．最
近では，日本法人をつくり直営店でビジネスを行う海外メーカーも増えてきたが，
直営店だけの販売では売上に限界がある．販路の確保，拡大が必要である．そこ
で，注目されるのがスポーツ卸である．スポーツ卸大手のエスエスケイ社は野球
ブランドのイメージがかなり強いが，野球関連の売上は9.5％程度で売上の多く
は海外メーカーを中心とした卸機能によるものである．特に，百貨店への販路を
もっていない海外メーカーにとって卸はありがたい存在である．海外メーカーの
ブランドイメージと百貨店の信頼性が合致するだけでなく，卸を利用することで
返品等のリスク管理にもつながることから，卸を利用してビジネス展開をする海
外メーカーが増えている．

4．ブランドビジネス

　ブランドとは，他社の商品やサービスをはっきり示す名前，言葉，デザイン，シンボルなどを意味している．企業全体として使われる場合は，商標名が適切であると思われる．ブランドという言葉は，企業のマーケティング用語であると同時に消費者の日常用語でもある．表面的には，同じように使われているように思われるが，消費者がブランドといった場合は必ず何らかの価値や特徴を認め，信頼の気持ちが含まれている．つまり，他との差別化された意味をもっているのである．

　スポーツメーカーは，自社商品のブランドの認知度を上げるために有名選手と契約を行う．有名選手に自社の商品を提供して，ブランドイメージを高めるといった広告展開を最初に行ったのは，アディダス社である．1936年のベルリンオリンピックの100 m，200 m，走り幅跳び，400 mリレーのすべてに世界記録で優勝したジェシー・オーエンスが履いていたシューズはアディダス社のものであった．アディダス社の戦略が優れていたのは，ソ連（当時）をはじめとした共産圏や発展途上国にシューズやウエアを提供したことであった．これらの国では，優れた製品を生産する能力がまだなかったり，買い入れるだけの資金がなかったのである．そこに目をつけたアディダス社は，それらの市場を取り込むことで自社のブランドイメージを高めていったのである．

　スポーツ選手とメーカーの契約は，「専属（所属）契約」「アドバイザリー契約」「用具提供契約」の大きく3つに分けられる．専属契約は，基本的に全身そのメーカーのウエアや用具を使用するほか，広告・宣伝活動やイベント参加，商品開発についての助言など，かなり広範囲にわたってメーカーに協力することが義務づけられている．アドバイザリー契約は，シューズだけ，ウエアだけといったようにアイテムごとに契約ができる．また，商品開発へのアドバイス，宣伝活動への参加も条件となっていることが多い．この2つの契約は，契約金が発生する．3つめの用具提供の契約は，契約金が発生しない場合が多い．

　自社ブランドの構築をするメーカーもあれば，デサント社やゴールドウイン社のように海外メーカーのブランドを取り扱っているメーカーもある（表4-3）．両社は，海外メーカーのブランドイメージを壊さないようにするだけでなく，自社を通すことによって海外メーカーが日本でのビジネスを有利に展開できるよう

表4-3　デサント社，ゴールドウイン社の取り扱いブランド一覧

企業名	ブランド名	
デサント	le coq sportif	ルコックスポルティフ
	umbro	アンブロ
	Munsingwear	マンシングウェア
	inov-8	イノヴェイト
	arena	アリーナ
ゴールドウイン	THE NORTH FACE	ザ・ノース・フェイス
	HELLY HANSEN	ヘリーハンセン
	canterbury	カンタベリー
	ellesse	エレッセ
	speedo	スピード

（デサント，ゴールドウイン公式ホームページより作表（参照日：2021年2月10日）

に取り組んでいる．特にデサント社はアディダス社とのライセンス契約の破談により大きな損失を被った経緯もあり，現在ではライセンス契約に左右されることのないように日本およびアジアでの販売権利の買取を積極的に行っている．

5．イノベーション

　ドラッカー（2001）は，著書「マネジメント」の中で企業の成長にはマーケティングとイノベーションが必要であると述べている．マーケティングは，ここ数年スポーツメーカーを中心にみられるようになった．しかし，イノベーションはあまりみられない．その理由は，スポーツ用品産業をはじめ，スポーツ業界には伝統や慣習が根強く残っているからである．国内メーカーが，長年市場開発として新しいセグメントに乗り出せなかったのは，それらが影響していると思われる．早くから海外メーカーが，ライフスタイル，レジャー・ライフスタイルと呼ばれるファッション市場を開発していく中，国内メーカーはアスリートブランドとしてのイメージを損なうとして，この市場への参入を見送ってきた．しかしながら，現在は多くの国内メーカーも参入し，アスレジャーブームの影響もあり堅調な成長が続いている．そのきっかけとなったのが，アシックス社のオニツカタイガーのブランドイメージチェンジである．

　マーケティングにおいて必要なことは，「強み」と「弱み」をしっかりと分析することである．そして，どの市場でその強みが活かせるかという機会を探すこと

である．アシックス社は，強みである「シューズ」をヨーロッパのレトロブームという機会にぶつけた．この戦略は見事にあたり，オニツカタイガーは 2000 年にファッションブランドとしてヨーロッパで復活し，その 1 年後，日本でもファッションブランドとして復活した．オニツカタイガーの成功例はマーケティング戦略だけではなく，イノベーションがあったことを忘れてはならない．これまで大切にしてきたアスリートブランドを捨てたからこそ，ファッションブランドとして復活するとともに新たな市場を開発することができたのである．伝統や慣習は大切だが，時に成長を妨げる要因となる場合もある．

　ナイキ社の厚底シューズも実はイノベーションであると考えられる．関西大学の小田教授は，「ナイキは走り方に合わせた靴ではなく，走り方を変える発想で靴をつくったのではないか」と推測している．以下は，産経 WEST（2020）の引用である．

　「厚底シューズには，シューズの傾斜に合わせて炭素繊維のプレートが埋め込まれている．選手はシューズに傾斜がついているために，地面を蹴って走るのではなく，膝から足首までの部分が倒れるように走る．そのため足が設置した後，ソールの傾斜に合わせて踏み込むとプレートが曲がり，元に戻ろうとする反発力が前に進む力が働く．この推進力を最も得やすいのがつま先着地の走り方で「フォアフット走法」と呼ばれる．この走り方は効率良く走ることができる反面，強靭な体幹が必要と言われている．日本人ランナーは，かかとから着地してつま先で地面をける「ヒールストライク走法」が多い．つまり，シューズの性能を引き出すためには，選手がシューズに合わせて走りを変えなければならないのである．スポーツ用品に選手が合わせるという今までにない発想である」（産経 WEST，2020）

　シューズの開発だけでなく，シューズの販売方法にも注目したい．これまでアスリート用のシューズはその選手専用に開発され，オリンピック等の大会が終了した後に○○選手モデルとして市販用に販売される．しかし，ナイキ社の厚底シューズは普通に店頭で購入することができる．つまり，トップアスリートが履いて大会に出場しているシューズを誰もが店頭で購入することができるのである．これは，今までにない販売方法である．

　スポーツ用品業界では，メーカーはスポーツ用品を製造する．卸はメーカーが製造したスポーツ用品を小売に卸す．小売が消費者にスポーツ用品を販売する．

これが，スポーツ用品業界のルールであった（図4-1）．このルールが崩壊し始めた．それが，メーカーによるインターネット販売である．国内メーカーは小売店保護のために直販やネット販売は行ってこなかった．2015年あたりから，国内大手4社のアシックス，ミズノ，デサント，ゴールドウインがネット販売を行いはじめた．さらに，スポーツ卸大手のエスエスケイとゼットもネットショップを展開している．これまで，われわれ消費者を顧客としていたのは小売店であった．それが，ネットによってすべての層が消費者とつながった．「すべてのものは陳腐化する」，これはドラッカーがイノベーションの重要性を表現した言葉である．成熟したスポーツ用品産業がさらなる成長を行うためには，三層構造の変化は必要なのかもしれない．

📖 文　献

・ドラッカーPF 著，上田惇夫編訳（2001）マネジメント：基本と原則［エッセンシャル版］．ダイヤモンド社．
・原田宗彦編（2007）スポーツ産業論 第4版．杏林書院．
・原田宗彦編（2011）スポーツ産業論 第5版．杏林書院．
・原田宗彦編（2015）スポーツ産業論 第6版．杏林書院．
・宮下充正編（1996）スポーツインテリジェンス．大修館書店．
・日本生産性本部（2014）2014 レジャー白書．
・日本生産性本部（2020）2020 レジャー白書．
・大阪スポーツ用品卸商業組合（1997）大阪スポーツ用品卸商業組合における卸売経営体質転換戦略と共同物流システム設計事業報告書．
・鬼塚喜八郎（2003）実践経営哲学伝承塾 第14期第5回例会塾士講話資料．（社）日本経済協会．
・折山淑美（2008）オニツカの遺伝子．ベースボール・マガジン社新書．
・産経 WEST（2020）「走り方を変える発想の靴」…ナイキ厚底のメカニズム．（https://www.sankei.com/west/news/200201/wst2002010010-n1.html，参照日：2021年1月8日）
・通商産業省産業政策局編（1990）スポーツビジョン21．通商産業調査会．
・読売新聞オンライン（2020）箱根駅伝ニュース．（https://www.yomiuri.co.jp/hakone-ekiden/news/20200103-OYT1T50143/，参照日：2021年1月8日）
・全国運動用品商工団体連合会（1998）スポーツ用品業界オープン情報ネットワーク調査研究報告書．

［竹田隆行］

Ⅱ部
スポーツ消費者と
スポーツサービス

5章　スポーツ参加者を知る：するスポーツ
6章　スポーツファンを知る：見るスポーツ
7章　スポーツサービスと消費者行動
8章　フィットネスクラブのマネジメント

5章

スポーツ参加者を知る：するスポーツ

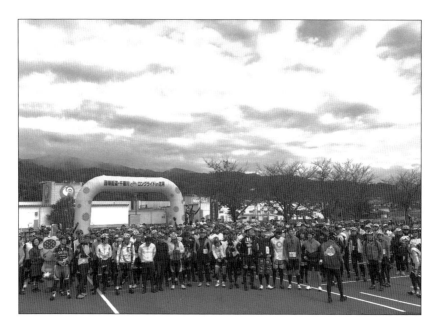

いなちくロングライド（兵庫県佐用町）に集まった 700 人のライダー
（写真撮影：原田宗彦氏）

エリートランナーだけが走れるマラソン大会や，ツアー・オブ・ジャパンといったトッ
プライダーだけが参加できる自転車レースは，1990 年代から全国で行われてきた．し
かし 2007 年の東京マラソン大会は，メインストリートを一般ランナーに開放する契
機になるなど，この時期から，誰でも参加ができる「スポーツイベントの民主化」が顕
在化し始めた．兵庫県下で最も高齢化率が高い佐用町で行われる，誰でも参加できるロ
ングライドの自転車イベントも，この流れの延長線上にあり，秋の因幡（いなば）街道
の美しい紅葉をスポーツ観光資源化することに成功した．

　2020年．新型コロナウイルス感染症（以下，新型コロナウイルス）の影響によって，スポーツ参加者を取り巻く環境は一変した．本章では，新型コロナウイルスの影響を受ける前のわが国のスポーツ参加者および「するスポーツ」についての理解を深め，With コロナ期そして After コロナ期に向けての「するスポーツ」のあり方につなげていきたい．

1．スポーツ政策とスポーツ参加人口の拡大（2000 年～現在）

　2000年に文部科学省から初めて打ち出された「スポーツ振興基本計画」では，「成人の週1回以上のスポーツ実施率50％程度をめざす」という具体的な目標数値を掲げた．そして，「スポーツ振興法」（1961年）を50年ぶりに改定した「スポーツ基本法」（2011年）によって，新たなスポーツ振興の方向性が示され，スポーツ基本法では，「スポーツは世界共通の人類の文化」「スポーツを通じて幸福で豊かな生活を営むことはすべての人々の権利」と掲げられた．そのスポーツ推進を具現化するために策定された「スポーツ基本計画」（2012年）は，現在「第2期スポーツ基本計画」（2017～2021年度）として計画を推進中であり，「成人の週1回以上のスポーツ実施率65％程度（障がい者は40％程度）」をめざしている．

　スポーツ基本計画の柱のひとつとして，地域住民主体の地域スポーツ振興が地域活性化に大きな役割を果たすことが再認識された背景には，2007年に改正された「地方教育行政の組織及び運営に関する法律（地教行法）」も関係している．このことで教育委員会がスポーツに関する部分の多くを担ってきた業務を分割し，学校体育以外のスポーツ関連の業務を地方自治体の首長部局にて担うことが可能となったのである．そのため，文化，観光，まちづくりなどの他の行政分野との統合により，スポーツ参加の形も多様化した．

　さらに，2015年10月には，文部科学省の中に「文化庁」に加え「スポーツ庁」が設置され，厚生労働省，経済産業省，外務省，国土交通省（観光庁），農林水産省，環境省など，縦割りだったスポーツ行政を総合的に推進する役割を果たし，スポーツ参加人口拡大に向けたさまざまな改革が行われた．2016年には，スポーツ庁と経済産業省が「スポーツ未来開拓会議」を立ち上げ，2020年以降を見据えたスポーツビジネスにおける戦略的な取り組みを進めるための方針策定を行った．他産業との融合等による新たなビジネス創出についても言及し，第2期スポーツ基

本計画の策定では，スポーツの価値やスポーツの枠を超えて異分野と積極的に連携・協働することなどもポイントにあげ，1億総スポーツ社会の実現をめざしている．

　2018年には計画実現に向けた『スポーツ実施率向上のための行動計画〜「スポーツ・イン・ライフ」を目指して〜』を策定し，実行段階に入った．2020年からは新型コロナウイルスの影響により，新しい生活様式におけるスポーツのあり方について検討しつつ，スポーツ実施率向上のための行動計画を推進している．

▌2．スポーツ参加者（するスポーツ）の現状と実態

（1）スポーツ実施率やスポーツ参加の実態を知る

　わが国における全国規模のスポーツ参加・実施率に関する調査は，表5-1に示したように代表的な4種類の刊行物に集約される．

1）スポーツの実施状況等に関する世論調査（スポーツ庁）

　1964年の東京オリンピックの翌年（1965年）に「体力・スポーツに関する世論調査」（内閣府主体）がスタートした．2016年からは現在の「スポーツの実施状況等に関する世論調査」（スポーツ庁主体）に引き継がれたが，この一連の世論調査は1976年以降から3年に1度の実施となり，2012年からは毎年の実施となっている．調査主体や調査対象，調査実施方法などの変更はあるものの，この世論調査はわが国のスポーツ実施率，スポーツ実施種目，スポーツ実施状況の変化等を時系列変化で把握することができる重要な調査データである．

　最新データである2020年度に実施された調査（スポーツ庁，2021a）の結果（表5-1）によれば，18〜79歳以上の男女の中で，過去1年間に1回でも運動・スポーツを実施した人の割合は83.0％（前年84.8％）である．また，運動・スポーツをまったく実施していない17.0％（前年15.2％）の人の中には，今後も実施の予定がない無関心層も含まれている．

　スポーツ基本計画の目標値の基準となっている成人の週1日以上と週3日以上の定期的なスポーツ実施率は図5-1に示したとおりである．特に，週1日以上の全体のスポーツ実施率は59.9％（前年53.6％）で，第2期スポーツ基本計画終了時（2021年度）には65％を目指すという目標値には達していないものの，コロナ禍の2020年11月実施の本調査では上昇していることがわかる．また男性

表5-1　スポーツ参加の実態を示す調査概要一覧

最新調査・報告書名（発行開始年）	令和2年度 スポーツの実施状況等に関する世論調査（1965～）	スポーツライフ・データ2018（1992～）	平成28年 社会生活基本調査（1976～）	レジャー白書2020（1977～）
調査機関	スポーツ庁	SSF 笹川スポーツ財団	総務省（統計局）	公益財団法人日本生産性本部
1年間のスポーツ参加・実施率・実施率の指標	1年間の運動・スポーツ実施有：83.0%（前年度：84.8%） 1年間の運動・スポーツ実施無（無関心層*1）：16.7%（前年度：15.2%） *1 無関心層：今後も実施予定無を含む	年1回以上の実施率：74.0%（前回：72.4%） 過去1年間の実施レベル*2 レベル0：26.0%（前回：27.6%） レベル1：26.2%（前回：27.4%） レベル2：9.5%（前回：7.8%） レベル3：17.6%（前回：17.6%） レベル4：20.7%（前回：19.6%）	1年間のスポーツ実施（行動者率*3）：68.8%（前回調査：63.0%） *3 行動者率：10歳以上の人口に占める過去1年間に該当する種類の活動を行った人の割合（%）	1年間のスポーツ参加率と年間平均活動回数の上位3種目 ジョギング・マラソン：20.6%（年間：36.1回） 体操：21.6%（年間：54.7回） トレーニング：17.1%（年間：52.1回）
週1日以上のスポーツ実施率	成人の週1日以上の実施率：59.9%（前年調査：53.6%） 週3日以上の実施率：30.9%（前年調査：27.0%）	18歳以上の週1回以上（年間52回以上）の実施率：57.9%（前回：56.0%）		
調査対象スポーツ種目と上位種目	調査対象スポーツ種目：30種目 上位種目 1位：ウォーキング（散歩・ぶらぶら歩き等） 2位：トレーニング／体操	調査対象スポーツ種目：60種目 上位種目 1位：散歩（ぶらぶら歩き） 2位：ウォーキング	調査対象スポーツ種目：22種目 上位種目 1位：ウォーキング・軽い体操 2位：器具を使ったトレーニング	調査対象スポーツ種目：28種目 上位種目 1位：ジョギング・マラソン 2位：体操（器具を使わないもの）
調査対象者	18～79歳以上の男女：楽天インサイトパネル約220万人	全国市区町村に居住する満18歳以上の男女 大都市88地点、人口10万人以上の市122地点、人口10万人未満の市65地点、町村25地点、計300地点	国勢調査区の内、総務大臣の指定する全国約7,300調査区内世帯から無作為に選定した約88,000世帯に居住する10歳以上の世帯員 ※熊本地震の影響が大きい地域は除外	全国15歳以上79歳の男女：調査会社のモニター
有効標本数	20,000人	3,000人	約20万人	3,539人
抽出方法	住民基本台帳を基に設定した調査対象の人口構成比に準拠した割付	割当法	層化2段無作為抽出法	総人口（総務省統計局「人口推計」2020年1月確定値）の性・年代別、地域別構成に準拠した割付
調査方法	パネルの登録モニターを対象としたWEBアンケート調査	訪問留置法による質問紙調査	訪問留置法による質問紙調査	調査会社のモニターを対象としたインターネット調査
調査実施時期	2020年11月6日～11月25日（毎年）	2018年7月6日～8月10日（隔年）	2016年10月20日（5年ごと）	2020年1月～2月（毎年）

※2：スポーツライフデータ調査・スポーツ実施レベル・レベル0：過去1年間に全く運動・スポーツを実施しなかった、レベル1：年1回以上、レベル2：週2回以上、レベル3：週2回以上（104回以上/年）、レベル4：週2回以上、1回30分以上継続した運動時間、レベル5：週2回以上、1回30分以上、運動強度「ややきつい」以上

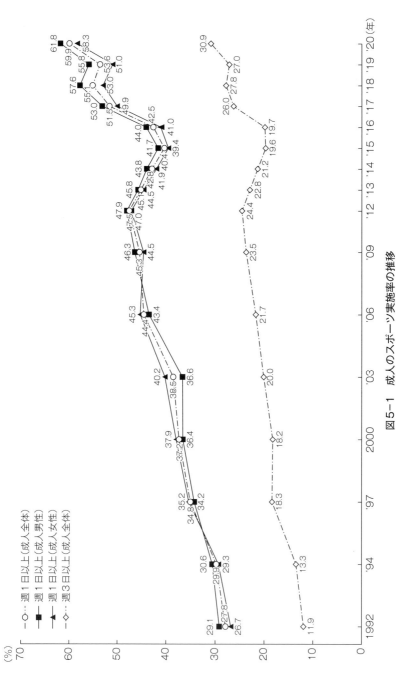

図5-1　成人のスポーツ実施率の推移

（「体力・スポーツに関する世論調査（平成24年度まで）」，「東京オリンピック・パラリンピックに関する世論調査（平成27年度）」，「スポーツの実施状況等に関する世論調査（平成28年度から）」，スポーツ庁（2021a）をもとに作図）

の週1日以上の実施率は61.8％（前年55.8％），女性の実施率は58.3％（前年51.0％）と若干差があり，また年代別では全年代において女性よりも男性の方が実施率は高い傾向にある．全体でも20〜50歳代の割合が比較的低く，スポーツ実施率は年齢とともに上がる傾向にあり，最も高い70歳以上の実施率は74.8％（前年73.4％）となっている．特に30歳代の女性は51.0％（前年41.8％），40歳代の女性は51.9％（前年40.3％）と最も低い数値となっている．運動・スポーツ実施の阻害要因としては，「仕事や家事が忙しいから」が男女ともに約4割を超える高い数値となっているのも長年の傾向である．さらに，コロナ禍における影響も約2割となっている．

　1年間に1回以上スポーツを実施している人の中で，この1年間に行った運動・スポーツ実施種目をみると，「ウォーキング（散歩・ぶらぶら歩き・一駅歩きなどを含む）」が65.4％（前年62.4％）と男女ともに最も多く，次いで「トレーニング」16.9％（前年14.6％），「体操」16.9％（前年14.2％）であるが，性別では男性の2番目に多い種目は「ランニング（ジョギング）・マラソン・駅伝」の20.5％（前年19.8％）であるのに対し，女性は7.6％（前年7.9％）と10ポイント以上の開きがあり，女性は「体操」が21.2％（前年16.4％）と上位種目にあげられていた．

2）スポーツライフ・データ（SSF笹川スポーツ財団）

　1992年から実施されているSSF笹川スポーツ財団の「スポーツライフ・データ」は，隔年で継続的に調査を実施しており，最新のデータは2018年に実施された調査（2018a）結果（表5−1）である．この調査は，活動状況をより詳細に把握するため，実施頻度，実施時間，実施強度の3つの要素の組み合わせから，運動・スポーツの実施状況を「レベル0」〜「レベル4」の5つの実施レベルで示し，実施率の国際比較も行っている．2018年の調査結果によれば，18歳以上の男女で1年間に運動・スポーツをまったく実施しなかった「レベル0」の人の割合は全体の26.0％で，74.0％の人が1年間に1回以上は運動・スポーツを実施していることになる．また週1回以上実施している割合は全体の57.9％であった．

　この調査の特徴である「実施レベル」に注目すると，特に，「レベル3：週2回以上，1回30分以上連続した運動時間」と「レベル4：週2回以上，1回30分以上，運動強度「ややきつい」以上」の2つのレベルにおいて，60歳代，70歳代の数値の伸び率が顕著であった．スポーツ実施率が高かった種目は，「散歩（ぶらぶら歩き）」が1位で31.1％，2位が「ウォーキング」で25.6％，3位が「体操（軽い体

操・ラジオ体操など」で 19.7％であった.

　2017 年より調査対象者を変更し，未就学児から小学生年代の 4～11 歳，中学生から大学生年代の 12～21 歳を対象にした隔年実施の「子ども・青少年のスポーツライフ・データ 2019」では，12～21 歳では，過去 1 年間に運動・スポーツをまったく行わなかった非実施者「レベル 0」が 21.7％と増加傾向にある．特に 15.7％の男子に比べて 28.3％の女子の数値の高さが課題であり，今後の成人の週 1 回以上のスポーツ実施率の向上に向けた対策を早い段階で講じる必要がある.

3）社会生活基本調査（総務省）

　1976 年からスタートした「社会生活基本調査」は，総務省統計局が 10 歳以上の世帯員を対象に 5 年ごとに実施している調査である．名称のとおり，生活時間の配分や余暇時間における主な活動の調査であり，国民の社会生活の実態を明らかにすることを目的としている．この調査では，10 歳以上の人口に占める過去 1 年間に該当する種類の活動を行った人の割合をスポーツ参加率にあたる「行動者率」として算出している．最新の 2016 年の調査（総務省，2017）の結果（表 5-1）によれば，その行動者率は 68.8％であり，前回の調査（2011 年）で示された 63.0％を上回った．特に，15 歳以上の行動者率の高いスポーツ種目は，「ウォーキング・軽い体操」「器具を使ったトレーニング」「ボウリング」「ジョギング・マラソン」で，幅広い年齢階級で上位に入っている．この調査の詳細なデータは，総務省統計局のホームページから検索することで Excel データとして確認をすることができる．しかし，この調査は，地域ごとの特徴を確認することができるメリットがあるものの，週 1 日以上スポーツ実施者が調査対象者全体の何割程度を占めるのかといった詳細な状況を把握することができない点がデメリットである.

4）レジャー白書（公益財団法人日本生産性本部）

　1977 年から毎年調査を実施している公益財団法人日本生産性本部の「レジャー白書」は，調査主体や調査対象，調査実施方法などの変更はあるものの，全国 15 歳以上 79 歳の男女の余暇活動の実態をまとめた刊行物である．この白書は，余暇活動への参加や消費の実態をまとめたもので，余暇関連産業の動向なども把握することができる．レジャー白書 2020（表 5-1）では，2019 年の余暇市場は前年の 0.6％増の 72 兆 2,940 億円となり，余暇市場の中のスポーツ部門は 1.4％増の 4 兆 1,860 億円であった．同白書によると，1 年間における 28 種目のスポー

ツ参加率と年間平均活動回数の上位3種目は，「ジョギング・マラソン（20.6％，年間36.1回）」「体操（21.6％，年間54.7回）」「トレーニング（17.1％，年間52.1回）」であった．なお，この調査においても，週1回以上の実施率などの詳細な実態は把握できない．2020年はコロナ禍におけるアウトドア市場への注目が高まっていることから，同白書の報告を注視していきたい．

　以上の4つの調査には，調査主体や調査対象，調査実施方法，調査実施時期などそれぞれ特徴や課題があるものの，わが国のスポーツ実施状況の変化等を時系列変化で把握することができる重要な調査データであることは間違いない．

（2）スポーツ競技別人口の現状を知る

　わが国のスポーツ参加者の現状を把握する方法として，競技人口に注目するという手段がある．しかし，競技特性や競技人口の定義，集計方法の違いなど，データの集約は困難をきわめる．表5-2はわが国のスポーツ競技別登録人口と推計実施人口をSSF笹川スポーツ財団がまとめたものを基に作成したものである．表中には，SSF「中央競技団体現況調査」（2019）による登録者数とチーム数が記されているが，この競技団体別の登録者は，競技会への出場資格を有するものの，一生涯登録されている競技や競技会の制約上，大会に参加できないような人，さらには学校の運動部活動の構成員のように，全員入部制などの理由でとりあえず入部し，登録をするというケースもあり，登録者すべてが競技者のような志向とは限らない．たとえば，SSF「中央競技団体現況調査」（2019）で最も多い登録人口は剣道（1,911,256）であるが，剣道は他競技との単純比較は難しい登録の仕組みとなっている．次いで，サッカー（958,924↓），バスケットボール（620,715↓），ゴルフ（598,114↑），ソフトテニス（439,117↓），陸上競技（424,365↑），バレーボール（422,924↑）と続くが，矢印で示したように増減のあることがわかる（2017年からの増減で↑↓を付記）．

　注目したいのが，表5-2の実施率および推計実施人口の数値である．この数値は，SSF笹川スポーツ財団の「子ども・青少年のスポーツライフ・データ2019」の12〜19歳のデータと「スポーツライフ・データ2018」の満18歳以上の成人のスポーツ実施から推計した年1回以上の種目別運動・スポーツ実施人口の上位種目を示したものである．12〜19歳の実施率をみると，サッカー（24.3％），

表5-2　スポーツ競技別登録人口と推計実施人口

競技名	登録者数(人):[チーム数]と増減(↑↓) 全体	男性	女性	実施率(%) 12~19歳	成人	推計実施人口(万人)
ボウリング	12,519↑	9,584↑	2,935↑	11.7	9.5	1,093
ゴルフ	598,114↑	540,558↑	57,586↑	1.4	8.2	863
水　泳	118,122↓ [5,923]↓	—	—	14.2	6.9	847
卓　球	348,195↓	216,816	131,379	17.9	5.6	747
バドミントン	298,574↑	141,589	156,985	19.6	5.0	700
サッカー	958,924↓ [30,917]↓	903,552↓ [29,641]↓	55,372↑ [1,276]↑	24.3	4.2	661
野　球	12,769 [353]	12,769 [353]	0 [0]	12.0	3.7	495
バレーボール	422,924↑ [27,272]↑	161,134↑ [8,725]↑	261,790↓ [16,487]↓	15.8	2.8	436
バスケットボール	620,715↑ [34,345]↑	357,164↑ [17,970]↑	263,551↑ [16,375]↑	22.0	2.1	422
テニス(硬式テニス)	42,858↓	27,915↑	14,943↑	6.3	2.5	317
グランドゴルフ	184,516↑ [9,269]↓	107,751↑ [5,213]↓	76,765↑ [4,056]↓	3.1	2.7	309
アイススケート	173,026↓ [3,777]	105,047	67,862	0.0	2.7	280
ソフトテニス	10,385↑	—	—	2.3	1.7	197
陸上競技	439,117↓ [14,808]↓	273,891↑	150,474↑	8.4	0.8	161
サーフィン	424,365↑ [15,802]↑	9,980↑	1,620↑	9.9	0.6	154
剣　道	11,600↓ [1,222]↑	—	—	0.3	0.7	76
空　手	1,911,256 [1,345,868]	1,345,868	565,388	3.0	0.3	59
カヌー	87,718↑	—	—	1.7	0.4	57
フライングディスク	3,951↑ [261]↑	2,887↑	1,064↓ [83]	0.8	0.4	48
柔　道	5,070↓ [8,550]↓	3,383↑ [141]→	1,687↑	2.4	0.3	53
ラグビー	147,715↓	119,837↑	27,878↓	2.4	0.2	43
ボート・漕艇	95,200↑ [2,995]↓	90,764↑ [2,927]↓	4,436↓ [68]↑	0.7	0.1	16
	9,204↑ [534]↑	6,251↑	2,953↑	0.4	0.1	14

・推計実施人口(12歳以上,年1回以上の実施者)の多い順に表示.
・推計実施人口は次の①,②の合計.①成人人口は103,708,284人(2017年1月1日現在の住民基本台帳による)に2018年調査の実施率を乗じて算出.②12~19歳人口の9,258,507人(2018年1月1日現在の住民基本台帳および2015年国勢調査より推計)に2019年調査の実施率を乗じて算出.
・サッカーにフットサルは含まない.
・野球は日本野球連盟の登録者・チーム数.全日本軟式野球連盟の調査集計による登録者数は,1,308,711人(推定値含む).
・バレーボールにソフトバレーは含まない.
SSF「中央競技団体現況調査」(2019).「子ども・青少年のスポーツライフ・データ」(2019).「スポーツライフ・データ」(2019).「スポーツライフ・データ」(2019)などより作成した「スポーツ白書2020」を元に作成.「スポーツ白書2017」のスポーツ競技団体登録者数等(2017)から増加している場合は↑印,減少している場合は↓印を参考として付記した.
(SSF笹川スポーツ財団(2020a,p51:2017,p85)より改変)

バスケットボール（22.0％）に次いで，バドミントン（19.6％），卓球（17.9％），バレーボール（15.8％）と続き，登録者数の順位とは若干，変動がある．さらに，成人のスポーツ実施率の方が上回っている種目は，ゴルフ（8.2％），グラウンドゴルフ（2.7％），サーフィン（0.7％）であり，推計実施人口のトップはボウリングとなっている．

　以上のように，わが国のスポーツ参加者を競技別人口数だけで捉えることは危険ではあるが，SSF 笹川スポーツ財団がまとめたような年代別の実施率や推計実施人口などを合わせてみていくことで，わが国の教育システムとの関係や成人の生涯にわたるスポーツ参加システムの構築などの課題がみえてくる．

3．スポーツ実施率向上の実現に向けた「するスポーツ」参加人口拡大戦略

　わが国のスポーツ参加・実施率の現状についてみてきたが，図 5-1 に示したように，成人全体のスポーツ実施率は上昇してきてはいるものの，第 2 期スポーツ基本計画で掲げた「成人の週 1 回以上のスポーツ実施率 65％程度（障害者は 40％程度）」という目標の達成は，このままでは厳しい状況にあり，新たにスポーツをする気にさせる施策を打ち出さねばならない．そこで，スポーツ庁は『スポーツ実施率向上のための行動計画〜「スポーツ・イン・ライフ」を目指して〜』（2018）を策定し，実行段階に入った．

　表 5-3 は，スポーツ実施率向上のための対象を 5 つのカテゴリーに設定し，課題と取り組むべき施策についてまとめたものである．全体のポイントとしては，スポーツそのものの捉え方について既成概念を広げ，スポーツと健康は生活に身近なものであるという意識改革を図ることを強調している．特にスポーツ無関心層に対して，スポーツ以外の分野との連携による誘引策を実施し，重要となる仲間や指導者，場所やマッチング機能の整備，検索可能なポータルサイトなどのデジタル化の促進も重要視している．つまり，関係省庁および各自治体の関係部署との連携が必要不可欠となる．

（1）子ども・若者

2012 年に文部科学省が策定した幼児期運動指針や公益財団法人日本スポーツ協会の「アクティブ・チャイルド・プログラム」（ACP）など，子ども向けの取

表5-3　スポーツ基本計画の実現に向けた「スポーツ実施率向上のための行動計画」Sport in Life（SIL）

スポーツ実施率向上のための具体的な取り組みとして、3つの観点と取り組むべき施策を「スポーツ実施率：「成人の週1回以上のスポーツ実施率」65%程度（障害者40%程度）達成に向けて

施策の対象：①全体 ②子ども・若者 ③ビジネスパーソン ④高齢者 ⑤女性 ⑥障害者
施策の段階：①スポーツをする気にさせる施策 ②スポーツをするために必要な施策 ③スポーツを習慣化させるための施策
施策に取り組むべき主体：①国 ②地方自治体 ③産業界 ④スポーツ団体等 ⑤医療福祉関係者 ⑥学校等

子ども・若者	ビジネスパーソン	高齢者	女性	障害者
スポーツ実施率について二極化が顕著 [週1回実施率] 18~19歳：52.2%	特にスポーツ実施率が低く、20歳代~50歳代は全体平均を下回る [週1回実施率（30歳代）：45.6%、40歳代：45.3%]	相対的にスポーツ実施率が高いが、健康・体力の保持維持が必要 [週1回実施率] 70歳代：73.4%	男性と比較して、スポーツ実施率（週1回実施率）が低い [週1回実施率] 20歳代・30歳代：41.8%、40歳代：40.3%	スポーツ実施率が低く、未実施者の8割超が無関心層 [週1回実施率] 成人（20歳以上）：20.8%
①運動や遊びを通じて、楽しみながら自然と身体活動が行える取り組みを推進する。 ②親子で参加できるイベント実施等に取り組む。 ③総合型地域スポーツクラブやスポーツ少年団の更なる活性化を図る。 ④大学スポーツ協会（UNIVAS）による大学スポーツの振興を通じて、スポーツを「する」人口の増加を図る。	①気軽に取り組むことができるスポーツや、ウォーキング階段昇降等のスポーツ実施を促進する。 ②「FUN+WALK PROJECT」のさらなる推進を図る。 ③「スポーツエールカンパニー」認定制度を通じて働き方改革や「プレミアムフライデー」といった取り組みとも連携して、従業員がスポーツに取り組みやすい環境を作る。	①無理なく実施できるスポーツ・レクリエーションプログラムの活用、普及を図る。 ②普段、高齢者と接する機会の多い、かかりつけ医や保健師等との連携を図り、スポーツへの誘引を図る。 ③地方自治体等の「地方スポーツ推進計画」の策定やまちづくり関係部署間の連携、まちづくり計画との連携を促す。	①スポーツ実施の促進のため、スポーツをしない要因を考慮したアプローチを進める。 ②無理なく体を動かせるプログラム開発や気軽にスポーツを実施できる環境整備を支援。 ③運動やスポーツをしないことによる痩せすぎ等も懸念されており、スポーツをすることの効果を打ち出しつつ、「女性のスポーツ促進キャンペーン」を実施する。	①同障害がある人がスポーツを始めたきっかけは、参考となるロールモデルを提示する。 ②散歩、ウォーキングなど、気軽なものでスポーツであるとの意識の浸透を図る。 ③「Special プロジェクト2020」の取り組みを推進する。 ④障害者以外に対しても障害者スポーツ種目の体験・理解の促進を図る。

■一人でも多くの方がスポーツに親しむ社会の実現を目的とし、生活の中に自然とスポーツが取り込まれている「Sport in Life（SIL）」（生活の中にスポーツを）という姿を目指す。
■スポーツの実施により、スポーツの価値を享受することに、スポーツの価値を享受するとともに、自らの健康増進、健康寿命の延伸を図り、健康長寿社会を実現する。
■新しい生活様式に対応し、運動・スポーツを習慣化する。

週1回実施率はスポーツ庁（2020）の2019年度調査データ、障害者はSSF笹川スポーツ財団（2018b）の2017年度調査データを使用（スポーツ庁（2018）より改変）。

り組みとして，幼児期から自然体験や運動遊びなど，楽しむことを経験することや親子で参加できるイベントなどの環境づくりが重要である．さらに，総合型地域スポーツクラブやスポーツ少年団など，地域スポーツの活性化と保護者の意識改革がポイントとなる．さらに，学校教育での体育授業においては，2017 年の新小中学校学習指導要領の改訂と 2018 年の新高等学校学習指導要領の改訂の中で，体力や技能程度，年齢や性別および障害の有無にかかわらず，運動・スポーツの多様な楽しみ方を共有できるようにすることをめざしている．また，2017 年には「運動部活動の在り方に関する総合的なガイドライン」（スポーツ庁）が公表されるなど，小中高等学校在籍期間における運動・スポーツ経験の価値を高めるためのさまざまな取り組みがなされている．大学生に目を向けると，2019 年には一般社団法人大学スポーツ協会（UNIVAS）が設立されるなど，大学スポーツのさらなる発展への期待も大きい（20 章参照）．

　近年ではエクストリームスポーツがオリンピック競技種目に選定される傾向にあり，東京 2020 大会では，スケートボードやフリークライミング，サーフィンに 3×3 バスケットボール，そして，パリ 2024 大会ではブレイクダンスも採用されるなど若者にスポーツが身近な存在となり，私たちのイメージも変わりつつある．さらにエクストリームスポーツのうち，都市部で実施されるものを「アーバンスポーツ」と呼び，今後のスポーツ参加拡大にも影響を与えることが期待される．しかし，コロナ禍における感染症対策における運動・スポーツ活動の制限による運動不足の長期化により，子どもや若者の発育発達への影響も懸念されるため，ガイドラインを遵守した活動やオンラインの活用など，新しい生活様式におけるスポーツのあり方に対応していくことが重要である．

（2）ビジネスパーソン

　前述のように，わが国の 20〜50 歳代のスポーツ実施率は全体の平均を下回っている．阻害要因の「忙しくて時間がない」という理由は，実は数十年にわたって第 1 位となっているが，スポーツに価値があると思うならば何としても時間はつくるのではないだろうか．それでも時間がなければ，毎日の生活の中に運動・スポーツを取り入れる工夫ができるのではないだろうか．つまり，健康のために気軽に取り組むことができる散歩やウォーキングの代わりに通勤時の一駅歩きを取り入れたり，エレベーターやエスカレーターの使用を控え，階段昇降等に切り換

えたりすることなどもスポーツと捉えるという発想である．コロナ禍においては，テレワークの割合が急増し，通勤の機会も減少しており，終息後の働き方にも対応が求められるため，個人レベルの意識改革は重要であり，チャンスでもある．

　また，スポーツ庁が 2017 年から展開している「FUN＋WALK PROJECT」のさらなる推進にも期待したい．同じく 2017 年よりスポーツ庁では従業員の健康・スポーツ活動の支援や促進に向けた取り組みをする企業を応援する「スポーツエールカンパニー」という認定制度を実施し，2020 年度では 623 社が認定されている（スポーツ庁，2021b）．また，経済産業省が推進している「健康経営」なども浸透しつつあり 2016 年度には健康経営優良法人認定制度を創設した．健康管理を経営的視点から考え，戦略的に実践することは，低迷しているビジネスパーソンのスポーツ実施率の向上にも重要な戦略のひとつとなる．

（3）高齢者

　相対的には，高齢者のスポーツ実施率は堅調に伸びており，高齢者のスポーツとしての境界線はなくなる傾向もある．しかし，コロナ禍においては，高齢者の重症化率の高さなどもあり，感染症対策として活動を制限し，運動不足の長期化による健康二次被害の影響が懸念されている．特に高齢者に関しては，2007 年に日本整形外科学会で提唱された「ロコモティブシンドローム」や 2014 年に日本老年医学会で提唱された「フレイル」など，要介護状態になる前の取り組みが重要視されているため，コロナ禍の運動の注意点「感染予防・マスク着用による熱中症対策・適度な運動」を意識し，体操や歩行運動などの転倒予防にもつながるような活動を生活の中に継続的に取り入れることが重要である．そして，スポーツ・レクリエーションやニュースポーツ，最近では「ゆるスポーツ」を提唱する一般社団法人世界ゆるスポーツ協会の活動も注目されているため，コロナ禍の状況をみつつガイドライン等を遵守しながら活動の幅を広げていくが望ましい．さらに，かかりつけ医や保健師等との連携を図り，スポーツへの誘引を図ることや，地方自治体における「地方スポーツ推進計画」の策定や関係部署間の連携も重要である．また，実施種目トップである散歩やウォーキングのための歩道の整備などのまちづくり計画との連携も欠かせない．

（4）女　性

　ジェンダー（社会的性差）や男女平等についての動きが進みつつあるものの，わが国のスポーツ参加を取り巻く女性の環境はまだまだ整備が必要である．男女によるスポーツに対する影響は，幼児期の遊びや運動などの行動の違いから始まり，小学生高学年あたりの思春期や身体の変化，そして女性特有のライフステージなど多岐にわたる．また，表5-2のスポーツ競技別登録人口等からもわかるように，スポーツ少年団の種目や中学校・高等学校の運動部活動の選択肢にも差が生じている現状は容易には解決されない．一方で，学習指導要領の改訂により，2012年からは中学校の保健体育においてダンスが必修化になるなど，女子の運動・スポーツ離れについて対策を講じていないわけではない．さらに2018年からスタートしたスポーツ庁の「女性スポーツ促進キャンペーン」は，気軽に！をテーマに，子どもとの遊びの中での運動やダンス，ヨガやピラティス，そして前述の「FUN＋WALK PROJECT」や「ゆるスポーツ」なども推進している．コロナ禍においては，在宅でのヨガ，体操，ストレッチ，トレーニングなどを新たに始めるケースも増加したため，今後はリアルとオンラインを融合した体験の価値向上と継続の仕掛けが重要となる．また，2019年度には，NHKでも人気の「チコちゃん」を女性スポーツアンバサダーに任命するなど，これまでとは一線を画した取り組みを展開している．今後はジェンダーのみならず，ダイバーシティやLGBTへの配慮など，まだまだ検討の余地がある．

（5）障害者

　障害者はスポーツ実施率が低く，未実施者の8割超が無関心層である．また，成人（20歳以上）の障害者の週1回以上のスポーツ実施率は，2017年度調査データ（SSF笹川スポーツ財団，2018b）では20.8％で，目標の40％には程遠い状況である．2020年度からは，特別支援教育（学習指導要領改訂）を契機に，文部科学省オリンピック・パラリンピックレガシー事業として，全国の特別支援学校でスポーツ・文化・教育の全国的な祭典を開催するため，「Specialプロジェクト2020」の取り組みを推進している．しかし，日常の生活の中にスポーツ活動を取り込むことは容易なことではなく，ハード面の環境整備はもちろん，サポートをする支援者が必要となる．障害者スポーツ指導員の増員やボランティアの育成など課題は山積であるが，障害者のスポーツ実施率向上に関連する内容の詳細につ

いては 23 章に委ねる.

　以上のように，一人でも多くの人がスポーツに親しむ社会の実現を目的とし，新たな生活様式の中にも感染予防対策等を意識し，自然とスポーツが取り込まれている「Sport in Life（SIL）」（生活の中にスポーツを）という姿を目指すことで，スポーツ実施率の飛躍的な向上をめざしていくという意識の醸成が重要となる.

▌4．これからの「するスポーツ」〜With コロナ期そして After コロナ期〜

（1）ナッジ理論を活用したスポーツ実施率向上

　わが国では，健康づくり施策に「ナッジ理論」を活用し，人々が健康に留意した行動をとるよう，行動変容につなげる取り組みを推進している. ナッジ理論とは，2017 年に行動経済学者のリチャード・セイラー氏がノーベル経済学賞を受賞したことを契機に注目された行動経済学で，「人々に選択する余地を残しながらも，よりよい方向に行動を誘導しようとする手法」とされている. 健康づくりの 3 条件（運動・休養・栄養）の運動・スポーツにおいてもナッジ理論を活用することは有効である. つまり，健康やスポーツ実施の無関心層に生活の中で自然に運動・スポーツを実施している状況を創り出し，健康に結びつく環境，つまり行動変容を促す仕掛けづくりが重要となる. 通勤・通学時や買い物時などに使用する駅構内の階段などでよくみられる事例では，階段昇降による消費エネルギーが 1 段ごとに明記されているだけで，エスカレーターではなく階段を昇降してみようという気持ちになり，実際に階段の利用者が増加したという一例である.

　特に，人に行動を促すために効果的な条件として，「簡単である（Easy）」「魅力的である（Attractive）」「社会規範となっている（Social）」「時期は適切である（Timely）」，という 4 つのカテゴリーが重要であるという行動経済学の「EAST」のフレームワークは，スポーツ参加を促進する戦略を講じる際には非常に重要な手法となる. コロナ禍においては，スポーツ活動が制限されることがあるため，With コロナ期そして After コロナ期のスポーツ参加（するスポーツ）においては，ナッジ理論に再注目する必要がある.

（2）Society 5.0 時代のスポーツのあり方

　文部科学省（2018）は，Society 5.0 の時代においては，ビッグデータや AI 等を駆使することにより，データ等のエビデンスに基づき，トップアスリートのようにスポーツ分野において世界的な活躍を目指す人から，介護予防のためにスポーツを行う高齢者まで，一人ひとりに適した形態でのスポーツの実践や指導を推奨することが可能になると報告している．具体的には，AI を通じて個人に応じた優れた指導方法や用具等とのマッチングをすることで，すべての人がスポーツを楽しみ，豊かな人生を送る礎となることが期待される．さらに，トップアスリートの育成・強化を通じて得られたデータ等を活用することで，個人の目的や体力レベル等に適合したより効果的・効率的な運動プログラムを構成することが可能となる．こうしたことにより，体罰やハラスメントにも通じる非合理的な指導から，科学的エビデンスに基づく指導への転換が進み，スポーツのインテグリティの向上に資することが期待されるという報告もある．さらに，デジタル化の推進と ICT の幅広い活用にも「するスポーツ」に多大な影響を与えることが期待され，コロナ禍のスポーツ参加（する）を取り巻く環境の変化とともに対応していくこととなる．

（3）With コロナ期そして After コロナ期のするスポーツ

　スポーツ実施率向上のための行動計画を推進している中，新型コロナウイルスの多大な影響により，スポーツ参加には感染予防対策が欠かせない状況となった．当面は，スポーツ関連組織やスポーツ関連施設の各ガイドラインを遵守し，するスポーツ実施時にはコロナ禍の運動・スポーツの注意点「感染予防・熱中症対策・適度な運動」を念頭に行動することが重要となる．さらに，スポーツ政策としては，With コロナ期そして After コロナ期を見据え，「新たな日常・新たな生活様式」におけるスポーツ参加のあり方を踏まえたスポーツ施策の総合的な推進とスポーツ・レガシーの継承を掲げ，具現化していくこととなる．

　当面の With コロナ期のスポーツ参加（するスポーツ）には，リアルな場における体験やコミュニティの価値，そしてスポーツそのものの価値の本質が問われる中，デジタル活用を通じたリアルの価値向上が求められ，同時にリアルとデジタルを融合したスポーツの価値創造と価値向上も重要になる．そして，After コロナ期のスポーツ参加（するスポーツ）に向けては，リアルな場には欠かせない

コミュニケーションとコミュニティの価値，そして，リアルな場でしか体験できないスポーツの経験価値が間違いなく見直されることになる．そのためにも，新しい生活様式におけるスポーツのあり方を模索しつつ，スポーツ参画人口拡大に向けて，新たな発想で新たな戦略を推し進めていくことが重要である．

📖 文　　献

・公益財団法人健康・体力づくり財団（2020）ナッジ理論を活用した健康づくり．健康づくり，No.506：2-3.
・公益財団法人日本生産性本部（2020）レジャー白書2020.
・松永敬子（2015）スポーツと地域活性化戦略．原田宗彦編著，スポーツ産業論 第6版．p315，杏林書院.
・文部科学省 Society 5.0 に向けた人材育成に係る大臣懇談会新たな時代を豊かに生きる力の育成に関する省内タスクフォース（2018）Society 5.0 に向けた人材育成〜社会が変わる，学びが変わる〜.
・総務省統計局（2017）平成28年社会生活基本調査．（https://www.stat.go.jp/data/shakai/topics/topi1040.html，参照日：2017年10月8日）
・SSF笹川スポーツ財団（2017）スポーツ白書-スポーツによるソーシャルイノベーション-.
・SSF笹川スポーツ財団（2018a）スポーツライフ・データ2018-スポーツライフに関する調査報告書-.
・SSF笹川スポーツ財団（2018b）平成29年度スポーツ庁委託事業「地域における障害者スポーツ普及促進事業（障害者のスポーツ参加促進に関する調査研究)」報告書．p20.
・SSF笹川スポーツ財団（2019）子ども・青少年のスポーツライフ・データ2019-4〜11歳のスポーツライフに関する調査報告書-.
・SSF笹川スポーツ財団（2020a）スポーツ白書-2030年のスポーツのすがた-.
・SSF笹川スポーツ財団（2020b）新型コロナウイルスによる運動・スポーツへの影響に関する全国調査（2020年6月調査）報告書.
・スポーツ庁（2018）スポーツ実施率向上のための行動計画-「スポーツ・イン・ライフ」を目指して-.
・スポーツ庁（2020）令和元年度「スポーツの実施状況等に関する世論調査」の概要.
・スポーツ庁（2021a）令和2年度「スポーツの実施状況等に関する世論調査」の概要.
・スポーツ庁（2021b）スポーツエールカンパニーの概要「スポーツエールカンパニー2021認定企業一覧」.

[松永敬子]

6章
スポーツファンを知る：見るスポーツ

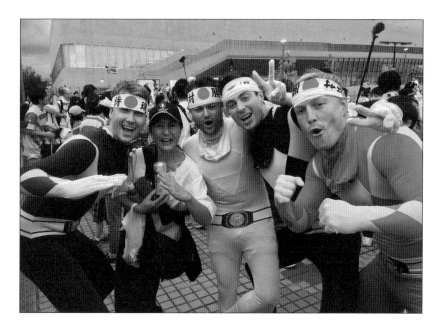

ラグビーワールドカップ 2019 を楽しむ外国人ファン（写真撮影：原田宗彦氏）

2019 年 9 月 20 日から 11 月 2 日まで開催されたラグビーワールドカップ 2019 は，予想以上の成功を収めた．出場国は 20 カ国（予選出場国は 93 カ国）で，全国の会場で 45 試合が行われ，約 170 万人の観客が来場し，1 試合平均は 37,877 人であった．大手国際会計事務所のアーンスト・アンド・ヤング（EY）によれば，経済効果は史上最高の 6,464 億円となり，大会の成功を物語る数字となった．さらに，世界中から約 40 万人の富裕層ファンが集まるなど，インバウンド観光にも寄与した．日本人が驚いたのは，ラグビーという祝祭空間を心から楽しむ欧米豪ファンの存在で，試合会場周辺は趣向を凝らしたコスプレ姿のファンが多く出現した．

1.「見るスポーツ」のビジネス規模

（1）スポーツ観戦市場の現状

　スポーツファンはスポーツを見ることに価値を感じて，自らのお金や時間を費やしている．つまり「見るスポーツ」は消費の対象として成り立っている．この「見るスポーツ」を商品としてビジネスを展開するプロスポーツリーグとそれに属するクラブや球団，あるいはイベントを主催する組織のマーケティングにおいては，「スポーツファン」をよく知ることが重要であることはいうに及ばない．より多くの人々を「見るスポーツ」に惹き付け，試合会場に足を運んでもらう，あるいはテレビやインターネットで視てもらうためには，スポーツファンおよび観戦者・視聴者の基本的属性，心理や行動の傾向を理解しなければならない．ここでは，まずスポーツ観戦市場を理解し，スポーツファンの特性を知り，そして「見るスポーツ」のマーケティングについて考えてみよう．

　「レジャー白書2005」（社会経済生産性本部，2005）と「レジャー白書2020」（日本生産性本部，2020）によると，スポーツ市場全体はその規模が最大であった1992年の約6兆円と比べて，2019年は約4兆円とほぼ3分の2に縮小した．原因はバブル経済崩壊の余波とその後の長期間の経済低迷である．そのような中でもスポーツ観戦市場（スポーツ観戦料）は，1992年の1,330億円と比べて2019年は1,720億円とその規模を拡大している．Jリーグが開幕した1993年に1,400億円となって以降は，1,200億円台に落ち着いていたものの，サッカーの日韓ワールドカップが開催された翌年の2003年以降に，再び1,300億円以上に市場規模が拡大した．過去5年程度の間にさらに推計額は高まり，2019年には過去最高の1,700億円を超えた．この理由としては，Bリーグが誕生したこともあるが，各リーグに属するチーム・球団数が増えたことと，有料の観戦者が増えたことが考えられる．企業スポーツを基盤として招待券入場者の割合が高かった各リーグも徐々にその「見る価値」を高め，チケット販売数は増加傾向にある．さらに，チケットの単価が上昇していることも一因である．

　また，「レジャー白書2020」の「余暇活動への参加・消費の実態」に関する報告によると，2019年の1年間に「スポーツ観戦（テレビは除く）」をした者は，調査対象者の16.5％で，わが国の全人口に置き換えると約1,640万人と推計されている．男女別では，男性は21.3％が観戦し，女性の11.7％が観戦していると報

告されている．15年前の観戦活動率と比べると，男性（2004年は25.0％），女性（2004年は14.4％），ともに低下している（社会経済生産性本部，2005）．特に若者を中心としたスポーツ観戦離れの傾向がみられる．それでも，スポーツ観戦を将来やってみたい・今後も続けたいと希望する者の割合を示した「参加希望率」では，男性の22.5％が「スポーツ観戦（テレビは除く）」を希望しており，余暇活動の全種目の中で17番目に高い値を示している．女性に比べて男性のほうが見るスポーツに興味，関心が高いようである．

（2）観客動員数の現状把握

　次に，主なプロスポーツリーグなどの観客動員の現状について確認しておこう．まず2019年のプロ野球の観客動員数は，セ・リーグが約1,487万人，パ・リーグが約1,167万人，合わせておよそ2,654万人であった．この数字は，適切に計測を始めた2005年の約1,992万人に比べて，約662万人も増加している．試合数の違いもあるが，パ・リーグが過去15年ほど，セ・リーグが過去5年ほどの間に，各チームが取り組んできた多様なファンサービス企画や地域密着の集客戦略が，観客数の増加を導いているのではないかと考えられる．

　Jリーグでは，2019年シーズンにおいてJ1（ディビジョン1）で約635.0万人が，そしてJ2（ディビジョン2）で約331.5万人が，試合会場へ足を運んでいる．これを合わせた約966.5万人も，2005年に比べて約132万人も増加している．これについては，J2のクラブ数が12から22に増加し，試合数が増えたことも要因となっている．

　さらに，各リーグにおいて1試合あたりにどの程度のファンが試合会場に足を運んでいるのかをみてみよう．図6-1は，プロ野球のセ・リーグとパ・リーグ，そしてJリーグのJ1およびJ2における1試合平均観客動員数の2005年から2019年にかけての推移を表したものである．なお，2004年以前においてはプロ野球の観客数の正確なデータがないため，2005年以降のデータを比較している．

　まず，Jリーグの平均観客数は，J2において6,000人から7,000人あたり，そしてJ1で18,000人前後で推移してきた（2011年（15,797人）は東日本大震災で日程変更などの影響があった）．2005年と2019年を比べると，J2では大きな差はみられないが，J1では2019年が前年比8.8％増であったこともあり多くなっ

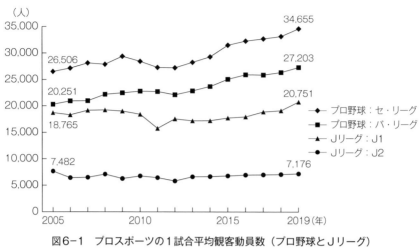

図6-1　プロスポーツの1試合平均観客動員数（プロ野球とJリーグ）
（NPBウェブサイト（2020），Jリーグウェブサイト（2020））

ている．プロ野球では，両リーグとも大幅な増加がみられる．セ・リーグでは2005年の26,506人から2013年の34,655人へと8,149人が，またパ・リーグでは20,251人から27,203人へと6,952人が，それぞれ1試合平均で増加している．

　ちなみに2019年において最も平均観客動員数が多かったのが，阪神タイガースで42,935人，次いで読売ジャイアンツが42,643人，福岡ソフトバンクホークスが36,891人であった．ただし，前年と比べて大幅に観客数を増やしたのは，横浜DeNAベイスターズで1試合平均前年比が12.6％増であった．ベイスターズの2019年の総入場者数は2005年と比べて2倍以上になっており（約97.6万人→約202.8万人），特に2013年以降の伸び率が高い．次いで2019年の伸び率が高かったのは，オリックスバファローズの8.2％増，東北楽天ゴールデンイーグルスの7.0％増であった．それぞれ，地域に根差した取り組み，女性をターゲットとしたプロモーション，データに基づいたマーケティングなどで集客アップを図っている．

▎2．スポーツファンの特性

（1）スポーツファンの何を知るべきか

　プロスポーツのリーグ運営やクラブマネジメントにおいて，ファンを増やす戦略は不可欠であり，そのためにはファンのことを詳しく知ることが重要であることはいうまでもない．それでは，スポーツファンの何について知る必要があるのだろうか．

　Jリーグでは，リーグおよびクラブのマーケティングやプロモーション，スポンサーセールス等に最低限必要な観戦者のプロフィール等の情報を収集するために，J1およびJ2の全クラブのホームスタジアムにおいて，毎年継続して質問紙調査を行っている（日本プロサッカーリーグ，2020）．この調査で収集されている観戦者に関する情報には，人口統計的データ，観戦行動に関するデータ，情報入手に関するデータ，観戦動機に関するデータが含まれている．まず，人口統計的データとは，観戦者に関する基礎的な情報で，性別，年齢，居住地，家族構成，1カ月の自由裁量経費（小遣い）が含まれている．観戦行動には，観戦歴とサポーター歴，観戦頻度，応援しているクラブ，観戦時の同伴者，スタジアムまでの移動時間および費用，そしてチケット入手に関する項目が含まれている．情報については，Jリーグに関する情報入手の手段，チケットに関する情報入手経路とその情報の得やすさの満足度が含まれている．そして，観戦動機として，「サッカー観戦が好きだから」，「好きな選手を応援したいから」などの観戦理由に関する質問項目があげられている．

　一般的に，消費者の購買における意思決定には，環境的要因と個人的要因が影響を与えると考えられている（Mullin et al.，2014）．環境的要因には，その消費者を取り巻く文化，状況，そして社会的地位，家族，他者の影響などがある．個人的要因とは，その消費者のもつ資源，知識，態度，パーソナリティ，価値観，ライフスタイル，そして消費に対する動機と関与などである．つまり，このような個人差によってそれぞれの消費行動が異なるのである．したがって，前述したJリーグの調査に含まれる質問項目から得られるデータは，ファンの観戦行動を把握したり，予測したりするためには欠かせない情報である．

　上記の質問項目以外では，ファンや観戦者の心理や態度を知るために，チームやクラブに対する愛着（ロイヤルティやコミットメント），顧客エンゲージメン

表6-1　スポーツファン・観戦者を知るための調査項目の例

必要な情報	具体的な項目
人口統計的データ	性別, 年齢, 家族構成（人数, 子どもの有無と数など）, 婚姻関係, 職業, 学歴, 年収, 自由裁量経費（小遣い）, 居住地など
観戦行動に関するデータ	観戦経験（観戦回数, 頻度, 応援歴）, 応援しているクラブ・チーム・選手の有無, 観戦における同伴者とその数, スタジアムへの移動手段と時間・交通費, チケットの種類と入手方法など
情報に関するデータ	リーグやクラブ・チームに関する情報入手の手段と頻度, ゲームスケジュール, イベントの日程, チケットなどに関する情報入手の手段と頻度, ソーシャルメディアの活用, チーム・選手・競技に関する知識など
観戦者の心理と態度に関するデータ	観戦の動機, チーム・クラブや選手に対する心理的コミットメント（愛着, ロイヤルティ）, 顧客エンゲージメント, 観戦におけるサービスクオリティの評価, 観戦における満足度, 再観戦意図, 推奨行動（口コミ, ソーシャルメディア）など
スポンサーに関するデータ	スポンサー企業の認知（スタジアム内の広告看板）, スポンサー企業の想起, スポンサー企業およびその商品に対する好意的な態度と購買意図・行動など

ト，サービスクオリティの評価，観戦における満足度，今後の観戦の希望（再観戦意図），そしてソーシャルメディアなどを使った推奨行動に関する項目が活用される（表6-1）．さらに，リーグやチームの大きな収入源となっているスポンサーシップに関連して，スポンサー企業にフィードバックできるようなブランドや商品名を対象とした認知度，態度，購買意図などを測定することも有用である．

　また，そのリーグやクラブなどが現在抱えている問題についての質問項目も，その問題の早期解決には有効である．たとえば，地域密着に重点を置いているプロスポーツ組織が「クラブの地域貢献活動に対してファンがどのように認識しているのか」について調べることは，今後の対策を早急に検討するには必要なことであろう．実際にJリーグは，「ホームクラブは，ホームタウンで大きな貢献をしている」「Jリーグクラブは，それぞれのホームタウンで重要な役割を果たしている」などの項目を質問紙調査に含めている（日本プロサッカーリーグ，2020）．

（2）スポーツ観戦者の特性：Jリーグ調査の事例より
　ここでは実際のスポーツファンや観戦者がどのような人たちであるかを知るた

めに，前述のJリーグの2019年の観戦者調査の結果（日本プロサッカーリーグ，2020）を用いて，その特性の一部を確認してみよう．まず，観戦者の平均年齢は42.8歳で，40～49歳が全体の26.9％を占めて最も多い．次いで20.5％の50歳代，16.8％の30歳代，そして13.7％の60歳以上となっている．過去の調査結果と比べると，観戦者の高齢化が進んでいるのは明らかで，10年前の2009年調査では平均年齢が37.3歳，30歳代が29.8％と最も多かった（日本プロサッカーリーグ，2020）．既存ファンが固定されたまま，若年層の新規ファンの獲得があまり進んでいない可能性がある．このような傾向が把握できるのも毎年欠かさず同じ方法で調査が行われているからであり，継続した情報収集の重要性が改めて理解できる．

　男女比は62.4％と37.6％で，男性の割合が高い．前年シーズンの観戦頻度の平均値は，J1リーグで11.0回，J2リーグで14.3回であった．同伴者については，家族との来場が54.3％を占めて最も多く，友人との来場が31.6％，一人での来場が17.3％であった．また，スタジアムへのアクセス時間は，30分以内（43.9％），60分以内（35.2％）と合わせると79.1％が1時間以内に含まれる．そして，チケットに関しては，46.4％がシーズンチケットを購入，14.0％がコンビニで前売り券を購入していた．一方で14.5％がチケットをもらって来場していた．しかし，これらの特性はクラブによってさまざまな違いがみられる．たとえば，J1クラブにおいて性別を比較してみると，男性の割合が70％を超える高いクラブがあるのに対して，男女がほぼ同じ割合となっているクラブもある．また，シーズンチケット購入者の割合をみると，6～7割と非常に高いクラブがある一方で，3割程度の低いクラブも存在する．

　このような観戦者の特性がクラブによって異なるということは，種目の違いによっても観戦者やファンの特性が異なるであろう．たとえば，なでしこリーグの観客の男女構成をみると，男性が70.6％とその割合がかなり高くなっている（なでしこリーグ改革タスクフォース，2013）．一方で，同じ女子競技のVリーグ・チャレンジリーグ女子では，男性観客が54.2％，女性観客が45.8％と，男女比率にあまり差がない（日本バレーボールリーグ機構，2014b）．ちなみに，Vリーグ・チャレンジ男子は，女性観客が71.0％と高い割合を占めており，見るスポーツの中では特異なケースとなっている（日本バレーボールリーグ機構，2014a）．ここ数年は日本ラグビーフットボール協会も観客調査を実施しているが，各リー

グや団体，そしてクラブや球団は，それぞれの観戦者やファンについて調査を行い，情報を収集することが必要である．

▌3．スポーツ観戦の動機

スポーツファンを知るために必要な情報として「観戦動機」を取り上げたように，「人々が何を求めてスポーツを見るのか」ということは，プロ野球球団やJクラブなどのマーケティング担当者にとっては，常に考えておくべき問題である．この問題に適切に答えることが，集客戦略における成功に結びつく．

表6-2には，よく使われるスポーツ観戦動機の要素を示した．「達成」「美的」「ドラマ」「逃避」「知識」「技能レベル」「交流」「所属」「家族」そして「エンタテインメント」の10要素で，日本のスポーツ観戦者を対象にしてその構成概念と測定項目が試されているものである（James et al., 2009；Matsuoka, 2014）．このような動機の要素は，大きく2つに分けることができる．ひとつは見るスポーツの本質的な価値，つまり見ること自体が誘因となっている動機要素で，卓越した競技を楽しむことや，予測不能な試合の行方を追うことや，選手やチームの成功をともに感じることなどが含まれる．もうひとつはスポーツ観戦が手段となって心理的や社会的な便益を得ることが誘因となっている要素である．スポーツ観戦を人との交流の場として活用したり，気晴らしの手段として活用したりすることが含まれる．

スポーツの種目，競技レベル，競技者の性別，あるいは地域や国などの文化的背景の違いによって，スポーツ観戦の動機は異なる（Wann et al., 2008; James et al., 2009）．さらに，ここに示した10タイプの動機以外にも観戦動機が存在すると考えられている．たとえば，アイスホッケー，アメリカンフットボール，ラグビー，そして相撲など，激しい身体接触がみられる競技では，激しく攻撃的なプレイを楽しんだり，見る人自身が攻撃的な感情を表現したりするなど，「攻撃性（Aggression）」が観戦動機となる（Milne and McDonald, 1999）．一方，美しさが追及されるスポーツにおいては，アスリートの「身体的魅力（Physical attraction）」が誘因となっていることもある（Trail and James, 2001）．また，ギャンブルの対象にもなっている公営競技などでは「経済的要因（Economic factor）」が働く（Wann, 1995）．そして，オリンピックやワールドカップなどにおいて，

表6-2　スポーツの観戦動機の構成要素

動機の構成因子	定　　義
達　成（Achievement）	チームの勝利や成功と自分を結びつけて，達成感を得る.
美　的（Aesthetic）	スポーツ（例：野球）のプレーが持つ美しさ，華麗さ，素晴らしさを見る.
ドラマ（Drama）	予測できないドラマチックな試合展開を見ることによって，興奮や緊張感を楽しむ.
逃　避（Escape）	日常生活から逃避し，さまざまなことを一時的に忘れる.
知　識（Knowledge）	スポーツ（例：野球）の技術を学んだり，知識を深めたりする.
技能レベル（Skills）	選手の技能レベルの高いプレーを見て楽しむ.
交　流（Social Interaction）	スポーツ観戦を通して，友人・知人や恋人と楽しく過ごすことができる.
所　属（Team Affiliation）	自分がチーム（またはクラブ）の一員であるかのように感じる.
家　族（Family）	スポーツ観戦を通して，家族で楽しく過ごすことができる.
エンタテインメント（Entertainment）	スポーツ観戦をエンタテインメント（娯楽）として単純に楽しむ.

（James et al.（2009）とMatsuoka（2014）を参考に作表）

多くの人々が国の代表選手や代表チームが出場している試合を見たり，応援したりする主な理由としては，「自国に対する誇り（National pride）」があげられる（Funk et al., 2002）.

　ここで確認しておきたいことは，一人の観戦者がひとつの理由だけでスポーツを見ているわけではないということである．それぞれの観戦者は複数の動機を持ち合わせている．また，一人の観戦者でも見る対象となるスポーツイベントによって動機が異なることもある．たとえば同じ野球観戦でも，阪神タイガースの試合を見るときは「所属」と「逃避」が主な動機であるが，日本代表野球チームの試合を見るときは「自国に対する誇り」，夏の高校野球は「ドラマ」，大リーグの試合は「美的」と「技能レベル」というように，動機がさまざまであることも考えられる.

▍4．見るスポーツのマーケティング

　スポーツファンのことをよく知ると，次にそこで得られた情報を集客のために有効に活用しなければならない．ここで必要になるのがマーケティングの手法である．スポーツマーケティングに関する詳細な解説はここでは省略するが，重要なことはターゲットとするファンや観戦者を明確にし，そのターゲットのニーズ

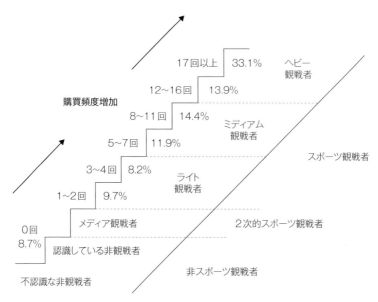

図6-2　消費者エスカレーターとJリーグの観戦頻度（2018年シーズン）
（Mullin et al.（2014）および日本プロサッカーリーグ（2019）を参考に作図）

に適したファンサービス，チケット販売方法，広告・宣伝を含むプロモーションなどを検討することである．したがって，ターゲットの設定のために，獲得した情報をもとにしてファンや観戦者を分類することが，集客のためのマーケティングのスタートとなる．

　まず，わかりやすい基準としては性別や年齢が考えられる．男性と女性で観戦におけるニーズや行動は異なる傾向があり，年齢グループ別でもさまざまな差異がみられる．しかし，このような人口統計的要因よりも，観戦行動や観戦者の心理および態度に関する要因を用いて分類するほうがより効果的であると考えられている（松岡，2018）．たとえば，明確な数字を用いることができる観戦頻度の活用は有効である．図6-2は「消費者エスカレーター（Mullin et al.，2014）」と呼ばれるモデルに，Jリーグスタジアム観戦者調査2019サマリーレポートに含まれている「2018年シーズンにおけるJ1観戦頻度」のデータを加えたものである．図のように，観戦経験がなかった8.7％，1～4回の観戦で「ライト観戦者」に位置付けられる17.9％，5～11回で「ミディアム観戦者」の26.3％，そして12回以上で「ヘビー観戦者」の47.0％と，観戦者を4つのグループに分けることが

できる．

　これらの各グループには，それぞれに適したマーケティング活動が必要である．観戦経験のない人には，まずはスタジアムへ足を運んでもらうことが必要である．そのためには，スポーツ観戦という消費行動を阻害する要因を解明し，対策を検討することが必要である．次に，年に数試合の観戦者を5試合以上に，そして5試合から11試合程度の観戦者をシーズンチケットホルダーに移行させるというように，図6-2に示したエスカレーターを昇らせるように考えるのである．そのためには，各ターゲットに適したプロモーション戦略やファンサービスが求められる．そして，シーズンチケット保有者も含まれるヘビー観戦者層には，クラブや球団とファンの関係，そしてファン同士の関係をより強固にするような取り組みが必要であり，それによってこの顧客層の維持が可能になる．

▌5．スポーツファンのユニークな心理と行動

　スポーツファンや観戦者の心理や行動が一般の消費者とは異なるということを理解しておくことは，本章では最も重要であるかもしれない．まず，スポーツ観戦者にとっては，スポーツそのものだけが消費の対象ではないということである．人々は，スタジアムでの会話，雰囲気，そして飲食も楽しむ．この飲食やグッズの売上もクラブや球団の経営，あるいはイベントの運営においては軽視できない．また，オープニングセレモニーやハーフタイムショーもスポーツ観戦の重要なコンテンツに含まれる．スポーツの試合内容や勝敗はコントロールできないが，それ以外の部分についてはサービスの改善，向上は可能である．ボールパーク内のバーベキュー場や子ども向けのプレイスペースなどはその好例である．

　次に，スポーツを見る人はチケット代を費やしているだけではなく，時間やエネルギーも費やしていることである．観戦場所への往復移動時間，試合前の待ち時間も含めて，スポーツ観戦は時間消費型のレジャーである．また，スタジアムまでの交通費，駐車料金，飲食に関する出費なども少額ではない．したがって，スポーツ観戦においては，チケットの価格以上のさまざまな出費があるため，チケット代以上の価値が求められると考えるべきである．

　そして，スポーツファンは消費の対象となる「見るスポーツ」を生み出すチームや選手に対して，ロイヤルティやコミットメントと呼ばれる好意的な態度を強

くもつことが多い．飲食店や美容院のような場所での一般的なサービス消費において不愉快な思いをして不満をもった場合には，再びその店に足を運ぶ可能性はきわめて低い．しかし，多くのスポーツファンは応援するチームの敗戦，不甲斐ない成績に対していくら不満をもっても，そのチームのファンであり続け，スタジアムへ足を運び続ける．つまり，このようなスポーツファンの特性は，集客とファンの獲得においては有効に働くはずである．ロイヤルティの高いファンの確保は各クラブや球団にとって重要な課題である．

　このように，一般の消費者とは異なる点が多いスポーツファンをビジネスの対象とするプロスポーツやイベントのマーケティング担当者にとっては，ファンの基礎的なデータに加えて，ここで述べたようなユニークな心理や行動の把握が必要である．「見るスポーツ」をプロダクトとするスポーツ組織が，より多くのファンや観客を集めてそのビジネスを成功させるためには，スポーツファンや観戦者をよく知ることが第1のステップとなる．

▍6．新しいタイプのスポーツファン

　最後に，新しいタイプのスポーツファンとして「にわかファン」と「サテライトファン」を紹介しておきたい．まず，「にわかファン」は以前から存在するが，最近になって新たに注目されるようになった存在である．特別な大規模大会の際やリーグ・チームなどの立ち上がりの段階で一時的に応援するファンであり（Hunt et al.，1999），ブームが去ると離れていってしまうファンなので，スポーツ組織にとっては優良なファンとはいえないと考えられてきた（Harada and Matsuoka，1999）．しかし，2019年のラグビーワールドカップでは，日本国内でこのような存在が注目され，「にわかファン」が流行語にもなった．野球やサッカーのように見るスポーツとして幅広く支持されているスポーツでない限り，まずは知識がなくても，経験がなくても，興味をもってもらうことが第一である．日本ラグビーフットボール協会は，この「にわかファン」を対象にしたプロモーションも行い，ワールドカップ後の国内トップリーグの観客数を大幅に増やした．そして，その観客の約4割を自称「にわかファン」が占めたと報告されている（松岡，2020）．

　「サテライトファン」はグローバル化とデジタル化が進むことで生まれてきた

ファンである（Uhrich et al., 2020）．これらの進化によって，必ずしも地元，自国のチームを応援する必要はなく，いつでもどこでも世界中のスポーツを簡単に見ることができるようになった．アジアの人々から多くの注目を集めるようになったヨーロッパのサッカークラブは，国際的なマーケティングに取り組んでいる．アジアのファンへの対応に注力するあまり，自国のファンとのコンフリクトが発生する事態にもなっている．2019 年の新型コロナウイルス感染症拡大によってリモート観戦がより普及した中で，サテライトファンの存在はスポーツビジネスにおいてより重要になることであろう．

文　献

・Funk DC, Mahony DF, Ridinger LL（2002）Characterizing consumer motivation as individual difference factors: augmenting the Sport Interest Inventory（SII）to explain level of spectator support. Sport Marketing Quarterly, 11: 33‒43.
・Harada M and Matsuoka H（1999）The influence of new team entry upon brand switching in the J-League. Sport Marketing Quarterly, 8: 21‒30.
・Hunt KA, Bristol T, Bashaw RE（1999）A conceptual approach to classifying sports fans. Journal of Services Marketing, 13: 439‒452.
・James JD, Fujimoto J, Ross SD, Matsuoka H（2009）Motives United States and Japanese professional baseball consumers and level of team identification. International Journal of Sport Marketing and Management, 6: 351‒366.
・松岡宏高（2018）スポーツ消費者を理解するためのリサーチ．原田宗彦，藤本淳也，松岡宏高編著，スポーツマーケティング 改訂版．pp80‒102，大修館書店．
・Matsuoka H（2014）Consumer involvement in sport activities impacts their motivation for spectating. Asian Sport Management Review 7: 99‒115.
・松岡宏高（2020）Yahoo! ニュース，「にわか」ファンが 4 割　ラグビートップリーグ開幕戦．（https://news.yahoo.co.jp/byline/matsuokahirotaka/20200115-00159094/，参照日：2021 年 1 月 8 日）
・Milne GR and McDonald MA（1999）Sport marketing: Managing the exchange process. Jones and Bartlett Publishers.
・Mullin BJ, Hardy S, Sutton WA（2014）Sport Marketing, 4th ed. Human Kinetics.
・なでしこリーグ改革タスクフォース（2013）なでしこリーグ観戦者調査 2012 サマリーレポート．
・日本バレーボールリーグ機構（2014a）2013/14V リーグ観戦者調査報告書（男子）．
・日本バレーボールリーグ機構（2014b）2013/14V リーグ観戦者調査報告書（女子）．
・日本プロサッカーリーグ（2020）2019J リーグスタジアム観戦者調査報告書．
・日本生産性本部（2020）レジャー白書 2020．

・社会経済生産性本部（2005）レジャー白書2005.

・Trail G and James J（2001）The motivation scale for sport consumption: Assessment of the scale's psychometric properties. Journal of Sport Behavior, 24: 108-127.

・Uhrich S, Behrens A, Kang TA, Matsuoka H, Uhlendorf K（2020）Segmenting satellite supporters based on their value for team sport organizations. Journal of Global Sport Management, Advance online piblication.

・Wann DL（1995）Preliminary validation of the sport fan motivation scale. Journal of Sport and Social Issues, 19: 377-396.

・Wann DL, Grieve FG, Zapalac RK, Pease DG（2008）Motivational profiles of sport fans of different sports. Sport Marketing Quarterly, 17: 6-19.

［松岡宏高］

7章
スポーツサービスと消費者行動

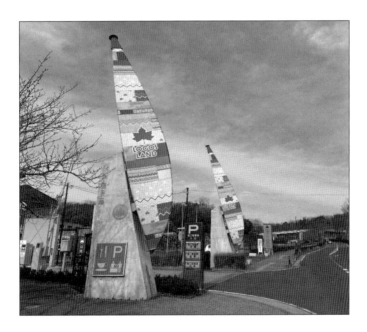

アウトドア用品メーカーが指定管理者となった京都府の山城総合運動公園
（写真撮影：原田宗彦氏）

アウトドア総合メーカーの「株式会社ロゴス」は，老朽化した城陽市総合運動公園（京都府）の全面リニューアルを行い，人気施設にコンバージョンした．同公園には，スポーツ合宿等に使われる便益施設として2つの宿泊施設と公園が1つあるが，これまで運営は，それぞれ個別に3つの指定管理者に委ねられていた．しかしながら，近年の老朽化に伴う利用者数の減少を改善するために，2019年度の指定管理契約の更改時に，アウトドア総合メーカーの「株式会社ロゴスコーポレーション」を指定管理者に選定した．その結果，三分割されていた施設は一体化され，大規模な改修によって「LOGOS LAND（ロゴスランド）」というアウトドアアクティビティが楽しめる施設に生まれ変わった．経営とデザインが融合した施設は，ロゴスのブランドイメージが施設全体に反映されており，子どもやファミリー向けの「キャンプ体験型ホテル」という新しい切り口が人気を呼んでいる．

1．サービス業としてのスポーツサービス

（1）サービスとは何か

　本章は，スポーツプロダクトをどのようなカスタマーサービスとともに提供すべきかという問題について理解を深めることが目的だが，その前に，サービスとは何か説明したい．サービスとはメーカーが製造する製品や建設会社が建築する建造物のように形のあるプロダクトでなく，生産と消費が同時に発生し，消費者が購入するプロダクトが形を成していない無形製品である（Zeithaml and Bitner，2003）．学校，病院，介護，企業コンサルティング，運送業，ホテル業，アミューズメントパーク，フィットネスクラブなどは，扱っているプロダクトが教育，診療，専門知識，輸送，一時的なスペース，経験，運動などの無形プロダクトであり，このようなプロダクトは在庫として倉庫に保管することが難しく，また繁忙期に合わせて生産を前もって増やすことも困難である．

　図7-1はプロダクトが有形財と無形財のどちらの特徴をより多く含んでいるかどうかを連続的に示したものである．サービスの定義において最も重要なのは，サービスが無形財としての特徴を帯びていることであるが，サービス財が定義どおりに純粋な無形プロダクトである産業は非常にまれである．たとえば，図7-1においてちょうど中間に位置するファストフードはサービス業に分類される

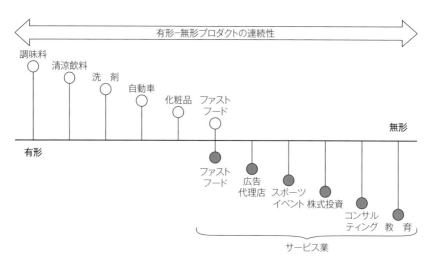

図7-1　有形-無形プロダクトの連続性（Shostack，1977）

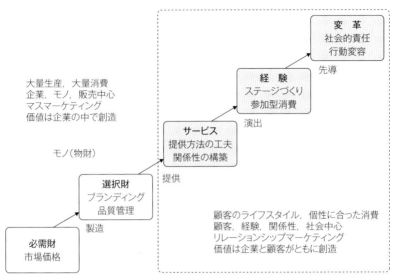

図7-2　モノ中心の経済からサービス・経験中心の経済へ
(Pine and Gilmore（1998）より改変)

が，実際にはハンバーガーやドリンクなどの有形プロダクトが消費者の主な購買対象である．アスリートのパフォーマンスや観戦経験などの無形プロダクトを提供するスポーツイベントにおいても，飲食物，応援グッズ，記念品などの有形プロダクトを試合会場で販売しており，サービス業に属する一方で多くの有形財を扱っている．このように，サービス業と製造業を厳密に区別することは難しいが，一般的にサービス業といった場合には，**図7-1**でいうとファストフードから右側の無形財を多く扱う産業を指す．

（2）モノ（物財）中心の経済からサービス・経験中心の経済へ

　図7-2は，経済活動の中心がモノ（物財）からサービスや経験などの無形財へと移り変わる過程を示している．経済の中で必需品（食料品，日用品，家具）や有形の選択財（テレビ，冷蔵庫，洗濯機）が占める割合が高い時代は，大量生産，大量消費が企業の主なビジネスモデルであり，そこでは企業が中心となってモノの製造・販売を担う．消費者は企業の外部に位置づき，製品の価値は企業の中で創造される．消費の目的は主にモノの所有であり，品質が高くて安いモノや特徴

的なブランド品が売れる時代である.

　ところが, 現在の日本社会のように経済の比重がサービスや経験などの無形財に移ると消費者のニーズが多様化し, 自分に合った個性的な製品を求め, それらを「どのように」消費するかが重要となる. 経験経済の著者の Pine and Gilmore (1998) によると, サービスには消費経験 (例:スポーツ観戦) が人々の心に残るように演出する舞台 (stage) としての役割があり (例:ソファに寝そべって観戦できる MAZDA Zoom-Zoom スタジアム広島のネソベリア), モノは消費経験の演出を支える小道具 (prop) として機能する (例:ソファ席や応援グッズ). 価値は企業と消費者がともに創造し, 消費の主な目的はモノの所有よりも, 消費経験自体を楽しむこととなる.

　重要なのはモノ, サービス, 場所を組み合わせて思い出に残る印象的な経験を作り出すことであり, そのためであれば消費者は快くプレミアム価格で製品を購入する. プロスポーツイベントにおけるボックス席, テラス席, ラウンジ席, コートサイド席などの高額シートは, 収益性の高い経験的なプロダクトとして理解することができる. さらに, 近年は人々が社会問題や倫理的問題をより一層気にするようになっていることから, スポーツ消費者を社会変革へと導くような事業を展開することが, 社会的承認の獲得へとつながり, 結果的にスポーツ組織の持続可能性を高めると考えられている (例:スポーツ庁が推進するスポーツ SDGs の達成に貢献する事業の実施など).

2. カスタマーサービスとしてのスポーツサービス

(1) カスタマーサービスとは何か

　ここまで, 無形プロダクトとしてのサービスの特徴について紹介してきた. 次に, 消費者行動との関係からスポーツサービスを説明するためには, スポーツサービスをカスタマーサービスとして捉える必要がある. 一般的に, カスタマーサービスは企業のコアプロダクトを消費者に「どのように提供するか」という問題に対する解決策であり, コアプロダクトの品質を補完するサービスのことをいう (Zeithaml and Bitner, 2003). 補完的なサービスには利用案内, 相談窓口, 技術サポート, メンテナンス, 修理, 保証を手掛けるアフターサポートなどがあるが, これらの補完的なカスタマーサービスの提供で重要なのは消費者の労力を削減す

ることと，彼らの便益を増やすことである．労力の削減では，コアプロダクト（例：試合）の提供過程（例：チケット購入，スタジアムアクセス，観戦環境の整備など）の効率化と改善を図ることで，消費者の待ち時間や移動労力などを減らすことが有効である．次に，便益の増加に関しては，スポーツを消費する場所の快適性に加え，娯楽としてスポーツを楽しむ場合のエンタテインメント性や，スポーツの評判と深くかかわるスポーツの記号性（イメージや話題性など）を高めることが重要であり，カスタマーサービスによってこのような便益をコアプロダクトに加えることが可能である．以下では，カスタマーサービスとしてのスポーツサービスについて，さらに詳しく説明する．

（2）スポーツサービスとは何か

　図7-3は，消費者がプロダクトを消費した結果，いかにして顧客満足に至るかを説明するものであり，カスタマーサービス，コアプロダクト，価格がそれぞれ独立した役割をもっていることがわかる．ところが，スポーツマーケティングの分野では，これらの概念が混同されてきた歴史がある．スポーツのコアプロダクトが無形財のスポーツパフォーマンスであるため，しばしばスポーツサービスとスポーツプロダクトを同義的に使用してきたことが原因である．したがって，本章はこの違いを明確にすることも，その目的のひとつである．

　まず，プロダクトとは何かという問題について考えたい．プロダクトとは企業が消費者のニーズを満たすために市場に供給する提供物であり，有形財と無形財の両方を含む．したがって，スポーツ産業の消費者が消費するスポーツパフォーマンスやスポーツ経験もプロダクトとしてみなすことができる．スポーツプロダクトの理解では，スポーツの競技的要素こそがスポーツのコアプロダクトに該当するという認識をもつことが重要である．ゆえに，選手のパフォーマンス，試合内容や結果，チーム特性（所属選手や監督，順位，選手統計，歴史・伝統によって見出される特徴）などが，スポーツマーケティングにおけるコアプロダクトということになる（図7-3）．

　では，スポーツサービスといった場合，どのようなプロダクトを意味するのだろうか．先ほど紹介したカスタマーサービスの定義によれば，スポーツサービスとはスポーツパフォーマンスの提供を補完・サポートする周辺的なサービスのことである．具体的には，カスタマーサービスを提供する従業員の接客品質，カス

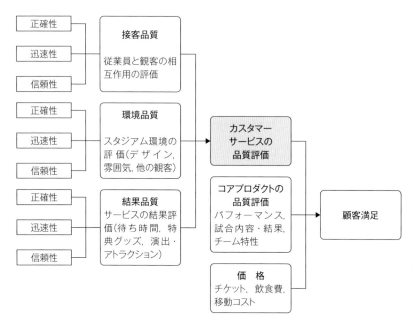

図7-3　品質評価，価格，顧客満足の関係性
(Brady and Cronin, 2001 ; Ziethaml and Bitner, 2003)

タマーサービスが提供される場所の環境品質，カスタマーサービスを利用した事
後評価に関する結果品質という3つの側面によって捉えられる（図7-3）．さら
に，消費者はこれらを評価する際，それぞれの側面の①正確性（正確なサービス
だったか），②迅速性（迅速なサービスだったか），③信頼性（頼りになるサービ
スだったか）などの点に着目することとなる．

　スポーツ観戦を例にすると，カスタマーサービスを提供する従業員にはチケッ
トのもぎり係，場内誘導員，売店スタッフ，チアリーダーなどが含まれ，彼らの
接客サービスが評価の対象となる．次に，カスタマーサービスが提供されるスタ
ジアムの環境品質とは，観戦者がサービスを利用する場所の評価であり，スタジ
アムのデザイン，スタジアムの雰囲気，スタンドを埋める他の観客の存在などが
関係している．最後に，カスタマーサービスを受けた結果とは，入退場時や売店・
トイレなどを利用する際の待ち時間，フードやドリンクなどの飲食サービス，記
念品として配布されるギブアウェイや来場特典，さらには試合の前後や合間に行
われるさまざまな演出やアトラクションなどが来場者のニーズを満たしたかどう

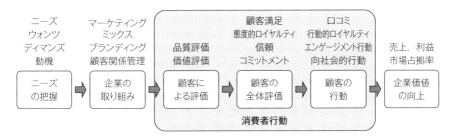

図7-4　顧客メトリクスと消費者行動(Gupta and Zeithaml（2006）より改変)

かに関する結果評価のことである．このように，カスタマーサービスとしてのス
ポーツサービスはコアスポーツプロダクトの提供をサポートする周辺的なサービ
スであり，サービス提供者，サービス環境，サービス提供結果などを含んでいる．
　品質，価格，顧客満足の関係性を示した図7-3は顧客満足理論として有名
なモデルであるが，消費者行動をより完全に説明するためには顧客メトリクス
（customer metrics）という枠組みで包括的に捉え，消費者の意思決定プロセスを
企業のマーケティング目標につなげる必要がある（Gupta and Zeithaml，2006）．
図7-4は顧客メトリクスを描いたもので，消費者のニーズに基づいて行われる
供給サイドのマーケティング活動（マーケティングミックス，ブランディング，
顧客関係管理など）を，需要サイドの消費者行動を介して最終的に企業のマーケ
ティング目標に結び付けるマーケティング対効果を説明するものである．以下で
は，このような顧客メトリクスの全体像を視野に入れながら，本章のテーマであ
る消費者行動に焦点を合わせ，スポーツ消費者の意思決定プロセスを解説する．

▌3．顧客価値：プロダクト価値，ブランド価値，関係価値

　無形のスポーツプロダクトは客観的評価が難しいため，消費者はブランドイ
メージを頼りに価値を評価する．さらに，スポーツプロダクトはフィットネスク
ラブやプロスポーツに代表されるように，頻繁に消費されるため，購買を継続さ
せる良好な関係性を消費者との間で作らなければならない．よって，スポーツ組
織のマーケティング活動は，価値のあるスポーツプロダクトの提供だけでなく，
組織のブランディングや関係性のマネジメントによってスポーツ消費者とのつな
がりを長期的に強める働きかけでなければならない．図7-5はその仕組みを説

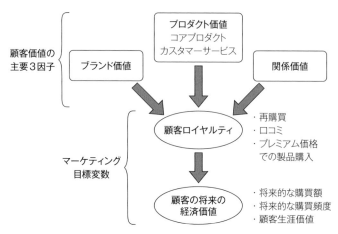

図7-5 顧客価値とマーケティング目標の関係性(Rust et al., 2000)

明する顧客メトリクスであり，顧客価値モデルと呼ばれる（Rust et al., 2000）．スポーツ組織が消費者に提供する代表的な価値として，プロダクト価値，ブランド価値，関係価値があり，これらの価値を高めることで再購買，口コミ，プレミアム価格での製品購入などの消費者行動が継続的に誘発される．問題はいかにしてプロダクト価値，ブランド価値，関係価値を高めるかである．本章の後半ではこれについて考える．

（1）プロダクト価値

プロダクト価値は，消費者がプロダクトの購入によって獲得した便益（ニーズの充足）を，購入の際に費やした金銭的コスト（価格）と非金銭的コスト（時間，労力）で除すこと（価値＝便益／コスト）で算出できる（Zeithaml, 1988）．スポーツプロダクトには中核的製品であるコアスポーツプロダクトと周辺的なカスタマーサービスとしてのスポーツサービスがあり，これら両方の価値を高めることが消費者の満足度や企業への愛着を強めることにつながる．プロダクトの価値の高め方には3通りあり，①便益を大きくすること，②価格などの金銭的コストを小さくすること，③待ち時間や労力などの非金銭的コストを小さくすることが有効だが，金銭的コストの削減は売上の減少を招くため，注意が必要である．

スポーツ観戦の場合，観戦者が支払った金額，費やした労力・時間に対して，

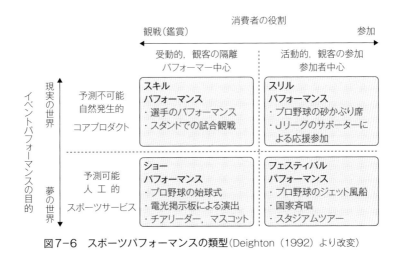

図7-6　スポーツパフォーマンスの類型(Deighton（1992）より改変)

獲得した便益が上回る内容でなければならず，そのために球団関係者はさまざまなプロダクトを提供する．この場合の便益には，コアスポーツプロダクトがもつエキサイティングな試合展開やエンタテインメント性のある試合演出に加え，観戦環境の快適性やコンコースエリアの利便性などのカスタマーサービスに関する価値も含まれる．スポーツ観戦のように複雑なプロダクトを扱うイベントでは，消費者が費やすコスト（費用，時間，労力）を上回る形で，コアプロダクトとカスタマーサービスの両方に向けられる消費者ニーズを満たすことが重要である．

　図7-6は，スポーツのパフォーマンスの分類を示しており，スポーツプロダクトの中でも，特に競技的なプロダクトと娯楽的なプロダクトの価値を高める方法の理解に役立つ．スポーツパフォーマンスは，目的（自然発生的な競技 vs. 人工的な催し物）と消費者の役割（観戦 vs. 参加）の2つの軸によって分類されており，スキルパフォーマンス，スリルパフォーマンス，ショーパフォーマンス，フェスティバルパフォーマンスの4種類がある．何が起こるか予測が難しい自然発生的なスポーツパフォーマンスにはスキルパフォーマンスとスリルパフォーマンスがあり，前者は観戦者が座席で試合観戦を受動的に行うのに対し，後者は観戦者がより能動的（積極的）に試合観戦を行う（図7-6）．Jリーグサポーターの応援や，いつファウルボールが飛んでくるかわからず，ハラハラ・ドキドキするプロ野球の砂かぶり席などはスリルパフォーマンスに該当する．一方で，何が起こる

か比較的予測が可能で人工的なスポーツパフォーマンスには，始球式，電光掲示板の演出，チアリーダーのダンスなどを受動的に鑑賞するショーパフォーマンスと，観戦者の参加を前提としたプロ野球のジェット風船，国家斉唱，スタジアムツアーなどのフェスティバルパフォーマンスがある（図7-6）．さらに，このパフォーマンスの分類をプロダクトの種類と重ね合わせると，予測が難しく自然発生的なパフォーマンスをコアスポーツプロダクト，予測可能で人工的なパフォーマンスを補完的なスポーツサービスとして理解することができる．

　プロダクト価値の方程式（便益/コスト）は，ここで紹介する4種類のパフォーマンスを充実させ，それらが消費者の費やすコストを上回ることができれば，特にスポーツの競技的な価値と娯楽的な価値が高まることを示唆する．ただし，注意も必要であり，これらのパフォーマンスの重要度は，スポーツ種目（プロ野球/Jリーグ），競技レベル（1部/2部），消費者の基本属性（男性/女性）などによって異なる．どのパフォーマンスを提供するかは，競技特性や市場特性を考慮し，調整しなければならない．

（2）ブランド価値

　ブランドとは，プロダクト（モノおよびサービス）の提供者を特定するとともに，競争市場において競合他社から差別化するために用いられる名前，用語，デザイン，記号，またはそれらの組み合わせである（American Marketing Association，2020）．この定義によると，ブランドとは競合相手のプロダクトから差別化するために特徴的な性質を帯びたモノやサービスであり，一般的なプロダクトよりも，付加価値を秘めている．この付加価値はブランド価値と呼ばれ，消費者が企業のマーケティング活動（プロダクト，価格，流通，販売促進，カスタマーサービスなど）との接触を繰り返す中で蓄積するブランド関連の知識やイメージと関係している．いわば，ナイキ，読売ジャイアンツ，東京マラソンなどのブランドネームに関する知識，イメージ，印象，経験から派生した価値といえよう（Aaker，1991；Keller，2003）．ブランド価値の測定方法には，企業の財務データ（株価など）を基に算出する方法があるが，消費者行動との関連でブランド価値を捉える場合は，消費者の視点からブランドに関する知識や経験を測定する方法が適している（Keller，2003）．

　図7-7は消費者ベースのブランド価値（consumer-based brand equity）の代表

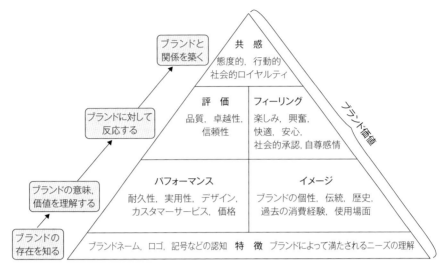

図7-7　ブランド価値の構築プロセスを描いたピラミッドモデル(Keller, 2003)

的なモデルである（Keller，2003）．ブランド価値はピラミッド上に描かれた6
つのボックスの合計得点で測定でき，頂上に向かうほど消費者のブランドに対す
る反応，愛着，かかわりが強くなる．企業は6つのボックスごとにブランド価値
を得点化することでブランドの強みと弱みを特定でき，特に弱点の改善に役立て
ることができる（Keller，2003）．

　最初の段階はブランドの存在を知ることであり，消費者はブランドの名前，ロ
ゴ，キャッチコピーなどの視覚的な特徴だけでなく，ブランドによって自分たち
のニーズがどのように満たされるかを理解する．広島カープのホームスタジアム
が特徴的なのは，砂かぶり席，テラス席，バーベキュー席，ソファ席などの座席サー
ビスが純粋な野球ファンだけでなく，カップル，年配層，パーティー好き，家族
連れなど，幅広い消費者のニーズを満たしてくれるからである．

　次はブランドがもっている特別な意味や付加価値を理解する段階であり，ブ
ランドの機能的なパフォーマンスと情緒的なイメージに分かれる．機能的なパ
フォーマンスはプロダクトの耐久性，実用性，デザイン，カスタマーサービス，
価格などの特徴を消費者から理解してもらうことと関係している．一方で，ブラ
ンドイメージはブランドがもっている個性，ブランドが築き上げてきた伝統・歴

史，消費者が過去にブランドを購入・消費した際の場面や状況などが連想となって脳裏に蓄積されることで形成される．この連想にはブランドの製品情報に加え，消費者が目にすることのできるあらゆる企業戦略が含まれ，海外進出，事業の多角化，環境保全活動，テレビコマーシャルなどが関係している．

　消費者がブランドの意味や価値を理解すると，次の段階ではそれらに対して反応するようになる．この場合も，ブランドの機能的な側面への反応と情緒的な側面への反応がある．機能的な側面への反応はブランドの評価であり，主にブランドの品質（良し悪し），卓越性（優劣），信頼性（頼りになる／ならない）などの観点から評価される．これに対し，情緒的な側面への反応は消費者がブランドを使用・経験した際に感じるフィーリングであり，個人的なフィーリングと社会的なフィーリングの2種類がある．個人的なフィーリングには，楽しみ，興奮，快適，安心などの感情が該当し，ナイキのシューズを履いたときに覚える楽しい感覚や，Jリーグの試合でアディショナルタイムの決勝ゴールを目撃したときの興奮などが含まれる．社会的なフィーリングは，ブランドの知名度と自己を関連づけることで獲得できる社会的承認の感覚（例：スポーツファンが他のファンと仲間意識をもつ感覚）や，ブランドの意味を個人の価値観と結びつけることで高まる自尊感情（例：応援するプロスポーツチームのロゴやカラーでデザインされた携帯電話カバーを使用することで，自分らしさを実感する感覚）などである．

　ブランド価値の最終段階はブランドへの共感であり，態度的，行動的，社会的なロイヤルティが形成される．態度的ロイヤルティとは，人がある特定のブランドに対してもつ好意的な意見や愛着が長期的に安定した状態のことである．スポーツ観戦の場合，人々が応援するチームの成績に左右されることなくファンとして好意的態度を形成する状態がこれにあてはまる．次に行動的ロイヤルティとは，特定のブランドを消費する行動が長期的に安定した状態であり，たとえ応援するチームが連敗を期しても試合観戦，グッズ購入，友人の勧誘などを継続する場合がこれに該当する．最後に社会的ロイヤルティとは，共通のブランドに愛着をもつ消費者同士の連帯感，絆，一体感であり，ブランドユーザー間の社会的関係性が安定した状態をいう．プロ野球ファンやプロサッカーのサポーターが互いに感じる連帯感は社会的ロイヤルティといえる．

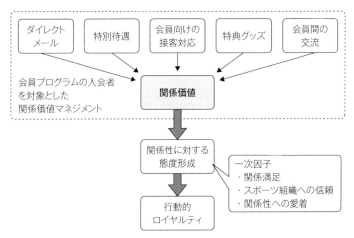

図7-8　関係価値マネジメント：関係価値，先行要因，目的変数
(De Wulf et al., 2001；Rust et al., 2000)

（3）関係価値

　顧客価値の主要3因子の最後は関係価値である．関係価値はスポーツ組織の会員プログラムに入会している会員の消費者行動と関係している．プロスポーツチームのファンクラブ会員，スポーツ用品店のポイントカードのユーザー，さらにはキャッシュレス決済でスポーツプロダクトを購入する人々の消費者行動がこれに該当する．これらの会員ビジネスにおいて消費者が蓄積する情報量や獲得ポイントなどが関係価値を示している．Rust et al.（2000）によると，関係価値とはより収益性の高い消費者をつなぎとめる目的で行われる顧客維持活動によって形成される消費者と企業の関係性の強さである．関係性の強さは獲得ポイント以外にも，会員プログラムの仕組みが会員の間で理解されていること，特典や特別待遇が会員にとって重要であること，そして会員がプログラムに入会してから多くの金銭的費用を費やしていることなどの側面から評価される．

　図7-8は関係価値を高めるための顧客維持活動に関する要因と，関係価値を向上させた結果，期待できる消費者行動を示している．スポーツ観戦の場合，関係価値を高める顧客維持活動には，メールマガジンなどのダイレクトメール，チケットの優先販売，スタジアムの先行入場，ラウンジ利用者を特別にもてなす接客サービス，限定特典としてプレゼントされるTシャツやタオルなどのグッズ，さらにはファン感謝デーなどで選手と会員が特別に交流できるファンサービスの

提供などがある（図7-8）．これらの顧客維持活動の積み重ねによって関係価値は向上する．

　関係価値が高まると，会員は自分とスポーツ組織の関係性に対して好意的な態度を形成する（図7-8）．この場合の態度は，関係性への満足度，スポーツ組織への信頼，関係性への愛着などによって捉えることができ，これらの態度的な反応は購買頻度や購買額を上昇させ，行動的ロイヤルティの向上をもらたすと考えられている（De Wulf et al., 2001）．

4．まとめ

　本章は，スポーツサービスの意味を明確にするとともに，スポーツサービスを消費する人々の消費者行動を説明した．科学技術の発展に伴い，スポーツ産業のサービス産業化は急速に進んでおり，今後，コアプロダクトとカスタマーサービスの境界がさらに曖昧になることが予想される．このような状況においても，スポーツ消費者行動を理論的に考察するためには，本章で示したスポーツサービスと消費者行動に関する分類，理論，モデルが有効である．

文　献

・Aaker DA（1991）Managing Brand Equity: Capitalizing on the Value of a Brand Name. The Free Press.
・American Marketing Association（2020）Definitions of marketing. Retrieved on October 30, 2020.（https://www.ama.org/the-definition-of-marketing-what-is-marketing/, 参照日：2021年1月8日）
・Brady MK and Cronin JJ（2001）Some new thoughts on conceptualizing perceived service quality: a hierarchical approach. Journal of Marketing, 65（3）: 34-49.
・Deighton J（1992）The consumption of performance. Journal of Consumer Research, 19（3）: 362-372.
・De Wulf K, Odekerken-Schröder G, Iacobucci D（2001）Investments in consumer relationships: a cross-country and cross-industry exploration. Journal of Marketing, 65（4）: 33-50.
・Gupta S and Zeithaml VA（2006）Customer metrics and their impact on financial performance. Marketing Science, 25: 718-739.
・Keller KL（2003）Strategic Brand Management: Building, Measuring and Managing Brand Equity（2nd ed.）. Prentice-Hall.

・Pine BJ and Gilmore JH（1998）Welcome to the experience economy. Harvard Business Review, 76: 97‑105.
・Rust RT, Zeithaml VA, Lemon KN（2000）Driving Customer Equity: How Customer Lifetime Value is Reshaping Corporate Strategy. Free Press.
・Shostack L（1977）Breaking free from product marketing. Journal of Marketing, 41（April）: 73‑80.
・Zeithaml VA（1988）Consumer perceptions of price, quality, and value: a means-end model and synthesis of evidence. Journal of Marketing, 52（3）: 2‑23.
・Zeithaml VA and Bitner MJ（2003）Services Marketing: Integrating Customer Focus Across the Firm（3rd ed.）. McGrawHill.

［吉田政幸］

8章

フィットネスクラブのマネジメント

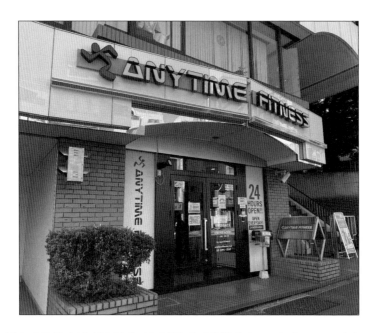

国内で872店舗（2020年12月調べ）を運営するエニタイムフィットネス
（写真撮影：原田宗彦氏）

1980年に登場したフィットネスクラブは，健康を志向したライフスタイルの定着とともに店舗数を増やした．業界は導入期（1980年代前半）から，毎年約200店舗が新規オープンする成長期（1980年代後半から1990年代前半）を経て，成熟期（1990年代後半から2000年代前半）を迎えた．その後，2005年あたりから，「女性専用小規模サーキットジム」「24時間営業セルフ型ジム」「ホットヨガ」「ストレッチ専門店」など，特化型の小型店舗が増え，第二次成長期へと突入する．コロナ前の2018年のデータによれば，市場規模は4,790億円，施設数が5,818店舗，そして会員数が514万人の業界に成長した．欧米先進国の数字（約10％）には及ばないが，国民の約4％が会員になっている．しかしながら，コロナ禍の影響は大きく，経済産業省の「特定サービス産業動態統計速報」によれば，2020年12月の会費収入（単月）は約182億円で，前月比28.0％減と10カ月連続の減少となったが，アフターコロナに向けた反転攻勢が期待される．

1．フィットネス市場の概況

　フィットネスクラブの市場は，2019年までの数年間，女性専用健康体操教室や24時間営業セルフ型ジム，ホットヨガスタジオ，ボディメイクジム，暗闇系のブティックスタジオなど，対象顧客を絞り，その対象顧客の課題に対応したソリューションを提供する小規模な施設の出店増から，たいへん活況を呈し，年率3～4％の規模で成長を遂げていた．ところが，2020年に入って，新型コロナウイルス感染症の影響で，政府が緊急事態宣言を出し4～5月と完全休業を余儀なくされた．また，この宣言の前に安倍晋三首相（当時）らが丁寧な検証もなしに「スポーツジム」と名指しで，あたかもフィットネスクラブがクラスター源であるかのような発言をメディアで繰り返したこと，かつまた「不要不急」の娯楽施設，またはレジャー施設であるかのような不用意かつ不適切な発言を繰り返したことにより，甚大なダメージを被ることになる．緊急事態宣言中の2カ月間は売上高がほぼゼロ，そして緊急事態宣言明けの6月の在籍会員数は年初のそれと比べて4～5割減と大きく落ち込む．10月時点では2～3割減まで回復してきたものの，その後も思うようには回復しておらず，各社とも大いに不安と恐怖を抱きながら，経営の危機に対応しているのというのが実態である．2020年3月期の決算はほぼ100％に近い会社が赤字決算となることは必至である．

　「世界はコロナで変わったんじゃない．うわべだけのものが全部ばれ，本質的なものが要求されるようになったということです．企業は業績悪化をコロナのせいにしているけれど，ちゃんとした経営をしていない企業は以前からしていないんですよ」．日本経済新聞社のインタビューに応え，こう語ったのは，「ユニクロ」を展開するファーストリテイリング代表取締役社長柳井正氏であるが，総合業態を中心に展開する既存フィットネス事業者の業績，とりわけ総合業態の既存店の業績も，新型コロナウイルス感染症の影響を受ける前から実は悪化傾向にあった．新型コロナウイルス感染症はある意味で，フィットネス事業者のとっての真の経営課題を浮き彫りにさせ，その解決に取り組むことの緊急性と重要性を加速させたといってもよい．

　総合業態は，そもそも2割のゼロ回利用者（月会費を支払いながら，月に一度も利用していない会員）がいた．こうした会員をフォローしていくことを怠っていたということである．こうした事態になってそうした会員が今後，復会する可

能性は低いだろう．自社のパーパス（存在意義）を改めて問い，真の経営課題を明らかにして，その解決に誠実に，丁寧に対応していけるように，ビジネスモデルや事業構造を変えて，真に生活者・勤労者が支持する存在に変わらなければならないだろう．現状維持や思考停止をしていてはいけない．過去の姿への郷愁を断ち，変化対応/変化創造に，すぐさま取り組まなければならない．新型コロナウイルス感染症は，フィットネス事業者に，大転換を促し，成長する機会を与えてくれたといってもよい．

▌ 2．今，何が起こっているのか

　変化対応/変化創造に取り組む大前提として，フィットネスクラブを取り巻く経営環境がどのような状態になっているのか，そこでの課題は何か，まず整理し，理解しておく必要があろう．ここでは，2019 年までのフィットネス業界の動き，2019 年に特徴的にみられた業界の動き，2019 年に特徴的にみられた顧客の動きを振り返り，2020 年以降フィットネス事業者に求められるだろう姿勢を示す．

（1）成長を続けてきたフィットネス業界：2019 年までの同業界の動きの総括

　2019 年は同年 10 月より消費税が 8 ％から 10 ％へと引き上げられ，需要減が懸念されたが，市場規模は前年比 3.2 ％伸び，およそ 5,000 億円へと成長した．史上最高の伸びを記録した 2018 年には及ばなかったものの，日本の経済成長率を大きく越える伸びを示した．会員数は前年比 8.1 ％増のおよそ 560 万人となり，参加率は 4.4 ％となった（日本の参加率は，海外諸国に比べ厳密にその対象を規定しているために，単純に比較することはできない）．フィットネス市場は 2012 年より少しづつ成長してきたが，2018 年に初めて 4 ％台へと伸びた．この 10 数年余りの間に新規参入した，カーブスジャパンやエニタイムフィットネスなどに代表される小規模の FC チェーンが成長したことに加え，そうした動きに刺激を受けた既存の大手事業者が，既存施設をリノベーションしたり，新しい業態・サービスに取り組んだりするなどして，業績を伸ばしていることなどが要因である．ただし，その分，都市部を中心に競合状態が激しくなってきている．特に総合業態の成人のフィットネス会員の集客力が弱化してきていることが懸念される（表8-1）．

表8-1　フィットネス業界の市場規模，施設数，新規開業施設数，会員数・延べ利用者数，会員1人あたり年間消費額の推移

	2015年	2016年	2017年	2018年	2019年
売上高(億円)※1〜※5	4,381	4,473	4,602	4,786	4,939
伸び率(%)	1.5	2.1	2.9	4	3.2
施設数(軒)	4,661	4,947	5,299	5,821	6,188
伸び率(%)	6.5	6.1	6.9	9.9	6.3
新規開業施設数(軒)	300	301	378	536	379
内訳　小規模サーキット型	130	112	106	91	66
ジム型			197	304	222
スタジオ型			38	77	51
ジム・スタジオ型			23	32	23
総合型			14	32	17
ジム・スタジオ/単一アイテム施設	161	182			
一般的なフィットネスクラブ	9	7			
会員数(人)※6,※7	4,214,675	4,243,793	4,627,730	5,136,780	5,552,860
参加率(%)※6	3.32	3.34	3.65	4.07	4.4
延べ利用者数(万人)※6	30,859	31,998	34,939	39,091	42,368
1施設あたり延べ利用者数(人)※6	66,207	64,695	65,936	67,190	68,469
年間平均利用回数(回)※6	73.2	75.4	76.5	76.1	76.3
会員1人あたり年間消費額(円)	103,946	105,401	99,444	93,171	88,945
伸び率(%)	1.5	1.4	▲5.6	▲6.3	▲4.5

※1：「特定サービス産業動態統計月報」（経済産業省）のデータを基にフィットネスビジネス編集部が推定．
※2：売上高にはスイミング単体施設（およそ600億円）は含まない．クラブ内のスクール会員（成人・子ども）は含む．若干ではあるがボクシングジムなどの売上高も含まれている．
※3：フィットネスクラブ業務にかかわる「その他の収入」が含まれている．
※4：売上高にはカーブスなど小規模業態も含む．
※5：業態転換，継承施設，移転新設施設を除く．
※6：「特定サービス産業動態統計月報」（経済産業省）のデータを基にフィットネスビジネス編集部が推定．参加率算出に用いた総人口は総務省統計局発表の各年10月の総人口．
※7：会員数には，フィットネスクラブに所属するスクール生も含む．

2019年は利用率も好調だった2016年〜2018年とほぼ同水準で推移している．併せて，各社の顧客満足度が他産業と比べ相対的に高く，あまり差がみられないことからなどから，会員からは相応の支持を得られているものと考えられる．

（2）小規模目的志向の施設の出店が続く：2019年に特徴的にみられた同業界の動き

2018年に引き続き，2019年もフィットネス業界には，以下の3点の特徴的な動きがみられた．

①既存店のリノベーションとサービス拡充

潜在需要の高いエリアに立地する既存の老朽クラブを移転新設，またはリノベーションしたり，サービスを見直し・拡充することで，会員定着を図りつつ，会員増を実現した．とりわけ，スタジオのホットヨガ対応，ジムの24時間営業化，HIIT系およびコンディショニング系のプログラムの拡充を図るクラブが多かった．集客のためのプロモーション面では，紙からウェブへの移行が進んだ．

②スイミングスクール事業や受託部門の成長

フィットネス部門以外では，スイミングスクールの入会者の増加，自治体や法人等からの運営受託（指定管理を含む）などの増加も，増収増益に貢献した．ただし，スイミングコーチの求人には，各社苦労した．

③小規模目的志向業態の出店増

既存の業態とは異なる24時間営業セルフサービス型ジムやサーキットトレーニング系スタジオ，ホットヨガスタジオ，ストレッチサービス店等に加え，新規参入者によるタイプの異なるコンセプチュアルなブティックスタジオの出店が注目を集めた．

（3）女性専用健康体操教室や24時間営業セルフ型ジムなどに通う顧客が増加：2019年に特徴的にみられた顧客の動き

未消費者を含む顧客層のトレンドとしては，以下の動きがみられた．

①団塊世代と団塊ジュニア層の参加増

日本の人口構造の中でボリュームを形成する世代である，団塊世代と団塊ジュニア世代に対応した小規模目的型業態を展開するチェーン店の在籍者数が増えた．また，こうした2世代のユーザーは，有料のパーソナルトレーニングを受けることも多い．

②都市部における24時間営業セルフサービス型ジムとブティックスタジオの流行

都市部においては，24時間営業セルフサービス型ジムや暗闇系ブティックスタジオ，HIIT系スモールグループトレーニングジム（HIIT系SGT）を利用する20～40歳のユーザーが増えた．24時間営業セルフサービス型ジムは利便性と手頃な価格が魅力となっている．暗闇系フィットネスのヒット要因は，(a) 没入感がある，(b) 人目が気にならない，周囲を気にしなくていい，(c) 非日常空間が

体感できる，（d）楽しみながらシェイプアップできる，（e）（オンラインでの体験予約など）アクセスが容易，などが考えられる．HIIT系SGTは，短時間で効果的なトレーニングができることや同質的なメンバーらから生まれるトライブ感が魅力となっている．

③スタジオエクササイズの定着化と多様化

日本は，世界的にみてもスタジオの利用率が高い水準にある．特に，ヨガ（ホットヨガを含む）は日本では根強い人気がある．近年では，さまざまなスタジオエクササイズが開発され，参加層のすそ野が広がってきているが，このところ安定化してきている．ピラティスやサイクル，子ども向けの運動スクールなどにも人気がでてきている．

④運動以外の商品・サービスへの注目

プロテインや水素水などを求めるユーザーが増えてきている．また，食事や睡眠，呼吸，精神的な安定，人的なつながりなどにも関心を寄せるユーザーが増えてきている．こうしたニーズを顕在化し，さらにエンゲージメントを強めるためにクラブが提供するマスタースイミングやリレーマラソン，スパルタンレースなどのイベントに参加するユーザーも増えてきている．

⑤フィットネスクラブの機能を代替するサービスを利用するユーザーの増加

企業や自治体が提供するフィットネスサービスに参加したり，ホームフィットネス，モバイルフィットネス，ビヘイビアヘルスを生活に取り入れたりするユーザーが増えてきている．

（4）戦略・ビジネスモデルの大転換が必要に：2020年以降のフィットネス事業者に求められる姿勢

2019年以降，フィットネス事業者に求められる姿勢として，下記の3点をあげておきたい．

①新たなビジネスモデルの開発

既存の総合業態の改善・改革も重要であるが，それとともに重要となるのは，顧客が満足してサービスを喜んで享受するだろう革新的な価値を備えたサービスや逸脱的なビジネスモデルの開発だろう．アプローチとしては，既存事業の周辺に新たな事業機会を探る方法と実現したい未来をイメージし，バックキャスティングしてそこにたどり着こうとする方法があろう．

　今後は，HV/LP（High Volume/Low Price）型か，付加価値型かどちらかに特化した業態を展開する戦略や，特定の商圏内において多業態でドミナント化を狙う戦略をとるフィットネス事業者が現れるだろう．ブティックスタジオなどに代表される高付加価値型業態を成功に導くポイントはCX（顧客体験）の向上にあり，その実現にはコンセプト，コンテンツ，コミュニティの3つの「C」がカギになるだろう．このほか，デジタルテクノロジーを駆使して革新的な価値を備えたサービスを提供する事業者の参入も現れるだろう．

　②生産性の向上

　生産性を向上させるためには，CX（顧客体験）の実現を見据えて，どのようにサービスデザインするかが最重要になろう．そのためには対象顧客が求める価値を明らかにしなければならない．顧客インサイトを捉え，顧客価値を実現するサービスデザインをしたい．さらに，基本的なオペレーションについては，「標準」の仕組み化に取り組み，将来に向けて品質が漸進的によくなっていく工夫や努力が求められる．そこでは，デジタルテクノロジーの活用も重要になってくるだろう．

　③人材の確保と育成

　人材不足が深刻化していくことは明らかだが，そうした流れの中で，いかに優秀な人材を確保・維持し，とりわけ最前線でサービスを提供していくスタッフがいきいきと働けるようにするかが大切になってくる．とりわけ大切な人材は企画開発人材（イノベーター），支配人，トレーナー・インストラクターである．経営者は，優良顧客や未消費者の声に加えて，彼ら彼女らのアイデアや提案も活かしてサービスを「共創」していくことが求められる．

　特に，上司には，心理的な安全性を担保し，多様性を受け入れる思いやり（母性）のリーダーシップが求められるようになってきている．また，最前線の人材には，サービスデザイナーとしての視点，さらには自らモチベーションを促し「共創」に参加していく姿勢が求められるようになってきている．

3. 未来をイメージする

　「未来を予測する最善の方法は，未来を発明することだ（The best way to predict the future is to invent it）」．かつて，こう語ったのは，パーソナルコンピュー

タの原型をつくったとされるアラン・ケイである．フィットネスビジネスの未来も起業家らがやがて実現するよき社会を妄想レベルのスケールで，まずイメージすることで，よりよい方向に近づくアイデアが得られると信じる．これからの10 年で日本のフィットネスビジネスを取り巻く環境は大きく，そしてかつて以上にスピーディーに変わるだろう．これから進んでいく方向性については，以下の 4 つの未来シナリオが考えられるのではないか．

（1）シナリオ 1：フィットネスを習慣化する人の増加

　今後の 10 年で，日本のフィットネスサービスは大変革を遂げ，ビジネスモデルは大きく変わる．大きくはユニバーサル型（価格志向）かカスタマイズ型（価値志向）かに分かれていくが，いずれにせよ対象顧客の抱える課題にフィットしたソリューションが提供されるようになることで，フィットネスを習慣化する人は 2 倍以上に増え，心の豊さと幸福感を感じる生活者・勤労者が増加していく．日本における現在の総人口の 1 割弱に当たる 1,000 万人弱が民間のフィットネスクラブに加入し，またそれとほぼ同数の生活者・勤労者が，フィットネスクラブの機能を代替するサービスを公共施設や職場，学校，自宅などで受けることになるだろう．つまり，合計 2,000 万人弱がフィットネスを習慣的に行うようになる．キャズム理論（ジェフリー・ムーア）に倣うわけではないが，普及率 16 ％の壁を越えてアーリーマジョリティー層へとフィットネスが普及していくなかで，2030年以降も着実にフィットネスをする生活者・勤労者は増えていくだろう．人々がフィットネスを習慣化することによって，身体的，精神的，社会的に良好な状態（well-being）になり，そのことにより自己効力感や社会貢献意識，コミュニケーション意欲などが増し，心の豊かさと幸福感を感じながら，活き活きと寿命まで長く生きられるようになる．

（2）シナリオ 2：社会課題解決の「知」をアジアなどへ展開

　シナリオ 1 によって，日本のさまざまな課題が解決していけば，そこで培われた「知」がアジアやアフリカのフィットネス市場の活性化にもつながっていく．日本の生活者や勤労者が元気になることで，アニマルスピリットを取り戻し，かつ幸せ感をもってビジネスに取り組めるようにもなることからイノベーションを生み出しやすくなる．そうなれば，生産性が向上し，日本の社会・経済は安定し，

さらには国際競争力や国際貢献力なども増していくだろう．また，医療費や介護費などの不健全な高まりが抑えられれば，日本のフィットネスビジネスや各種の健康施策は世界から着目されるようになり，アウトバウンド（海外展開）に取り組む関連企業が増えていく．日本で蓄積した知的・人的・経済的な資源を活かして，これから経済成長していくアジア，さらにはアフリカといった地域に，フィットネスクラブやスイミングスクール，テニススクール，サッカースクール，スポーツアカデミー（子どもをスポーツで育成するスクール）などを展開する動きが出てくる可能性もある．スイミングスクールや女性専用健康体操教室などの「標準化」の仕組みは，日本独自のもので，これは海外でのサービス展開にも十分通用する．

（3）シナリオ３：ビジネスの多様化と異業種からの参入

　フィットネスビジネスの供給サイドでは，民間のフィットネス施設を中心に業態やサービスが多様化し，サービス生産性が向上．業界外からも多数の企業が参入してプレイヤーの数も増え，ますます活性化する．民間フィットネス施設は，小規模目的型の施設を中心に，10年後には出店数が年間400軒を超える．主に，対象顧客が求めるニーズの違いによって，「成果」「利便性」「顧客体験」「調整」のそれぞれに軸を置く施設が展開される．多くの施設が，ビッグデータやIoT（モノのインターネット），AI（人工知能），ゲノミクス，脳科学の知見を活用し，最適化された高品質のサービスを提供することになる．たとえば，24時間営業セルフサービス型ジムの指導員や清掃員が果たすべき役割や機能は，ロボットがその大半を代替しているだろう．ロボットやホログラフのインストラクターが接客する「変なホテル」ならぬ，「変なフィットネスクラブ」のような施設が登場し，人気を得ていることだろう．民間フィットネス施設以外にも，さまざまなフィットネスサービスが創造され，それらを担う事業者が業界外からも多数登場する．企業の「健康経営」実現のサポート事業や，介護や介護予防のプログラム・指導，公共施設の運営管理者となって健康・スポーツを提供する事業，ICTを活用したホームフィットネスサービス，国民に広く健康情報を提供する事業，スポーツスクールの運営事業などを手掛ける事業者が新たに現れる．現在，フィットネスサービスを提供している一部の事業者は，新しい価値を提供する事業者と入れ替わる可能性もある．

（4）シナリオ４：フィットネスがまちの中核に

　まちの中核に「フィットネス」や「スポーツ」の機能が備えられ，人々の暮らしや労働の質を高めたり，コミュニケーションを促したりする役割を果たし，街が活性化，発展していく．人々が歩いたり，サイクリングを楽しんだりしたくなるような環境づくりが行われ，さらに各所に健康づくりやスポーツをするさまざまな施設がつくられ，それを推進する組織やプログラム，システムもできる．そうなれば，利用が促進され，まちで暮らす人々が元気になり，つながりができることで，まちの中でさまざまな取り組みが行われることになるだろう．また，高齢者になっても積極的に仕事をする人が増え，まちが活気づいて発展していく．各地域で収穫される農産物の成分が身体のある機能を整えたり，改善したりすることが研究からわかり，それを使って作られたサプリメントなどが提供されるようにもなっていく．医療保険や介護保険の制度見直しなどと併せて，生活者が若いうちからフィットネスを習慣化するなど「自立」意識も広がっていくだろう．これによって，医療費や介護費の伸びに落ち着きが出てくる．

┃4．自ら未来をつくりだす

　ダイヤモンドプリンセス号からの乗客をそのまま下船させてしまい，しかも最初に感染者が発見されたスポーツクラブの現場検証も徹底しなかった厚生労働省，さらには既述したように「スポーツジム」そのものがあたかもクラスター発生源であるかのような不用意な発言をした安倍晋三首相などの影響もあり，甚大なダメージを被ったフィットネス業界は，業績を落とした．しかしながら，自らの経営もまた本質を捉え，リーンなものであったかと問われれば，必ずしも大きく首肯することはできないだろう．そこに甘さがあったはずである．今後は，感染予防対策をしっかりとして，生活者に安全・安心を担保するとともに，財務基盤・経営構造の立て直しを急ぎ，新時代における顧客の課題にきちんと対応した運営体制を築き，今回の休業要請・外出自粛要請によってステイホームを強いられ，身体を動かす機会を奪われ，健康被害を被った生活者らの健康回復をサポートするとともに，フィットネスクラブが単なる「娯楽施設」や「不要不急の施設」ではない国民の健康づくりを担う非常に大切な場所であることを広く社会に伝えていかなければならない．実際に，フィットネスクラブがなれば，生活習慣病や

老化に伴うフレイルなどの症状・疾病，パーキンソン病などの運動機能障害などの悪化を防ぎ，改善していくことはできない．これらに関するエビデンスはすでに多く示されている．また新型コロナウイルスなどへの感染リスクも運動が習慣化されていれば下げることができる．たとえばChastinら（2020）は，運動習慣のある者は市中感染リスクが31％低減され，感染症による死亡（主に肺炎）のリスクが37％減少することが報告されている．医療保険財政が年々ひっ迫していく中，それに頼らない健康の保持・増進の方法としては，必要不可欠の役割を果たす存在といえる．また，そこでは，なかなか習慣化しにくい運動を，民間商業者らしい創意工夫によって娯楽的要素を加味してプログラム・サービスをエンタテインメント化することで，少しでも継続しやすくしもしている．「娯楽化」は，継続化，習慣化のための一手段なのである．フィットネスクラブを指して「娯楽施設」「レジャー施設」というのは誤りである．

　今後に向けて，フィットネスクラブやこの産業にかかわる関係者が，この危機的な状況を脱し，健全に成長していくためには，ポストコロナを見据えて，ビフォーコロナの時代に過剰だった部分，不足していた部分を見極めたうえで，きちんと整理・調整し，まさにフィットした経営・運営にしていくことが最も重要な取り組みとなろう．結局，ビフォーコロナの時代にもあった経営・運営の課題への取り組みが，新型コロナウイルス感染症によって緊急性と重要性を増したともいえる．

　では，フィットネスクラブの経営者，オンラインフィットネスに携わる事業者，インストラクター・トレーナーらは，これからどのような取り組みをしていけばよいのだろうか．それぞれが，今，コロナをピンチではなく，チャンスと捉え，必死に適切な取り組みを模索し，実行に取り組んでいるところだろうが，そのキーポイントは，次の5つに集約されるのではないか．

（1）実現したいUXをDXによって成し遂げる

　この機会に，ポストコロナに実現したいUX（ユーザー・エクスペリエンス）をイメージし，遅れていたDX（デジタル・トランスフォーメーション）に取り組み，その結果，来たるべき時代にも対応していける組織になるためのCX（コーポレート・トランスフォーメーション，企業変革）を成し遂げることが大切になる．新型コロナウイルス感染症の影響で，リモートワークやステイホーム，自宅

周辺での散歩などをする人が増え，ビフォーコロナと生活は一変した．これからはさらに，オンラインの活用やタッチレス社会化，地方郊外への移住・移転，セルフスタイルでの学習や健康づくりなどが進んでいく．フィットネス事業者も，そうしたニューノーマル（新常態）をイメージし，それに対応したサービスを創造して，多くの生活者・勤労者の役に立っていくことが求められる．

　社会学者の見田宗介氏（東京大学名誉教授）は，『現代社会はどこに向かうか−高原の見晴らしを切り開くこと−』の中で，社会が成熟化すると人は特別ではない日常の楽しみを求めるようになると主張し，そのために大事になる営みは，人とつながること，自然と触れ合うこと，文化をつくることだと喝破していた．

　また，同氏は，20世紀の成行の根底に，「Negativism（否定主義）」「Totalitarianism（全体主義）」「Instrumentalism（手段主義）」があったことをあげたうえで，これらに対して，新しい世界を創造するときの実践的な公準として，positive（肯定的である），diverse（多様である），consummatory（現在を楽しむ）の3つがキーになると主張していた．「（これら3つの）共存のルールを通して，百花繚乱する高原のように全世界にひろがりわたってゆく」（同氏）とする「association（自由な連合体）」を加えて，そのそれぞれの頭文字をとって "pdca" として，記憶にとどめたい．人々が，"pdca" に価値を置く生き方，働き方，そしてサービスのつくり方を目指すとすると，人々の自己肯定感や自己効力感，幸せ感などを高めることに寄与するフィットネスは，今後さらに求められるものになるのではないか．そして，フィットネスが人々の生活の中に浸透していくにつれて，利益，効率，規模，論理，完璧といったところに価値を置いていたこれまでの時代は，安全，健康，寛容，意味，幸福といったところに価値を置く時代に移り変わっていくのではないか．これまでの競争時代から共創時代へと移る中で，事業者はデジタルテクノロジーを活用するなどして，より時代にふさわしいサービスを生活者に提供するようになるのではないか．

　たとえば，この間に，多くのフィットネス事業者が提供を始めたオンラインでのフィットネス LIVE 配信などは，今後，ごく当たり前のサービスのひとつになっていくことだろう．また，新型コロナウイルス感染症で，エンゲージメント（サービスの提案者・提供者であるクラブと顧客とが "相思相愛" の関係となること）の弱さが顧客離れを招いたことを痛感したフィットネス事業者も多かったのではないか．事業者は普段からエンゲージメントを育むため，CRM（Customer

Relationship Management）やオペレーションの改善・改革などに組織的に取り組んでいくことが，欠かせなくなるだろう．

（2）フィットネスクラブはプラットフォーマーに変われ

かつてのフィットネスクラブは，立地・施設・料金という3Pを整えることで成立した．それが少し前に，コンビニエンス・コンテンツ・コンセプトの3Cに変わり，さらに新型コロナウイルス感染症で，クレンリネス・カスタマイズ・コミュニティの3Cへとキーファクターが変わった．カスタマイズやコミュニティは，現場で直接お客さまに接するインストラクターやトレーナーの貢献なくして実現しない．これまでは，クラブ→トレーナー→お客さまというサプライチェーン型でサービス提供がされてきたが，これがポストコロナに向けては，インストラクターやトレーナー＝ビジネスプラットフォーマー＝お客さまというバリュージャーニー型の2サイドプラットフォームモデルに代わっていくことになる．このビジネスプラットフォーマーの位置には，クラブだけでなく，ヘルステック系のスタートアップなども参入してくる．したがって，もしクラブがこの位置で利害関係者にとって有用な機能を発揮したいと考えるなら，インストラクターやトレーナーを大切に育成，プロデュースし活躍してもらえるように十分なサポートを提供して顧客とのマッチングを果たす必要があろう．それができないと，彼ら彼女らは，別のビジネスプラットフォーマーのもとへ移るか，彼ら彼女らが自身でお客さまをもつようになっていくだろう．

（3）「個」の時代へ：インストラクター・トレーナーにとっては大きなチャンス

日本の都市部で働いていた勤労者の多くは，新型コロナウイルス感染症により，自宅からでも仕事ができることを「体験」として，知ってしまった．自身が属する会社がバーチャルな存在でも成り立つことを知ったことにもなる．また，生活者の中にも，リアルなクラブへ行かなくても，自宅から楽々とオンラインでLIVEレッスンが受けられること，そしてむしろこちらの方が体験価値が高いことを知ってしまった人もいる．ということは，自宅にいるお客さまという「個」に，インストラクターやトレーナーという「個」が自宅からでもオンラインでエクササイズを届けられることになったということである．

聖書に「狭き門より，入れ．滅びにいたる門は大きく，その道は広い．そして，

そこから入っていく者が多い．命にいたる門は狭く，その道は細い．そして，それを見出す者は少ない」（マタイによる福音書第7章）という件りがあるが，これに加えてフィリップ・コトラーが，『コトラーのリテール 4.0（原題：RETAIL 4.0）』で説く，以下に記す数々の言葉を知ると，従来型の大型総合業態ではなく，インストラクターやトレーナーが，コンセプチュアルな小規模目的志向のジムを出店するなどして，オンラインフィットネスを絡めてサービスを提供して，地域の健康づくりをサポートする役割を担っていくことが，今後のトレンドになるのではないかと思えてくる．

・成熟化していく中で，ニッチ・マーケティングが再び活躍する．
・リアル店舗にとっては，広いスペースの維持にかかるコスト負担が日増しに厳しくなり，次第にスペースを小さくしていかなくてはならなくなる．
・（フィットネスサービスの）キュレーターになることで，自社の優位性を実現できる可能性がある．
・真のイノベーションとは，顧客が使わなくてはならないリソースの量の低減であって，増やすことではない．
・パラダイムが変わるからといって，これまで構築してきた能力と強化してきた事業プロセスをリセットすべきだというのは誤り．これからはオンラインの経験とオフラインの経験が完全に融合した時代になる．
・今やデジタルがすべてでるが，すべてがデジタルではない．人間は，今も"キラーアプリ"である．

「1,000 True Fans」といった自身のまわりで 1,000 人のユーザーを獲得・維持するサークル型モデルや「100 True Fans」といった自身にしか提供できないユニークな価値を軸に，限られた 100 人の顧客にサービスを提供するモデルは，インストラクターやトレーナーにとって，これから取り組むと大きな成長機会にすることができるだろう．

（4）オンラインならではの表現力を磨く

インストラクターやトレーナーが，オンラインでのサービスを LIVE 配信する場合，以下の7つのように，リアルのレッスン以上に大切になることがあるので，マニュアルなどを作成したうえで，それをもとに練習を繰り返し提供し，サービスを磨き上げ，対象顧客との関係性を築き，顧客生涯価値の向上を実現していき

たい.

①顧客の課題の明確化：ソリューション（メソッドやプログラム）の決定・わ
　かりやすいネーミング

オンラインで提供するにふさわしい顧客とソリューションを選択する．これま
でフィットネスクラブに参加できなかった妊婦，子育て中の主婦，介護者を抱え
る人，一度はクラブ通いを続けようと思ったが続けられなかった人，フィットネ
スクラブに通うことに気後れを感じている人など，いわゆる準備期にある無消費
者層は，オンラインフィットネスの提供によってニーズを顕在化させることがし
やすいだろう.

②告知方法（インストラクター，クラス，開催する曜日・時間など）と集客方法

対象顧客が日常の生活にスムースに取り入れやすくする．カスタマーエフォー
トレス（顧客努力をできる限り低減して）で，参加できるようにする.

③提供側とユーザー側の通信環境づくり，受講の準備・態勢・諸注意事項

音ズレの防止や画像のクオリティを確保する．サポートスタッフを揃えて，
MCなども提供する．通信障害など，万一の事態に備え，二の手，三の手の対応
を考えておく.

④レッスンの目的，概要，ゴールまでのイメージの説明（ブリーフィング）

レッスンの目的や特に何に集中したらよいかを事前共有する.

⑤インストラクションとコミュニケーション，ファシリテーション

ユーザーの姿が見えていなくても，音声だけで的確に指示ができるようにする．
指導中に振り返りやフォローがあり，成果に結びつけられるようにする.

⑥補完ツールや資料などの提供，ギアの紹介

クラス終了後，アーカイブや動きの詳細を記したpdfなど，資料を提供する.

⑦ユーザー継続の促進やエンゲージメントを育むためのエンディング（質疑応
　答・意見感想・次回予定の発表や次回までの宿題）

ピーク・エンドの法則（心理学者・行動経済学者ダニエル・カーネマンが提唱）
に倣い，次回も続けて参加したくなる終わり方をする.

（5）フィットネスクラブの民主化の実現

生活者や勤労者にとって，フィットネスやフィットネスクラブの価値がよりき
ちんと伝わり，多くの人々がそれを好感をもってライフスタイルのひとつにして

もらえるようにプロモーションしていくことが大切になろう．そこでは，機能的な価値を伝えるだけではなく，フィットネス自体のブランド価値に共感してもらえるように，情緒的な価値も伝えていくことが大切になる．

オンラインサービスや小規模スクール型ジムなども活用して，これまでのユーザーだけでなく，未顧客と呼ばれるユーザーにも，気軽に参加してもらえるようにしていくことが求められよう．

日本政府や厚生労働省が失墜させたフィットネスクラブの価値を，われわれ民間商業人は，そのプライドを胸に再び高めていくことが大切になる．信頼の回復を目指し，経営を早期に安定化させたい．

フィットネスクラブであれ，インストラクターやトレーナーであれ，これまで特定の事業を軸に取り組む1本足で経営してきていたが，今後はリスクに備えて複数の柱をもつポートフォリオ経営をしていくことも求められるだろう．とりわけ必要なのは，コロナ禍という機会に，これまでフィットネスクラブに参加していなかった，いわゆる未消費者が参加するようなイノベーションを実現することではないか．そのためには，未消費者が抱える購買への制約を解消しなければならない．

スコット・アンソニーほか著『イノベーションへの解 実践編（原題：Innovation's Guide to Growth:Putting Disruptive to Work）』を参考に，未消費者の購買への制約をあげると，それはS・M・A・R・Tで表せるのではないかと考える．すなわち，Skill（スキル），Money（資産），Access（アクセス），Reliance（信頼），Time（時間）である．フィットネス領域の新規事業で，無消費者となる対象顧客の制約条件を特定し，その課題を明確化し，それに対するソリューションを考え，ビジネスモデルを構築していくなら，次のようにその制約を解消していくことをヒントにするとよいだろう．

① Skill（スキル）

自分一人ではトレーニングのやり方がわからない人，（太っていて）まだフィットネスクラブに堂々と通うには気後れしてしまうという人に，必要なサポートを提供する．これまで複雑だったサービスデリバリーまでを短絡化・単純化する．

② Money（資産）

値段が高すぎて対象顧客が買おうと思えなかったので，安くする工夫をする．あるいは，そのサービスがその対象顧客にとってより価値あるものと思えるよう

にする.

③ Access（アクセス）

心理的な安全性を担保する. コンビニのようにアクセスしやすくする. ほしいと思っているのに得られなかったものをオンラインなどで得られやすくする.

④ Reliance（信頼）

SNS などにより, 知人・友人からの推奨・紹介が得られるようにする. 世界観に共感したり, 共創したいと思えるようにする.

⑤ Time（時間）

かつてはユーザーだったけれど, 時間がないなどのためにやめてしまったという人に, より単純な解決策をみつけて提供する. 「時短」を実現するトレーニングや時間をとれるようにスクール制や予約制を導入する.

5．新時代のリーダーシップと組織

　見通しが効かない時代には, リーダーでさえ「正解」がわからない. しかしながらリーダーは, こうした経営環境でも腹落ち感のある戦略を示す必要がある. そのうえで, 従業員らが目的や戦略を共有し, 自発的にその実現に取り組み, そうした中で得た情報やアイデア, 知恵を組織にフィードバックしながら, 協働して有機的に成長していく組織になる必要がある. 一人の傑出したリーダーだけでは, ウィズコロナ期を生き抜けない. では, フィットネス事業者は, ポストコロナを見据え, どのように組織づくりを進めていけばよいのだろうか. フィットネス事業者が, ポストコロナを見据えて, 新しい戦略を案出しやすい組織づくり, 新しい戦略に整合して成果を生み出しやすい組織づくりをするためのポイントを以下に, 5つ示したい.

（1）ポストコロナを見据えたビジョン・パーパス, 戦略・ビジネスモデル

　冒頭にあげたファーストリテイリング柳井氏の言葉の通り, 経営者を含むリーダーは, 顧客をよく観察したり, 従業員の意見に耳を傾けたりするなどして, 本質を捉えた目的・ビジョン・パーパスを定め, 戦略・ビジネスモデルを構築し, それを利害関係者にわかりやすく示し, それらが機能するように努めなければならない.

今，まさにリーダーは，脳がちぎれるくらい考え，足が棒になるくらい動き，口が乾くくらい語らなければならない．

（2）戦略・ビジネスモデルに整合した組織づくり

ユニークネス（独自性）を備えた効果的な戦略・ビジネスモデルを決め，従業員がサービスの提供にいきいきと取り組めるようにするには，組織をそれにふさわしいものにしていく必要がある．そのためには，従業員の間での公式・非公式での議論を活発化させ，リーダー層がそこで出た意見に耳を傾けることが大切になる．

緊急事態宣言に伴う休業期間中，これからどう変化対応していけばよいかといったことなどについて，Zoomのブレイクアウトルームを活用して全社員が参加する全社的なワークセッションを行ったフィットネス企業がある．全社に及ぶテーマやイシューに関しては全社員で議論し，そこでの意見を踏まえて，今後の方針を確かなものにすることが重要になろう．かつてのように密室で経営の執行を司る一部の役員だけで方針を決定し，上意下達でその徹底を図るというのはナンセンスである．決定された方針が従業員にとって腹落ち感があり，内発的動機を伴って自律的にそこに取り組めるようにすることが大切である．そのためには，組織からアイデアがあがりやすいように，組織をフラット化し，従業員との関係性の質を高め，従業員がアジャイルに動き，生産性を高められるようにすることも大切といえよう．とりわけ戦略的に成長させたい分野に，資源を振り向けることも重要になろう．

また，これからの時代は，顧客の細かなニーズに対応して，事業単位が複数化することが予想される．この点では，人材も多様化させていき，さらにそれを統合してチームとして機能させ，目的の達成を目指せるようにしていくことが重要になってくる．いわゆるダイバーシティとインクルージョンが一層求められるようになってくる．

コミュニケーション手法についても言及しておくと，リモートのメリット・デメリット，リアルのメリット・デメリットをよく理解し，最適化させていく必要があるだろう．フルリモートでは創発を喚起しにくく，組織文化を醸成しにくい．その一方，アイディアを絞ったり，物理的な距離を超えて少数で議論したり，情報を効果的に共有したりする際には，リモートは効果的である．

（3）心理的安全性を担保し自らの弱さの開示できるリーダー

リーダーでさえ「正解」がわかりにくいこれからの時代にあって，組織は管理型ではなく，心理的安全性を担保した自律型にしていくことが求められよう．そのためには，リーダーは自身の弱さを開示しつつ，普段から従業員とコミュニケーションをとること，そのうえで従業員一人ひとりがもつ可能性を惹き出せるようにサポートしていくことが大切になる．

「成人発達理論」で知られるロバート・キーガンは，リーダー教育において「資質」にばかり目が奪われて「人としての成長・発達」が軽視されていることを懸念していたが，まさにこれからは，スキルや知識などを教える「人材」教育（水平的成長）に加えて，「人間」教育（垂直的成長）を図ることがより重要になるのではないか．

そのためには，リーダーにこそ，まず「器」が求められる．人間としての「器」の大きさを備え，変革の旗振りができるリーダーになるには，普段からメンバーとよくコミュニケーションを交わし，関係性の質をつくったり，業界を超えて広く知識を学んだりするなどして，「準備」ができた状態になっていることが求められる．

（4）目的・目標を共有しその実現に挑戦・貢献するメンバー

これからは，目的ありきで予測して計画的に事業を進めていくコーゼーション型ではなく，アジャイル型，あるいはエフェクチュエーション型で，新しい価値づくり，事業づくりに取り組んでいくことが求められるよう．そのためには，初期ユーザーを定め，そのジョブ（課題）にフィットするソリューションを，実験的に小さく市場に投入してみて，改善やピボットを繰り返していくようにするとよいだろう．その後，スケールしていく中では，システム全体の流れをきちんと把握したうえで，ボトルネックになっている部分（CSF）をみつけ，適切なKPIを定め，G-PDCA（Gはゴールを意味する）を速く回し続けていくことが大切になろう．

今後は，内発的な動機を発揮し，企業の目的・ビジョン・パーパスを理解したうえで，主体的にその達成に貢献しようとするメンバーが，リーダーや組織，企業を評価し，選択する時代に入っていく．ということは，リーダーは，企業の目的・ビジョン・パーパスと整合するところで，個のニーズにフィットするような

働き方ができるように積極的にメンバーをサポートしていく必要があろう．失敗を許容し，成功するまで伴走していくことが求められる．しかしながら，そうしたリーダーの姿勢に個も甘えるわけにはいかなくなってくる．個が重宝される時代は誰にとっても楽であるとは限らない．自由に発言でき挑戦できるということは責任も伴う．それぞれがモチベーションを高め自律的に業務を推進していくことができなければならない．それができなければ，この先で実力に差がつき，自ずと評価は下がることになろう．

（5）社外の人材や組織も活用して独自の価値をつくり，健康づくりの習慣化の実現を目指す

新型コロナウイルス感染症の影響を受け，採用活動をやめる企業が散見されるが，応募者は入会見込み客でもあるわけで，採用活動自体はオウンドメディア上だけでも継続したほうがよいだろう．採用活動を休止していることがわかると，経営リスクの高い会社ではないかと疑われ，利害関係者らにも悪いイメージで受け止められてしまう．また，コロナ禍でサービス産業全体が採用を抑えたり，雇用を調整しているということであれば，逆にいつもは得られない貴重な人材が得られるチャンスといえるのかもしれない．こうしたことは，新規事業についてもいえる．新型コロナウイルス感染症の影響で業績がダウントレンドになっているからといって，将来の成長を牽引したり，再び今回のようなコロナ禍が襲ってきたときにリスクをヘッジしたりするような新規事業まで芽を摘んでしまうと，撤退を余儀なくされることになるかもしれない．顧客や社外のパートナー，場合によっては競合企業などとも共創して，ゴーイングコンサーンを担保できるようにすべきである．

今後求められるリーダーには，「ソーシャルグッド（世界をよりよい場所にするために，難易度の高い社会的な課題に立ち向かえること）」と「センスメイキング（腹落ち感のある意味づけや説明ができ，組織を巻き込んで成果を出せること）」という2つの要件が求められ，それによりクラブを変革し，その先で企業自体を変革し，健康づくりに取り組む生活者を増やしていくことが求められよう．

▌おわりに

　イギリスの劇作家オスカー・ワイルドが，その戯曲の中で，「おれたちはみんなドブのなかにいる．でもそこから星を眺めているやつらだっているんだ」という台詞を書いたが，フィットネス業界の事業者の中でも志ある者は，これからの時代におけるフィットネスの可能性を信じ，その恩恵を受けて，将来，幸せ感のある暮らしをしている多くの日本人の姿や社会を想像し，その実現のため，プライドを胸に，「健康づくり」をリ・ブランディングしていこうとすることが大切だろう．フィットネスの価値は，変わらないばかりか，コロナ禍によって，むしろぐんと高まってきているのだから．繰り返すが，フィットネスクラブは，決して「不要不急の施設」でも，単なる「娯楽施設」や「レジャー施設」でもない．民間事業者としての創意工夫を存分に発揮して，多くの生活者を健康に，そして幸せにする素晴らしいビジネスである．フィットネスサービスが，国民の間に広がり，習慣的に取り組む人々が増えれば，公的な医療保険にかかわる国の財源を抑制することにもなるとともに，国民が元気になっていくことによって経済の活性化にも寄与する．

📖 文　　献

・Chastin S, Abaraogu U, Bourgois J, et al.（2020）Physical activity, immune function and risk of community acquired infectious disease in the general population: systematic review and meta-analysis. The Lancet.
・フィリップ・コトラー，ジュゼッペ・スティリアーノ著，恩藏直人監修，高沢亜砂代訳（2020）コトラーのリテール4.0-デジタルトランスフォーメーション時代の10の法則-．朝日新聞出版.
・見田宗介（2018）現代社会はどこに向かうか-高原の見晴らしを切り開くこと-．岩波新書，岩波書店.
・スコット・アンソニー，マーク・ジョンソン，ジョセフ・シンフィールドほか著，栗原潔訳（2008）イノベーションへの解：イノベーターの確たる成長に向けてタイトルでNDLオンラインを再検索する-実践編-．翔泳社.

［古屋武範］

Ⅲ部
スポーツイベントと
地域スポーツ

9章　スポーツイベントの
　　　社会・経済的インパクト
10章　スポーツイベントと
　　　スポンサーシップ
11章　地域スポーツのマネジメント
12章　スポーツツーリズムの発展
13章　地域スポーツコミッションの役割

9章
スポーツイベントの社会・経済的インパクト

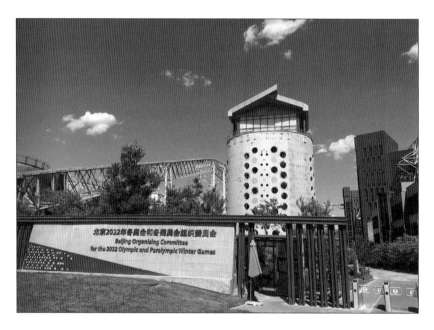

北京郊外にある 2022 年北京冬季五輪の組織委員会がある首鋼集団の製鉄所跡地
（写真撮影：原田宗彦氏）

北京郊外には，中国の工業を支えてきた首都鉄鋼（首鋼）集団の巨大製鉄所があったが，2008 年の北京夏季五輪を契機に，大気汚染を改善するために郊外へ移転することになった．製鉄所の跡地は広大な公園となり，2022 年北京冬季五輪組織委員会の本部も設置された．公園内ではスノーボードのビッグエア競技が行われ，五輪後も，レガシーとしてスケートやカーリングができる公園として整備される予定である．中国におけるウィンタースポーツ市場は急拡大を見せ，年間の産業規模は約 13 兆円になると予想されており，日本のスキー・スノボード産業の発展に好影響が生まれることが期待されている．

1．スポーツイベントに期待される効果

　近年のスポーツイベントは多様である．代表的な観戦型イベントの野球・サッカー・バスケットボールや参加型のマラソン・サイクルイベントに加え，都市部を周回するクリテリウムレースやBMX・ボルダリング・パルクールといったアーバン（都市型）スポーツイベント，またはeスポーツ市場の拡大も目覚ましい．こうしたイベントの主な収入源である入場・参加料収入，スポンサー収入，放送権料収入およびグッズ・飲食収入のほか，宿泊費やお土産購入費，交通費などはイベントの「経済波及効果（以下，経済効果）」に含まれる．一方，イベント開催によって都市の認知度・イメージが向上したり，地域コミュニティの再生や強化につながるといった社会的インパクト（以下,社会効果）が期待できるのもスポーツイベントの特性である．イベント開催には開催地域からの補助金（公費）が投入される場合も少なくないことから，主催者はイベント開催の妥当性（根拠）を社会・経済的側面から示す説明責任が伴う．

2．無形効果と有形効果

　インパクトは大きく「無形効果」と「有形効果」に分けられる（Dwyer et al, 2000）．無形効果としてあげられるのが社会効果（Social Impact）であり，個人や社会的な指標（たとえば，感情，行動様式，ライフスタイルや生活の質）で表されることから（Hall and Lew，2009），定量化が難しく目に見えづらい．社会効果研究が盛んになってきたのは2000年を過ぎた頃からであり，研究数が増加傾向にある新しい学問領域である．一方,有形効果の代表例は経済効果（Economic Impact）である．経済効果は，数値（金銭）化可能という有形性のメリットを活かし，イベント開催の費用対効果算出のための重要な指標として用いられている（Crompton et al.，2001）．なお，インパクトの類語に効果を長期的に捉えたレガシー（遺産）があるが（Preuss，2015），本概念は単発型のメガスポーツイベントで使用されることが多く，継続開催可能なノン・メガスポーツイベントとの親和性は低い．

表9-1　社会効果の代表例

● ポジティブな効果
　・ソーシャルキャピタルの高まり
　・開催地域の認知およびイメージ向上
　・地域での一体感（凝集性）醸成
　・異文化への興味促進や新しい機会の獲得
　・感動/興奮/楽しみ/誇りといった快感情の喚起
　・人的資本（Human Capital）の蓄積
　・スポーツへの興味・関心の高まり
　・生活の質（Quality of Life）や幸福感（Well-being）の高まり

● ネガティブな効果
　・混雑，混乱，衝突の発生
　・不安感の増幅

3．多様な社会効果

　表9-1は，スポーツイベントが開催地域にもたらす社会効果の代表例である．効果には正負（ポジティブ・ネガティブ）両面あるが，その効果の範囲を地域や集団（時には国レベル）といったマクロの視点から，個人レベルであるミクロの視点で捉える見方がある．人間関係や地域内での信頼関係，社会活動への関与（参加など）を表すソーシャルキャピタル（社会関係資本）の高まり，開催地域の認知およびイメージの向上，または地域での一体感醸成などはマクロの視点にあたる．一方，それ以外はより個人レベル（ミクロ）で捉えた効果といえる．ただし，これらは相互に結びついており，たとえば，スポーツイベントで感動する個人の数が地域単位で集積することによって地域での一体感につながる．スポーツがもつ感情性や一体感（凝集性）の醸成はスポーツイベントがもつ特徴であり（Heere et al.，2016），イベント開催期間中に一時的に急上昇する効果である．

　一方で，イベントに伴う交通規制や会場周辺の混乱・混雑・衝突はネガティブな効果であり，特にメガスポーツイベントにおいてはテロ・感染症のリスクや外国人観光客を含めた多くの来訪者による混乱が懸念される．これらは，マクロとミクロ両面で捉えることが可能な効果である．

4．幸福感への注目

　近年最も注目を集めている社会効果のひとつは，スポーツイベントから喚起さ

れる幸福感（Well-being）である．たとえば，スポーツイベントと開催地域住民の幸福感（Yolal et al., 2016）の因果関係の検証は代表的な研究アプローチのひとつである．こうした研究の背景には，「スポーツイベントを開催するためには，開催地域住民が幸福でなければならない」という命題がある．スポーツイベントの開催には，公的資金（税金）の導入や，警察・消防の協力，公共施設の利用，あるいは地元住民によるボランティアの協力など多くの開催地域の資源が使われる．その一方で，イベント開催に伴う混雑や混乱は地域住民にとってネガティブな効果となる．地域資源が使われる以上，開催地域からの反対はイベント開催の可否に直結することからも，主催者と地域住民の良好な関係づくりが欠かせない．だからこそ「住民の幸福感」に注目が集まるのである．他にも，イベント開催地域住民と心理的幸福感（Sato et al., 2020）やマラソンランナーと生活満足の関係性（Sato et al., 2015）の検証といった，スポーツイベント自体がもつ価値の定量化も進められている．

5．経済効果の仕組み

　経済効果は，「直接効果」「一次波及効果」および「二次波及効果」の3つの効果を推計し，その合計として「経済（波及）効果」を算出する（図9-1）．スポーツイベントを例とした場合，直接効果に該当するのが入場・参加料，グッズ・飲食の売上，スポンサーシップ・放映権収入などの消費である．一次波及効果は，たとえば飲食をスタジアムに納品している食品関連やグッズの原材料企業の売上増加金額がそれに該当する．最後に，売上増加に伴って，所得（給与）が増加し所得増加の一部が別の消費に回るその消費増加分を二次波及効果と呼ぶ．これらをすべて合計したものを経済（波及）効果とみなすことから，経済効果を読み解く際，単純にひとつの会社や組織のみの効果ではなく，関連業者や将来の支出額

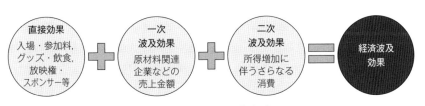

図9-1　経済波及効果の算出プロセス

にまでその範囲が及ぶことを認識する必要がある．2010 年には，観光庁が「MICE 開催による経済波及効果測定のための簡易測定モデル」を開発・無料公開しており（2018 年に ver.3 をリリース），経済効果算出の簡便化が進んでいる．

▎6．経済効果の盲点

　経済効果は，お金や雇用に換算されるというその「わかりやすさ」からスポーツイベントの費用対効果の根拠として用いられており，イベント評価において最も重要な指標のひとつである．しかしながら，経済効果にはいくつかの盲点も指摘される．たとえば，イベント開催に伴った交流人口の増加と消費による経済効果が生じる一方で，イベントが開催されることの機会損失，すなわち他のイベント開催のチャンスが失われる現象が生じる（Taks et al.，2011）．また，イベント開催に伴う物価の上昇（例：ホテルの値段上昇）やテロ・混乱のリスクによって，イベントには関心のないツーリストがその他の地域へ逃げてしまう可能性（Liu and Wilson，2014），およびイベント開催のために建設した施設の維持費などもあげられる．こうしたコストを考慮した経済効果の測定法もあるが（たとえば，費用便益分析：Cost-Benefit Analysis），どこまでコストを含むのかは分析者の視点によって変わってくる．イベントを開催するにあたって重要なことは，イベント開催後を見据えた中・長期的な事業計画，責任の所在の明確化，そして継続したモニタリング（測定・評価）である．

▎7．イベントの規模によって異なる効果

　図9-2は，イベントの規模・価値および期待される特徴的な効果や懸念を，メガスポーツイベントとノン・メガ（中・小規模）スポーツイベントごとに分類したものである．ピラミッドの上層に位置するメガスポーツイベントは，高い旅行需要や価値に伴った経済効果や都市・スポーツインフラの整備，都市イメージの向上や，快感情の喚起による一体感の醸成が期待される．一方で，経済的過負担やツーリストの来訪による混乱・混雑・衝突などが懸念材料となる．スポーツ施設については，施設の新設が積極的に行われてきたが，近年は既存施設の改修，仮設施設の活用が重要な要素となりつつある．ピラミッドの下層であるノン・

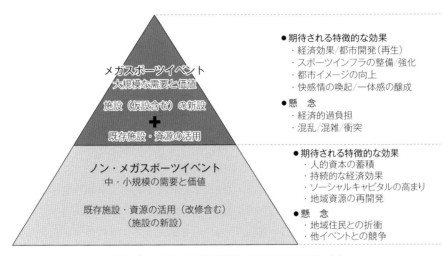

図9-2　イベントの規模毎に想定される効果と懸念
(Getz (2008) およびTaks (2013) をもとに作図)

メガスポーツイベントの旅行需要や価値は相対的に低くなる．一方で，そのボリューム（数）はきわめて大きく，日本国内でも毎年 2,000 から 3,000 近いスポーツイベントが開催されているともいわれる．既存施設・資源の最大活用を原則とするノン・メガスポーツイベントの特徴的な効果として，開催地域が主体的に関与できることによるイベントノウハウ・経験といった人的資本の蓄積があげられる（Taks, 2013）．また，継続開催が可能であることから，持続的な経済効果やソーシャルキャピタルの高まり，そして地域資源の再開発が期待される．長年続く地域に根付いたノン・メガスポーツイベントは持続的な社会・経済効果をもたらし，既存資源の最大活用に伴う低コスト運営は，地域資源の再定義や新たな価値創造につながる可能性を秘める．一方で，交通規制に伴う地域住民との折衝や，参入障壁の低さから派生する他イベントとの競合によるイベント淘汰のリスクもはらむ．

8．持続可能なスポーツイベントへ

　近年は，過度な経済負担がネックとなり，大型スポーツイベントに対する逆風が明らかに強まっている．たとえば，オックスフォード大学は，1960 年以降の

オリンピックはすべて関連費用が予算を 2.8 倍超過しているというショッキングな調査結果を公表した（日本経済新聞，2020）．多くのオリンピック開催希望都市が住民投票によって撤退に追い込まれている現実は，メガスポーツイベントのあり方が岐路に立たされていることを示す．メガスポーツイベントを存続させるには，開催地域に過度な負担をもたらさない，適正規模なイベントを追求していくことの他に解はない．実際に，2014 年に国際オリンピック委員会（IOC）は，Olympic Agenda 2020 によって，招致段階における費用の軽減や既存スポーツ施設の最大使用など，開催都市にとって負担の少ないイベントへのモデルチェンジを図っているが，これが徹底されるかは注視する必要がある．スポーツイベントの社会効果に注目が集まっているのは経済効果一辺倒からの脱却であり，イベントがもつ価値の多様化はイベント開催の妥当性を担保する生き残り策と捉えることもできる．経済と社会そして環境にも配慮する持続可能性を大会理念や事業計画の中心に据え，地域住民の幸福最大化をベンチマークとするスポーツイベントが今まさに求められているといえる．

▍9．インパクトの最大化を目指すイベントレバレッジ戦略

　スポーツイベントをテコ（レバレッジ）とみなし，社会・経済効果の最大化を目指す戦略的・主体的な取り組みをイベントレバレッジ戦略と呼ぶ（Chalip，2014）．スポーツイベントの社会・経済効果研究は，何がどれくらい（What/How many/much）効果があったのかに焦点を当てるのに対し，イベントレバレッジ戦略は，どのようにして（How）イベント価値の最大化を図るのかが中心命題となる．図 9-3 は参加型スポーツイベントを対象としたイベントレバレッジ戦略の事例である．最初のステップは，レバレッジの資源となるスポーツイベントの特定と地域資源（たとえば，海や湖といった自然資源やスタジアム・アリーナといったハードインフラ，人脈・関係性・歴史といったソフトインフラ）の発掘，そして機会（社会・経済効果）の獲得に向けた明確かつ適切な戦略の設定である．その後，開催のための資源の開発・商品化とそれらを活用した有効なマーケティングミックス，地域のステークホルダーとの良好な関係づくりといった手段へとつなげる．この際重要なのは，イベントの開催自体を目的とするのではなく，「地域課題を解決する手段としてスポーツを活用する」というマインドセット（考

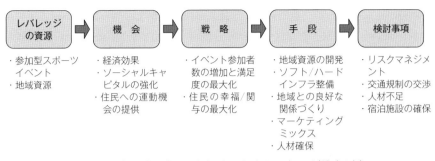

図9-3　参加型スポーツイベントにおけるレバレッジ戦略の例
(Fairley and Kelly（2017）をもとに作図)

え方）である．現在地域に必要なのは経済効果なのか社会効果なのか，あるいは
その両方なのかを特定し，その課題解決にはどのようなスポーツイベントが適し
ているのかを検討する必要がある．一番避けるべきは，地域がもつ資源や許容量
（キャパシティ）を超えた大きなイベントの誘致や開催であり，その末路は過剰
な経費や設備投資に伴う負の遺産（レガシー）へとつながるリスクをはらむ．手
持ちの地域資源とレバレッジの源泉となるスポーツイベント間の価値創造プロセ
ス（双方向の矢印）がレバレッジ戦略の肝である．

10．新たな社会効果指標

　社会効果の新たな指標のひとつとして社会的投資収益率（SROI：Social Return
on Investment）がある．伊藤（2014）は，SROIを「社会的な活動に対して資金
やリソースが投じられ，プロジェクトが実施された結果として発生した社会イン
パクトについて，貨幣価値に換算された定量的評価を行うもの（p52）」と定義し
ている．すなわち，SROIの特徴は，経済価値を除いた社会活動を金額換算し，
その価値を算出することで費用対効果を表すことにある（英国内閣府，2012）．
たとえば，Davis et al.（2019）は，スポーツへの投資1ユーロに対して，1.91ユー
ロのリターンが期待され，スポーツ参加の社会的価値（健康・教育・幸福感・人
材開発・犯罪防止等）は448億ユーロと推計している．本手法は，1990年代後半
に米国のREDF（Robert Enterprise Development Found）によって開発され，そ
の後欧州を中心として研究調査・標準化が進んできた．特に英国ではSROIの調

査報告が盛んであるが，その背景に，公共部門の効率化を図るニューパブリックマネジメント（NPM）やベストバリュー制度（VFM：Value for Money）の導入に伴った費用対効果算出の要請がある．UEFA（欧州サッカー連盟）はこの指標を用いて，リーグに対する社会的SROIを6,350億ユーロと算出している（UEFA公式ホームページ，2019）．経済効果のみならず，スポーツが得意とする健康や教育といった分野をよりわかりやすい形，すなわち有形（金銭）価値で表す営みがSROIの算出であり，今後国内スポーツ産業への応用も期待される手法である．

11．求められる簡易なシステム開発とデジタル人材の育成

わが国でも，数値や根拠（エビデンス）をもとに政策を決定していくエビデンス・ベースド・ポリシーメーキング（EBPM：Evidence Based Policy Making）の重要性が指摘されている．すなわち，根拠をもとに政策の実行・改善を図る取り組みの促進が期待されているものの，スポーツイベントの現場でこうした取り組みが十分に行われているとはいえない．その原因の代表例として，「ノウハウがない」「人員を割けない」または「専門人材がいない」があげられるが，数値として客観的に計測しなければ，どこをどの程度改善すればよいのか，改善してもその効果があったのかが明らかにならない．効果検証を適切に行うためには，人材育成や専門家の雇用・連携が必要となるが，コストの関係からすべての組織が対応できるとも限らない．したがって，専門家しかその測定ができないという状況はできる限り減らしていくべきであり，科学的根拠が担保された簡易で安価なシステム・アプリケーションの開発が強く望まれる．それと同時に，データリテラシーの高い人材雇用と育成の充実が今後のスポーツ産業界には不可欠である．

文　献

・Chalip L（2014）From legacy to leverage. In: Grix J（Ed.），Leveraging Legacies from Sports Mega-Events: Concepts and Cases. pp2-12, Palgrave MacMillan.
・Crompton JL, Lee S, Shuster TS（2001）A guide for undertaking economic impact studies: the springfest example. Journal of Travel Research, 40: 79-87.
・Davis LE, Taylor P, Ramchandani G, Christy E（2019）Social return on investment（SROI）in sport: a model for measuring the value of participation in England. International Journal of Sport Policy and Politics, 11: 585-605.

・Dwyer L, Mellor R, Mistillis N, Mules T（2000）A framework for assessing 'tangible' and 'intangible' impacts of events and conventions. Event Management, 6: 175-189.
・英国内閣府（2012）SROI 入門．英国内閣府サードセクター局．（http://socialvaluejp. org/wp-content/uploads/2018/08/SROI％E5％85％A5％E9％96％80_Social-Value-Japan.pdf, 参照日：2021 年 1 月 8 日）
・Fairley S and Kelly DM（2017）Developing leveraging strategies for pre-Games training for mega-events in non-host cities. Marketing Intelligence & Planning, 35: 740-755.
・Getz D（2008）Event tourism: definition, evolution, and research. Tourism Management, 29: 403-428.
・Hall CM and Lew AA（2009）Understanding and Managing Tourism Impacts: An Integrated Approach. pp42-85, Routledge.
・Heere B, Walker M, Gibson H, Thapa B, Geldenhuys S, and Coetzee W（2016）Ethnic identity over national identity: an alternative approach to measure the effect of the World Cup on social cohesion. Journal of Sport & Tourism, 20: 41-56.
・伊藤健（2014）SROI：協働型の定量評価プロセスの構築．玉村雅敏編著, 社会イノベーションの科学．pp49-67，勁草書房．
・Liu D, and Wilson R（2014）The negative impacts of hosting mega-sporting events and intention to travel: a test of the crowding-out effect using the London 2012 Games as an example. International Journal of Sports Marketing and Sponsorship, 15: 161-175.
・日本経済新聞公式ホームページ（2020）https://www.nikkei.com/article/ DGXMZO63576230Y0A900C2FF1000/（参照日：2021 年 1 月 8 日）
・Preuss H（2015）A framework for identifying the legacies of a mega sport event. Leisure Studies, 34（6）: 1-22.
・Sato M, Jordan JS, Funk DC（2015）Distance running events and life satisfaction: A longitudinal study. Journal of Sport Management, 29: 347-361.
・Sato S, Kinoshita K, Kim M, et al.（2020）The effect of Rugby World Cup 2019 on residents' psychological well-being: a mediating role of psychological capital, Current Issues in Tourism（ahead-of-printing）.
・Taks M（2013）Social sustainability of non-mega sport events in a global world. European Journal of for Sport and Society, 10: 121-141.
・Taks M, Kesenne S, Chalip L, Green BC, Martyn S（2011）Economic impact study versus cost-benefit analysis: an empirical example of a medium sized international sporting event. International Journal of Sport Finances, 6: 187-203.
・UEFA 公式ホームページ（2019）https://www.uefa.com/insideuefa/news/newsid= 2598488.html.【動画】https://www.youtube.com/watch?v=o5pi65j6TIE（参照日：2021 年 1 月 8 日）
・Yolal M, Gursoy D, Uysal M, Kim HL, Karacaoglu S（2016）Impacts of festivals and events on residents' wellbeing. Annals of Tourism Research, 61: 1-18.

［押見大地］

10章

スポーツイベントとスポンサーシップ

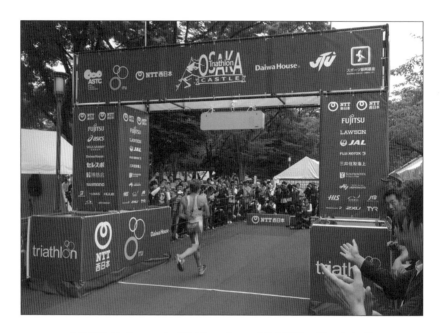

大阪城トライアスロン 2019 のゴール（写真撮影：原田宗彦氏）

日本トライアスロン連合（JTU）が公認する大会は，毎年 300 程度開催されている．その中でもユニークなのが，大阪城全域を舞台とする大阪城トライアスロンである．トライアスロンは，スイム，自転車，ランの 3 種目から構成されており，メディア露出が多いため，スポンサーを獲得することが比較的容易なスポーツである．トライアスロンに限らず，スポーツをスポンサードすることによって，協賛企業はさまざまなベネフィットを手にすることができる．重要なことは，スポーツの側がスポンサー契約について理論武装を進め，企業に対して，（スポーツが）どのようなベネフィット（たとえば認知度の向上や社会連携の機会等）を提供できるかについてメリット開発を行い，お互いに対等の立場でパートナーとしての契約を結ぶことである．

　今日，世界中においてさまざまなスポーツイベントが開催され，多くのスポーツ選手（プロ・アマチュア）がスポーツイベントに参加し，それらをファンが直接観戦，または，テレビやインターネットにおいて視聴するなどスポーツが人気を博している．日本国内でもスポーツイベントは数多く存在しているが，それらが増えた理由として一般的にあげられるものは，人々の自由所得や余暇時間の増加である．また，近年の健康志向や東京マラソンの開始によってランニングブームが起こり，ジョギング・ランニングに注目が集まったこともスポーツイベント人気の一因である．

　スポーツイベントには多種多様なものが存在する．FIFA ワールドカップやオリンピックに代表されるメガイベントから地元マラソン大会などの小規模イベントまで多岐にわたる．スポーツイベントはスポーツの種類（例：野球，テニス，マラソン），開催される競技スポーツの数，参加スタイル（観戦型，参加型），参加人数，参加条件（性別，年齢，歴史的ルーツ，宗教，職業），競技レベル（エリート，レクリエーション），開催期間や頻度などの違いがあるが（Tsuji，2015），どのイベントの成功にもマネジメント知識とスキルが必須であり，独立採算を目指す必要がある．スポーツイベントの収入源として主にあげられるものは，参加費（観戦料金）徴収，放映権販売，グッズ販売，スポンサーシップ権利販売である．それぞれのイベントによってそれらの割合は変わるがいずれも重要である．本章では，スポーツイベントの重要収入源であるスポーツ・スポンサーシップについて解説する．

1．スポーツ・スポンサーシップとは

　スポンサーシップと聞いて何を思い浮かべるであろうか．スポーツイベント会場にある広告看板や選手のユニフォームにある企業・ブランドロゴなどであろうか．思い浮かべている例はいずれも正解で，一般的にこれらの企業はスポンサーと呼ばれている．企業はマーケティング目標の達成のためにあらゆる手段を用いて顧客にメッセージを送り続けていて，スポーツ・スポンサーシップもその手段のひとつである．

　スポーツ・スポンサーシップとは「スポーツ組織のコミュニケーション資産を利用した，ブランドとスポーツ組織の複数あるダイナミックなマーケティング

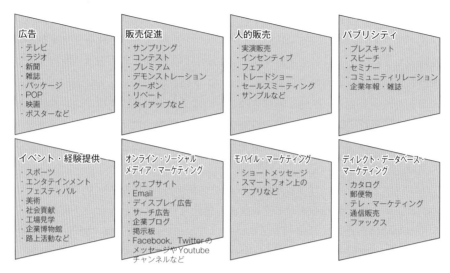

図10-1　マーケティング・コミュニケーション・ミックス
(Kotler and Keller（2016）より改変)

目標達成に向けて消費者の思考，感情，行動に影響を与えることのできる，契約期間中に行われるブランド，スポーツ組織，消費者との一連の交換」である（Wakefield et al.，2020）．さまざまなスポンサーシップの定義が今まで提示されてきた中，Wakefield et al.（2020）の定義は，コミュニケーションを含めていることと消費者の存在がプロセスの中で明記されていることが特徴的である．また，以前の定義では企業・ブランド名を露出すること（exposure）や関連づけること（association），権利を取得すること（access）などが含まれていたが，Wakefield et al.（2020）の定義では消費者との関係づくりにフォーカスをおいていることから，現在あるスポンサーシップ像により近づいた定義であると考えられる．つまり，広告看板の露出でよしとしていたパラダイムから脱却し，顧客を中心としたブランド体験，ブランド・コミュニケーション型の定義に変わったのである．

　前述したとおり，スポンサーシップは企業のマーケティング目標を達成するひとつの手段であり，企業は広告，セールス・プロモーションなどのプロモーションミックスに加えてパブリック・リレーションズ，ディレクトマーケティング，デジタルマーケティングなどを駆使して目標達成することを目指している（図

10-1）．つまり，企業はあらゆる方法を用いて顧客に訴えかけ，商品を購入してもらうことを目指している．もちろん，それぞれの方法の特徴・強みなどを理解することも重要であるし，スポーツ組織としては，スポンサーシップが得意としている訴求方法も熟知している必要がある．

▌2．スポンサーシップの発展と現状

　スポンサーシップの原点は古代ギリシャまで遡り，当時の王様や大富豪はさまざまな競技，祭事，儀式を金銭的に支援し，その見返りに大理石に名前を刻印されるなど権力の誇示のために使った（Kissoudi，2005）．近代では，1852 年に米国の鉄道会社がハーバード大学とイェール大学のボート競技の試合を支援し利益に結びつけることに成功した（Dealy，1990）．同社は，両校から離れたニューハンプシャー州で試合を開催することにこぎつけ，両校のチーム関係者，ファン，家族，友人に鉄道チケットを販売し，列車に乗せて試合開催地まで移動させることによりリターンを得た．この後にも同様にスポンサーシップは各スポーツで拡まるわけだが，1980 年代前半までは単純なものが多く，現在のようにスポーツ組織の資金獲得に大きく貢献するわけではなかった（Lough，2005）．

　当時のスポンサーシップに大きく影響を与え，現形に近づけたのが 1984 年のロサンゼルス五輪であった．ロサンゼルス大会以前までは政府の補助金で成り立っていたが，同大会では州政府の資金援助が見込めなかったため，民間企業を活用して開催することを目指した．その戦略の中でとりわけ優れていたのが，テレビの放映権とスポンサーシップの販売である．組織委員長であったピーター・ユベロス氏は，テレビの放映権の販売を 1 社に限って，企業同士で権利獲得を競わせた．同様にスポンサーシップでも製品カテゴリー毎に 1 社しか公式スポンサーとして認めないという排他的独占権をつけた．その結果，テレビ放映権とスポンサーシップ権利料は跳ね上がることになった．また，オリンピック・マークの使用などの権利販売にも着手し，結果的に 2.15 億米ドル（当時のレートで約509 億円）もの利益を生み出した．

　スポンサーシップ市場が拡大したもうひとつの理由としてあげられるのが，タバコ産業のスポンサーシップ投資であった．米国タバコ産業は法律でテレビ CM放映と紙面での広告禁止が 1971 年に施行されると，その代替としてスポーツ・

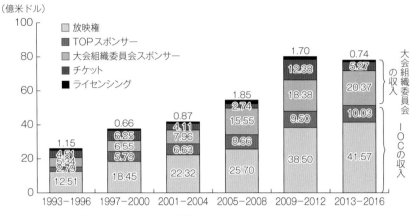

図10-2　IOC・大会組織委員会の収入（IOC（2020）より作図）

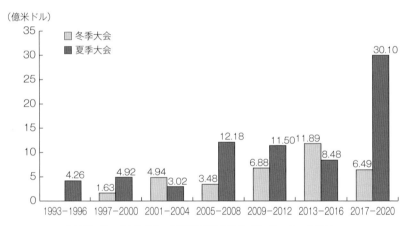

図10-3　オリンピック組織委員会のスポンサーシップ収入
（IOC（2020），Reuters（2019）より作図）

スポンサーシップへの投資を始めた．スポーツは多くの人（特に若者）が注目し，テレビ放映されるコンテンツなので，タバコブランドの認知度向上とイメージアップする効率のよい方法とされ，多くの金が投資された（Crompton，1995）．現在では多くの国々がスポンサーシップを含めスポーツへの投資も禁止しているが，米国では2005年までスポーツ・スポンサーシップへの投資は続き（Federal Trade Commission，2019），スポンサーシップの成長の一因となった．

　現在，オリンピックやワールドカップサッカーなどのメガイベントから国内外

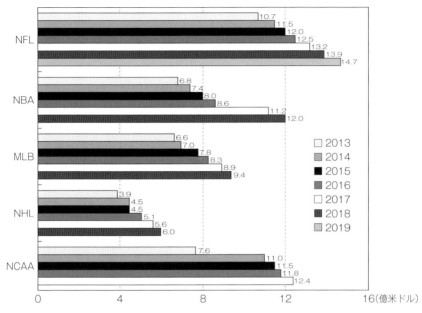

図10-4　2013-2020年までの北米プロスポーツ・カレッジスポーツのスポンサーシップ収入
IEGの発表をもとに作図. NFL（IEG, 2019b・2020b）, NBA（IEG, 2018e・2019a）, MLB
（IEG, 2018c・2018d）, NHL（IEG, 2016a・2019c）, NCAA（IEG, 2013・2018b）.

　のプロスポーツ，カレッジスポーツ，参加型スポーツイベントへも順調に投資が
行われてきた．過去30年間のスポンサーシップ投資額をみても順調に右肩上が
りで増加傾向にある．
　オリンピックでは，4年という期間を基本にTV局や企業と契約が行われてお
り，その総収入も堅調に増加し続けている（図10-2）．実に，国際オリンピッ
ク委員会（IOC）の収入の90％以上を放映権（73％）とTOPスポンサー（18％）
が占めており，IOCの活動に不可欠な資源となっている（IOC, 2020）．また，
オリンピック大会の計画・運営を行う組織委員会へのスポンサーシップ収入も増
加しており，東京オリンピックでも2019年時点で31億米ドルを国内企業から集
めることに成功している（Grohmann, 2019）（図10-2，図10-3）．
　プロスポーツ界でも順調にスポンサーシップ収入は増加しており，重要な財
源となっている．北米4大リーグとNCAAカレッジスポーツでは，NFLが14.7
億米ドル，NBAが12億米ドル，MLBが9.38億米ドル，NHLが5.97億米ドル，

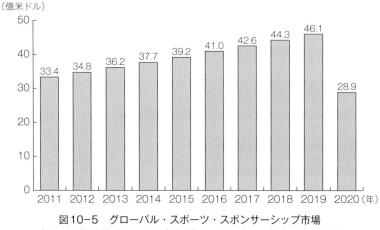

図10-5　グローバル・スポーツ・スポンサーシップ市場
(Cutler（2020），Stephan（2019），WARC（2020）をもとに作図)

NCAA が 12.4 億米ドルといずれも前年を上回り堅調にスポンサーシップ収入を
伸ばしてきている（**図10-4**）．その背景には，2020 年までの好景気や新たなス
ポンサーシップカテゴリーが解禁になったことがあげられる．たとえば，NFL
では 2018 年より解禁となったカジノ・ギャンブル業界からのスポンサーシップ
収入が 2019 年には 34％増加するなど好調である（IEG，2020c；King，2018）．
NBA では 2017-2018 シーズンよりユニフォームにブランドロゴを掲載すること
が解禁となり，スポンサーシップ収入が飛躍的に伸びた（IEG，2018e）．

　このようにスポンサーシップ市場は 2007 年ごろに起こった世界金融危機下で
も拡大し続けていたわけだが，それも 2020 年に急速に広がった新型コロナウイ
ルス感染症の影響であらゆるスポーツイベントが中止もしくは延期となったた
め，成長が止まってしまった（**図10-5**）．Cutler（2020）は，2020 年の世界ス
ポンサーシップ投資額は前年比で 37％減の 289 億米ドルになると予測している．
2020 年の後半にかけて徐々にスポーツは再開されたが，無観客試合や入場者数
制限などにより，スポンサーシップ契約時にスポンサーが得られると想定してい
た価値とは大幅に異なった状態にある．

　こういう状況下，IEG 社（2020a）は米国のスポーツ組織とスポンサー企業か
ら意見の集約を行っている．結果は，調査した 31％のスポンサーは何らかの補
償をスポーツ組織から期待しているが，スポーツ組織の 11％しかその対応を想

定していない．さらにスポーツ組織の 64 ％は，試合中止や延期によって失われたスポンサーシップ機会のすべてを補うつもりだと回答しているが，55 ％のスポンサーがその実現可能性に否定的である．また，79 ％ものスポンサーが今後マーケティング・ミックス戦略を再検討すると回答し，スポーツ組織の 60 ％がスポンサーシップの構造やセールスを変更すると回答している．スポーツ組織とスポンサーで意見の食い違いが見られるが，今後のスポンサーシップで両者ともに同意していることは，デジタル・メディアとソーシャル・メディアの活用を増加させることであった．このように新型コロナウイルス感染症の影響でスポーツ業界とスポーツ・スポンサーシップ業界に大きな変革をもたらしている．

　それでは，なぜ企業はスポーツへ投資するのであろうか．スポンサーシップはスポーツ以外にもエンタテインメント，芸術，社会貢献・慈善活動，フェスティバル，年次イベント，協会なども対象に行われている．実際，スポーツへの投資割合は上記の中で 70 ％と飛び抜けており，投資先としての人気は高い（IEG，2018f）．ここでスポーツの特性を他の投資先と比較してみると，スポーツは言葉に関係なく多くの人々を惹きつけるグローバルなアピールがあり，また，試合をライブ（生放送）で見ることに価値があることがわかる．テレビ CM 効果の減少や Over the Top（OTT）の出現によりターゲティングの難しさが指摘されている昨今，情熱的なファン層に効果的に訴求できるスポーツ・スポンサーシップは企業としても魅力的なツールになっているのであろう．

▌3．スポンサーシップの特徴とその効果

　スポンサーシップは広告に似ていると勘違いされることも多いが，広告とは似て非なるものである．Meenaghan（2001）によると広告の多く（例：テレビ広告）は番組を中断する存在で利己的であると捉えられることがある．その広告の情報伝達は一方的で露骨な手法とも言及している．その反面，スポンサーによる広告看板は番組を中断することなく，視聴者の邪魔をせず背景で提示されることが多い．また，スポンサーはスポーツチームを支援していることから，ファンからチームを助けるパートナーとして認識されることがある．さらに，スポンサーのメリットは広告看板によるブランドの露出のみならず，イベント会場でのホスピタリティの機会や商品の試用・販売・利用の促進を狙った体験の機会，エクスペ

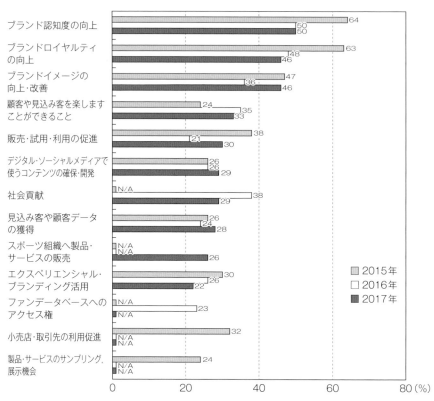

図10−6　企業がスポンサーシップ契約時に重要視するポイント(IEG, 2016b・2017・2018f)
　10段階評価で（10が最重要），回答者が9，または10をつけた回答者の割合を示している．

リアンシャル・ブランディングの機会，デジタル・ソーシャル・モバイルメディアでの権利活用機会など，多くの「権利と機会」がある．よって，スポンサーシップは広告よりも多くの要素が含まれており，スポンサーはマーケティング目標達成のために，この「権利と機会」を活用して消費者にコミュニケーションを図っている．

　それでは，スポーツ組織に投資する企業は何を求めているのであろうか．スポンサー企業はスポーツ組織へ金銭，製品・サービスの提供（例：車会社がマラソンで先導する車を提供する等）を行う一方で，同等の価値のリターンを期待している．企業の期待する効果は一般的に次の5つに集約される．①ブランディング効果（ブランド認知・ブランド態度形成・ブランド・ロイヤルティ向上），②セー

ルス向上，③社会貢献，④ホスピタリティ機会，⑤スポンサー企業従業員のモラール（士気）向上，である（辻，2017）．スポンサーにとってこの5つの重要度や優先順位はその企業の抱える解決すべき問題によるところが大きい．

　図10-6はIEG社が米国のスポンサーに重要視するポイントを調査した結果である．上位にはブランディングに関する項目が占めており，スポンサーのブランド資産価値向上が最も重要だということがわかる．また，「顧客や見込み客を楽しますことができる」ホスピタリティ機会や，自社商品の「販売・試用・利用の促進」も次いで重要と回答している．さらにグラフを精査してみると，年ごとにTOP10入りする項目は違うが，全体の傾向としてブランディングに関することと業者や消費者にブランドを体験できる機会をイベント会場でもオンラインでも展開できるような点が重要だとわかる．日本国内ではスポーツ・スポンサーシップの目的として重要視されているのは企業の認知や企業イメージの向上である（ニールセン・スポーツ・ジャパン，2020）．また社会的責任活動（CSR）ができることやビジネス客の接待なども目的としては上位である．

　スポーツ組織としては，スポンサー企業が抱える問題と，その問題をスポンサーシップでいかに解決できるかを考え提供することが重要である．そのためにスポンサーが使えるスポーツ組織の資産についての理解も必要である．図10-7はスポンサーが契約によってスポーツ組織から得られる便益の価値についての調査結果である．スポンサーはスポーツ組織における「製品カテゴリー排他的独占権」に最も価値を見出しており，続いてスポーツ組織の「デジタル・ソーシャル・モバイルメディア上でのプレゼンス」やスポンサーが「デジタル・ソーシャル・モバイルメディアで使用できるコンテンツへのアクセス権」に価値があるとしている．図10-7を精査すると，3年間の間でさまざまな変化が起こっていることがわかる．とりわけ目立つのが広告看板に対する価値が減少していることである．広告看板の露出はある程度価値があると解釈できる一方で，その他の資産，特にデジタル・ソーシャル・モバイルメディアに価値を見出していることがわかる．今後はさらにデジタル・ソーシャル・モバイルメディアへの活用が盛んになることが予想される．

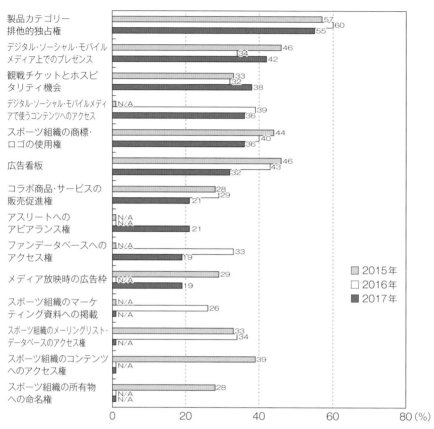

図10-7　スポンサーが価値を見出すスポーツ組織からの便益(IEG，2016b・2017・2018f)
　10段階評価で（10が最大価値），回答者が9，または10をつけた回答者の割合を示している.

4．スポンサーシップの仕組み

　それでは，スポンサーシップはどのように働くのであろうか．Wakefield et al.（2020）はスポンサーシップの仕組みについて，先行要因，媒介要因，結果の3つに分けて図10-8のように紹介している．彼らによるとスポンサーシップに影響を与える先行要因には，顧客，ブランド，スポーツ組織のそれぞれの特徴と相互関係，また，それらの経時効果をあげている．顧客の特徴には人口動態特性，心理的特性などがあり，たとえば，子どものブランド理解は大人のものと違い，年齢が上がるにつれて徐々にその意図を理解していくことがわかっている

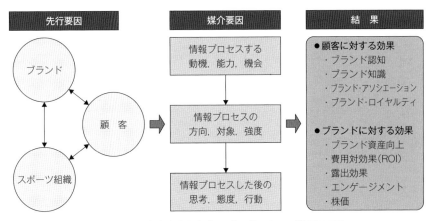

図10-8　顧客を中心としたスポンサーシップ効果モデル
（Wakefield et al.（2020）をもとに作図）

（Grohs et al., 2012）．また，顧客のニーズ，態度，価値などの心理的特性によっ
てもスポンサーシップの効果を左右することもわかっている．このように他の2
つのブランドの特徴（属する製品カテゴリーや競合の存在など）とスポーツ組織
の特徴（成績，集客能力，他のスポンサー数，カテゴリー独占権，アンブッシュ
の可能性など）も同様に影響を与え，また，それぞれが複雑に絡み合って結果に
結びついていく．たとえば，スポンサーとスポーツ組織のイメージの一致につい
ては多くの研究が行われており，その度合いが高いとブランド態度変容や購買意
図につながりやすいとされている．また，顧客のスポンサー商品に対する事前知
識，イメージ，態度なども同様に影響を与えることが判明している．

　このように，消費者はそれぞれの特徴と相互関係を前提にスポンサーメッセー
ジの処理を試みるが，ここで重要なのはその消費者にスポンサーメッセージを処
理できる動機，能力，機会を有しているかである．また，その情報処理の方向（ポ
ジティブ・ネガティブ），対象（ブランドのみ，ブランドとスポーツ組織），強度（処
理に費やすメンタル資源の量）にも影響され，消費者は思考，態度，行動を決定
する．このような複雑なプロセスを経て消費者は，最終的に顧客に対する効果
（例：ブランド認知，態度）やブランドに対する効果（例：ブランド資産，株価）
へとつながっていく．

▌5．スポンサーシップ・アクティベーション

　スポンサーは契約料を支払うことでさまざまな「権利と機会」を得ることは前述したが，その権利を活かすことがなければマーケティング目標の達成は不可能である．そこで，スポンサーはアクティベーション（権利の活性化）を行い，積極的にターゲットに訴えかけて目標達成を試みる．そのためにもスポンサーは，契約料金以外にもアクティベーションで使用できる予算を事前に確保しておく必要がある．ニールセン・スポーツ・ジャパン（2020）の発表によると日本企業のアクティベーションに使う平均金額は契約金のおよそ0.4倍である．この数字は，米国の平均が契約金の2.2倍であるのに対して5分の1未満の割合である（IEG，2018f）．アクティベーションで十分な予算が確保されていないと予定していたスポンサーシップ効果も見込めず，その後の評価や改善というステージにも効果的につなげることができない．もちろん日本コカ・コーラ社のように契約料に対して5倍ものアクティベーション予算を確保している企業もある（田邊，2020）．

　図10-9は，米国スポンサーがアクティベーションに使用するチャネルを示している．実に98％もの企業が「ソーシャル・メディア」を使用していると回答しており，そのアクティベーション・プラットフォームとしての重要性がうかがえる．続いて「パブリックリレーション」「ホスピタリティ」「イベントにおける経験価値提供」「インターナル・コミュニケーション」はそれぞれ75％を超えており，従来から利用頻度は高い（藤本，2015）．次に，ここで1位となったソーシャル・メディアを取り上げたい．ここでソーシャル・メディアとは消費者が他ユーザや企業とテキスト，画像，音声，動画などの情報を共有するための手段とし，ソーシャル・メディアはオンライン・コミュニティ（掲示板），ブログとソーシャル・ネットワーク・サービス（SNS）の3つに分けられる（Kotler and Keller，2016）．

　日本におけるインターネット利用率は2019年に89.8％となり，20〜30歳代では99％を超えている（総務省，2020）．また，SNSの利用率は69％で前年から9ポイントも上げており，身近な存在になっていることがわかる（総務省，2020）．ソーシャル・メディアの1番の利点は，双方向コミュニケーションが容易にできることであろう．このことにより，企業は消費者の疑問の解決や要望に

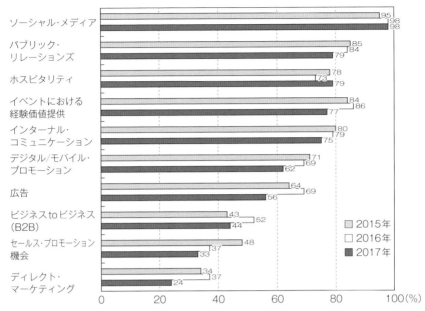

図10-9　スポンサーがスポンサーシップ・アクティベーションで活用するチャネル
(IEG, 2016b・2017・2018f)

応じることがすぐさまできるようになった．また，消費者やファンの会話をリアルタイムで聞くこともでき，すぐにマーケティング・ミックスに反映できるようになった．スポーツでは，試合中継時でもソーシャル・メディアにアクセスしている人が多いと判明している（米国で78％）（Nielsen Sports, 2017）．それに加え，ソーシャル・メディアを使うことにより試合前後やオフシーズンという試合を開催していない時間帯・時期にもファンとコミュニケーションをとれることは，スポーツ組織とスポンサーにとっては魅力的であり，今後さらに活用されるプラットフォームであるとわかる．

　次に，スポンサーによるソーシャル・メディア・アクティベーション例に移りたい．Gillooly et al.（2017）は，ロンドン五輪スポンサーのTwitterでの発信内容を4つのカテゴリーに分類した．ツイートの多く（68.3％）は商品の情報提供，プロモーション内容，選手のニュース・結果・予定をアナウンスする，いわゆる「情報」に関するものであった．次に多いツイートは「交流」に関するもので（16.6％），選手へのお祝いメッセージ，選手の幸運を祈るメッセージ，ファン

との雑談・質疑応答などが含まれる．そして，賞品をかけた抽選やそのルール・勝者をアナウンスする「報酬」に関するツイート（12.9％）やゲームやクイズ（報酬なし），豆知識共有などの「エンタテインメント」ツイート（2.2％）が続いた．双方向コミュニケーションが少ないのは意外であるが，今後その重要度が増してくるであろう．スポーツ組織とスポンサーは，ソーシャル・メディア上どのような内容を発信するにしても，その内容のターゲット，ターゲットの特徴，目的，ターゲットが見たいと思う理由，発信するプラットフォームの特徴などを考慮して作成すべきである（Scott，2017）．

▌6．スポーツ・スポンサーシップの今後

　わが国において，今後スポーツ・スポンサーシップが拡大してスポーツ界に貢献していくとすると，次の３点が重要だと考えられる．第一にスポンサーシップというツールが，マーケティング・コミュニケーション戦略の中のひとつということと，スポンサーシップの特徴について熟知されることである．スポーツ・スポンサーシップが正しく評価され，スポンサーシップがマーケティング目標達成に大いに貢献する形がさらに浸透していくと，スポーツ組織とスポンサーの双方の利益につながるだろう．具体的にスポーツ組織としては，潜在的スポンサーのニーズを理解し，スポーツ組織の資産を駆使して，いかにスポンサーの抱えている問題を解決できるかを考えてアプローチすべきである．スポンサー側も，前述のとおり，なぜスポーツ・スポンサーシップを用いるのかを明確にすべきである．そこから目標に沿ってスポンサーの対象を絞り込むなど詳細な計画を練るべきである．スポンサーシップではスポーツ組織とスポンサーの望む価値をお互いに提供できるような長期的な Win-Win 関係を築くためにも綿密に練られた計画が必要である．

　第二にあげられるのがスポンサーシップ・アクティベーションとその効果測定である．アクティベーションの必要性は前述のとおりであるが，スポンサーとしては伝えたい最適なメッセージを最高のコンテンツにのせて，最も好ましいタイミングで，適切なプラットフォームを通してターゲットに届けることを意識しなくてはならい（Scott，2017）．今後もさらなる技術進歩によって，消費者やファンがスポーツコンテンツにアクセスする方法が変わるかもしれないが，スポーツ

組織とスポンサーはこの動向を注視すべきである．また，アクティベーションの手法やプラットフォームが発展していくに連れて，その効果を測定する方法，尺度，装置なども改良されるべきである．従来メディアで使用されていた手法ではなく，そのプラットフォームや技術に適した手法で測定されないと間違った結論に結びつきかねない．また，スポンサーシップの特性上，長期的な目線での効果測定やさまざまな観点からの効果測定が検討されるべきであり，これらの活動においては学術界のサポートが大いに活用できるであろう．

　最後にスポンサーシップの倫理的側面も触れておくべきだろう．スポーツにおける戦略的社会的責任活動（SCSR）も，もちろん重要で大いに活用されるべきだが，ここでは，スポーツ組織とスポンサーの関係で物議を醸す可能性のあるカテゴリーについて少し触れたい．スポーツ本来の価値に健康という側面があることは明らかであるが，その健康を損なう製品によるスポンサーシップ（例：アルコールやジャンクフード食品・飲料）やスポーツ競技の公正性を脅かすスポンサーシップ（例：カジノ・ギャンブル企業）に対して厳しい目線が注がれている（Crompton，2014）．スポーツは青少年に対する影響力が大きく，さまざまな企業がスポンサーシップを通してターゲットとしている．その青少年層で肥満が世界的な問題となっている昨今（Roberts，2017），いわゆるジャンク・フードと呼ばれる商品（特に脂質，糖分，塩分の高い食品・飲料；High in Fat, Salt, and Sugar）を扱うスポンサーとスポンサーから金銭を受けているスポーツ組織の姿勢が問われている（Crompton, 2014；Dixon et al., 2019）．また，欧米ではカジノ・ギャンブル関連企業によるスポンサーシップが存在し，そのネガティブな影響（青少年に対する影響；ギャンブルによる精神障害；スポーツの公正性を阻害する）を懸念する声もあがっている（Bunn et al., 2019；Crompton，2014；Newall et al., 2019）．日本でもスポーツ振興くじ「toto」があり，そして 2016 年にいわゆるカジノ法案が成立しカジノを導入する動きが高まっている．これらに加え，パチンコ業界（法的にはギャンブルではない）からのスポンサーシップもあり，今後スポーツ組織，社会への影響を考慮する必要があるかもしれない．

　最近のスポーツを取り巻く環境は以前より複雑になり，将来の予測が困難な状況になっている．2020 年には新型コロナウイルス感染症で状況が一変し，スポーツ業界は危機に直面した．今後もこのような災いや環境変動は起こることも十分あり得るため，スポーツ組織とスポンサーは基礎理論に忠実でありながら，常に

創造力や革新的思考，柔軟性をもってそれぞれのミッションを達成すべく邁進し
ていくべきだろう．

📖 文　　献

・Bunn C, Ireland R, Minton J, Holman D, Philpott M, Chambers S（2019）Shirt
sponsorship by gambling companies in the English and Scottish Premier Leagues:
Global reach and public health concerns. Soccer & Society, 20: 824‒835.
・Cutler M（2020）Sponsorship spend to fall＄17.2bn; financial services by＄5.7bn. Two
Circles.（https://twocircles.com/gb-en/articles/projections-sponsorship-spend-to-fall-
17-2bn/，参照日：2021年1月8日）
・Crompton JL（1995）Factors that have stimulated the growth of sponsorship of major
events. Festival management & event tourism, 3: 97‒101.
・Crompton JL（2014）Potential negative outcomes from sponsorship for a sport property.
Managing Leisure, 19: 420‒441.
・Dealy FX（1990）Win at Any Cost. Carol Publishing Group.
・Dixon H, Lee A, Scully M（2019）Sports sponsorship as a cause of obesity. Current
Obesity Reports, 8: 480‒494.
・Federal Trade Commission（2019）Federal Trade Commission cigarette report for 2018.
（https://www.ftc.gov/system/files/documents/reports/federal-trade-commission-
cigarette-report-2018-smokeless-tobacco-report-2018/p114508cigarettereport2018.pdf，
参照日：2021年1月8日）
・藤本淳也（2015）スポーツ・スポンサーシップ．原田宗彦編著，スポーツ産業論 第6
版．pp195‒209，杏林書院.
・Gillooly L, Anagnostopoulos C, Chadwick S（2017）Social media-based sponsorship
activation- a typology of content. Sport, Business and Management: An International
Journal, 7: 293‒314.
・Grohmann K（2019）Tokyo 2020 Games domestic sponsorship tops＄3 billion as
companies pile in. Reueters.（https://www.reuters.com/article/us-olympics-ioc-
sponsorship-idUSKCN1TQ1QY，参照日：2021年1月8日）
・Grohs R, Wagner U, Steiner R（2012）An investigation of children's ability to identify
sponsors and understand sponsorship intentions. Psychology and Marketing, 29: 907‒
971.
・IEG（2013）The most active categories and companies sponsoring college athletics.
（https://www.sponsorship.com/IEGSR/2013/10/07/The-Most-Active-Categories-And-
Companies-Sponsorin.aspx，参照日：2021年1月8日）
・IEG（2016a）NHL sponsorship revenue totals＄477 million in 2015-2016 season.
（https://www.sponsorship.com/Latest-Thinking/Sponsorship-Infographics/NHL-

Sponsorship-Revenue-Totals-$ 477-Million-In-201.aspx，参照日：2021 年 1 月 8 日）
・IEG（2016b）What sponsors want and where dollars will go in 2016.（http://www.sponsorship.com/IEG/files/71/711f2f01-b6fa-46d3-9692-0cc1d563d9b7.pdf，参照日：2021 年 1 月 8 日）
・IEG（2017）What sponsors want and where dollars will go in 2017.（http://www.sponsorship.com/ieg/files/7f/7fd3bb31-2c81-4fe9-8f5d-1c9d7cab1232.pdf，参照日：2021 年 1 月 8 日）
・IEG（2018a）NFL sponsorship revenue totals $ 1.32 billion in 2017-2018 season.（https://www.sponsorship.com/Latest-Thinking/Sponsorship-Infographics/NFL-Sponsorship-Revenue-Totals-$ 1-32-Billion-In-20.aspx，参照日：2021 年 1 月 8 日）
・IEG（2018b）Sponsorship spending on college athletics to total $ 1.24 billion in 2018.（https://www.sponsorship.com/Latest-Thinking/Sponsorship-Infographics/Sponsorship-Spending-On-College-Athletics-To-Total.aspx，参照日：2021 年 1 月 8 日）
・IEG（2018c）Sponsorship spending on MLB to hit $ 938 million in 2018.（https://www.sponsorship.com/Latest-Thinking/Sponsorship-Infographics/Sponsorship-Spending-on-MLB-to-hit-$ 938-million-in.aspx，参照日：2021 年 1 月 8 日）
・IEG（2018d）Sponsorship spending on MLB totals $ 892 million in 2017 season.（https://www.sponsorship.com/Latest-Thinking/Sponsorship-Infographics/Sponsorship-Spending-On-MLB-Totals-$ 892-Million-In.aspx，参照日：2021 年 1 月 8 日）
・IEG（2018e）Sponsorship spending on the NBA totals $ 1.12 billion in 2017-2018 season.（https://www.sponsorship.com/Latest-Thinking/Sponsorship-Infographics/Sponsorship-Spending-on-the-NBA-Totals-$ 1-12-Billi.aspx，参照日：2021 年 1 月 8 日）
・IEG（2018f）What sponsors want & where dollars will go in 2018.（http://www.sponsorship.com/IEG/files/f3/f3cfac41-2983-49be-8df6-3546345e27de.pdf，参照日：2021 年 1 月 8 日）
・IEG（2019a）NBA sponsorship revenue grows by 8.0 % for 2018-19 season, breaking $ 1.2B in total revenue.（https://www.sponsorship.com/About/Sponsorship-Blogs/Sponsorship-Blog/May-2019/NBA-Sponsorship-Revenue-Grows-by-8-0--for-2018-19.aspx，参照日：2021 年 1 月 8 日）
・IEG（2019b）NFL sponsorship revenues reach $ 1.39 billion for 2018-19 season.（https://www.sponsorship.com/Latest-Thinking/Sponsorship-Infographics/NFL-Sponsorship-Revenues-reach-$ 1-39-Billion-for-2.aspx，参照日：2021 年 1 月 8 日）
・IEG（2019c）Sponsorship spending on the NHL grows 6.6 % for the 2018-19 season, totaling more than $ 597M.（https://www.sponsorship.com/About/Sponsorship-Blogs/Sponsorship-Blog/May-2019/Sponsorship-Spending-on-the-NHL-Grows-6-6--for-the.aspx，参照日：2021 年 1 月 8 日）
・IEG（2020a）IEG Outlook 2020: Forecasting the future of the sponsorship industry.

（https://www.sponsorship.com/Latest-Thinking/Sponsorship-Infographics/IEG-Outlook-2020–Forecasting-the-Future-of-the.aspx，参照日：2021 年 1 月 8 日）

・IEG（2020b）NFL sponsorship revenue exceeds $ 1.47billion during 2019-2020 season.（https://www.sponsorship.com/Latest-Thinking/Sponsorship-Infographics/NFL-Sponsorship-Revenue-Exceeds-$ 1-47-Billion-duri.aspx，参照日：2021 年 1 月 8 日）

・IEG（2020c）Resumption vs. reinvention: The sponsorship industry comeback from the COVID-19 crisis.（https://www.sponsorship.com/IEG/media/test/IEGResumptionVsReinvention.pdf，参照日：2021 年 1 月 8 日）

・IOC（2020）Olympic marketing fact file 2020 edition.（https://stillmed.olympic.org/media/Document % 20Library/OlympicOrg/Documents/IOC-Marketing-and-Broadcasting-General-Files/Olympic-Marketing-Fact-File.pdf，参照日：2021 年 1 月 8 日）

・King B（2018）NFL committee OKs casinos with sportsbooks as sponsors.（https://www.sportsbusinessdaily.com/Daily/Issues/2018/08/29/Marketing-and-Sponsorship/NFL-Gambling.aspx，参照日：2021 年 1 月 8 日）

・Kissoudi P（2005）Closing the circle: Sponsorship and the Greek Olympic Games from ancient times to the present day [1]. The International Journal of the History of Sport, 22: 618－638.

・Kotler P and Keller KL（2016）A framework for marketing management. Pearson.

・Lough N（2005）Sponsorship and sales in the sport industry. In: Gillentine A and Crow RB（Eds.）, Foundations of Sport Management, 2nd ed. pp99－109, FIT Publishing.

・Meenaghan T（2001）Sponsorship and advertising: a comparison of consumer perceptions. Psychology & Marketing, 18: 191－215.

・Newall PWS, Moodie C, Reith G, Stead M, Critchlow N, Morgan A, Dobbie F（2019）Gambling marketing from 2014 to 2018: a literature review. Current Addiction Reports, 6: 49－56.

・Newton P（2012）Olympics worth the price tag? The Montreal legacy. CNN.（https://www.cnn.com/2012/07/19/world/canada-montreal-olympic-legacy/index.html，参照日：2021 年 1 月 8 日）

・Nielsen Sports（2017）Unified measurement: Defining a new sponsorship currency.（https://nielsensports.com/reports/unified-measurement-defining-new-sponsorship-currency/，参照日：2021 年 1 月 8 日）

・ニールセン・スポーツ・ジャパン（2020）スポーツ・スポンサーシップ実施企業調査 2019 発　表．（https://www.netratings.co.jp/news_release/Newsrelease20200309_sports.pdf，参照日：2021 年 1 月 8 日）

・Roberts M（2017）Child and teen obesity spreading across the globe. BBC.（https://www.bbc.com/news/health-41550159，参照日：2021 年 1 月 8 日）

・Scott N（2017）Maximising sponsorship ROI in an omni-channel world. Journal of

Digital & Social Media Marketing, 4: 318-328.

・総務省（2020）令和元年通信利用動向調査の結果．（https://www.soumu.go.jp/johotsusintokei/statistics/data/200529_1.pdf，参照日：2021 年 1 月 8 日）

・Stephan P（2019）Data, digital and sponsorship's future. Two Circles.（https://twocircles.com/gb-en/articles/digital-data-and-sponsorships-future/，参照日：2021 年 1 月 8 日）

・田邊雅之（2020）．ドラマ，戦略，そしてバリュー創出．渡邉和史氏が語る，コカ・コーラにとってのスポーツマーケティングとは．ハーフタイム．（https://halftime-media.com/interviews/coca-cola-kazufumi-watanabe-2/，参照日：2021 年 1 月 8 日）

・Tsuji Y（2015）International events and tours. In: Bennett G, Ballouli K, Sutton WA（Eds.）, International Sport Business. College Station. Seven Sports, LLC.

・辻洋右（2017）スポーツスポンサーシップのこれまで．仲澤眞，吉田政幸編著，よくわかるスポーツマーケティング．pp130-131，ミネルヴァ書房．

・Wakefield L, Wakefield K, Keller KL（2020）Understanding sponsorship: a consumer-centric model of sponsorship effects. Journal of Advertising, 49: 320-343.

・WARC（2020）Global ad trends: January 2020 sport sponsorship investment［SAMPLE］．（https://content.warc.com/rs/809-PJV-078/images/WARC_Global_Ad_Trends_Sports_Sponsorship_SAMPLE.pdf，参照日：2021 年 1 月 8 日）

［辻　洋右］

11章

地域スポーツのマネジメント

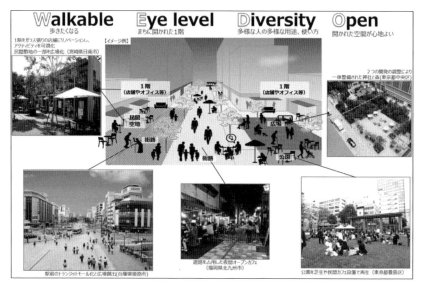

国土交通省が進める「まちなかウォーカブル推進プログラム」

これまで経済最優先で設計された街路空間を、「車中心」から「人間中心」の空間へと再構築し、沿道と路上を一体的に活用することによって、人々が集い憩い、多様な活動を繰り広げられる空間へとコンバージョンする取り組みが世界の都市で進められている。都市に活力と魅力を生み出し、国際的な競争力を高めるために、国土交通省は、2020年度より「まちなかウォーカブル推進事業」を立ち上げた。さらに「道路空間を街の活性化に活用したい」「歩道にカフェやベンチを置いてゆっくり滞在できる空間にしたい」など、道路への新しいニーズに応えるため、「歩行者利便増進道路」(通称：ほこみち)制度を2020年11月25日に導入した。今後、特例区域では道路空間の活用に必要な道路占有許可が柔軟に認められ、都市公園にカフェやベンチ、そしてキッチンカーなど、快適で幸せな空間が出現するなど、人間中心のまちづくりが加速化することが期待できる。

1．地域スポーツとは

　地域スポーツの領域は，伝統的に教育委員会のスポーツ振興担当や体育協会などによって推進されてきた．これは 1961 年に制定されたスポーツ振興法において，スポーツの目的が「スポーツは国民の心身の健全な発達と明るく豊かな国民生活の形成に寄与する」ものであり，「この目的以外の目的のためにスポーツを活用してはならない」と定められていたことから，多くのボランティアが支える非営利の活動が主流となっていた．しかしながら，自治体の財政状況が悪化してこれまでのようにスポーツサービスを公共サービスとして提供することが困難になりつつある今日において，「スポーツ産業論」の視点で地域スポーツをみつめる意義は大きい．近年のスポーツ政策立案にあたっては官民連携（Public Private Partnership）が推進されており，地域スポーツ環境の整備においても民間のノウハウや財源の活用，プロチームの活用などが求められている．

　さらに近年では，プロスポーツの活動やスポーツイベントの開催によって，社会課題の解決に向けた取り組みが求められている．それらの社会課題の多くは地域コミュニティが抱えているものであり，課題解決のフィールドとしての地域スポーツが注目を集めている．わが国には 1,700 を超える基礎自治体があるが，それらは人口や予算規模が異なり，抱えている問題や課題はさまざまで，特に過疎化が進む自治体では，自治体の存続を目指した定住人口の獲得が課題である．総務省・国土交通省の両調査では，人口の 50 ％以上が 65 歳以上である「限界集落」は 2019 年で全体の約 32 ％といわれており，人口の維持と税収の確保が喫緊の課題である．スポーツイベントの開催は，このような地域に交流人口と経済効果をもたらすのみならず，住民の地域への愛着や住民同士の関係向上などさまざまな効果を生み出す．

　地域スポーツとは，地域コミュニティやそこで暮らす地域住民のライフスタイルにインパクトを与えるようなスポーツのあり方を指す．モノからコトへのパラダイムシフトが進む中で，スポーツは地域コミュニティの活性化に寄与するツールとして注目されている．図 11-1 には，スポーツがコミュニティにもたらすインパクトモデルを示した．スポーツチームやスポーツイベントが存在することで，目に見える効果としての経済効果や交流人口が増加する（可視的－ポジティブ）．そして地域住民のプライドや一体感，地域イメージの向上，地域への愛着等といっ

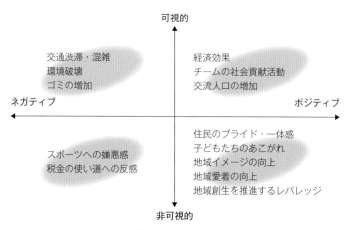

図11-1　スポーツがコミュニティにもたらすインパクト

た目に見えない効果も生み出される（非可視的-ポジティブ）．その反面，ネガ
ティブなインパクトも生まれることに注意が必要である．試合やイベント当日の
交通渋滞や環境破壊など（可視的-ネガティブ），そしてスポーツに興味のない
人による嫌悪感や，スポーツに公的資金が投入される事への反感など（非可視的
-ネガティブ）である．

2．地域スポーツとスポーツ政策

　地域住民の生活に深くかかわる地域スポーツ領域は，スポーツ政策のあり方に
大きな影響を受ける．文部科学省は 2012 年 3 月にスポーツ基本計画を策定した．
その後 2015 年に設立されたスポーツ庁は，2017 年にスポーツ基本計画の見直し
をはかり，第 2 期スポーツ基本計画を策定した．この基本計画は 4 つの政策目標
と 20 の数値目標で構成されており，数値目標のひとつに「わが国の定期的なス
ポーツ実施率を 65％に高めること」があげられる．2000 年に策定されたスポー
ツ振興基本計画以降，わが国のスポーツ政策においては，参加者の量的拡大を目
指して施策が展開されてきた．実施率を高めるための方策として，ビジネスパー
ソンのスポーツ習慣づくり，そしてスポーツに関心がなかった人の意欲向上策と
して，健康やファッションをはじめとするさまざまな民間業者とのコラボレー
ションが示されている．

　2015 年にスポーツ庁が設立されたことによって，わが国のスポーツ政策に産業界との連携が盛り込まれるようになったことは，地域スポーツ領域の発展に大きな影響を与えている．第 2 期スポーツ基本計画においては，スポーツの市場規模 15 兆円を目指して「スタジアム・アリーナ改革」「スポーツ経営人材の育成・活用」そして「新たなスポーツビジネスの創出・拡大」などといった施策が展開されている．中でも「スタジアム・アリーナ改革」は，人々のスポーツ観戦経験の質を高めるものであり，欧米にみられるスマートスタジアムの実現を目指すとともに，収益性の高いスタジアムやアリーナを設置することで，スポーツ施設が「コストセンター」から「プロフィットセンター」へと脱却することを目指している．加えて，スポーツ庁は，運動スポーツ習慣化促進事業，アクティブ・チャイルド・プログラム，運動部活動の在り方に関する総合的なガイドラインの策定，大学スポーツ協会の設置と大学のスポーツ資源を核とした地域活性化事業などの事業を展開し，スポーツ基本計画の実現に向かって施策展開が進んでいる．スポーツ実施率向上のための事業の展開においては，人々をまず活動の場に足を運んでもらうことの困難さが指摘されており（髙橋・冨山，2019），スポーツ実施率の向上に向けた活動の魅力づくりが望まれている．

3．地域スポーツが生み出す社会的インパクト

　スポーツ活動は，地域コミュニティにさまざまなインパクトをもたらす．これまで，オリンピックや FIFA ワールドカップに代表されるような，メガスポーツイベントによって生み出される経済的なインパクトに大きな関心が集まっていた．しかしながら近年では，住民参加型のグラスルーツイベントによって生み出される地域への愛着や，住民の一体感などといった，社会的インパクトにも関心が集まるようになってきた．

　図 11-2 に，冨山（2017）が示した地域スポーツにおけるインパクトモデルを示した．これは，どのような活動（リソース）が，どのような社会的インパクトを産みだし，そしてそれがどのような価値を生み出しているのかといった関係で捉えるという視点を示している．社会的インパクトを生みだすリソース（資源）としては，スポーツイベント，スポーツクラブ，プロスポーツチームなどがあげられる．それらのリソースによって生みだされる社会的インパクトは「ソーシャ

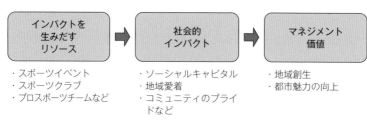

図11-2　社会的インパクトを生みだす概念モデル(冨山，2018)

ルキャピタル」「地域愛着」「コミュニティのプライド」などといった社会的レバレッジが求められている．そしてマネジメント価値とは，そこで生みだされる社会的インパクトが有しているマネジメント場の価値を表している．人口減少に悩む地方都市においては，地域創生が求められるし，都市部に置いては，スポーツを活用した都市魅力の向上と住民サービスなどといった視点がマネジメント価値にあたる．

▌4．プロスポーツチームが生み出す社会的インパクト

（1）高知ファイティングドッグスの事例

　ここからは，スポーツが地域との連携からインパクトを産みだしている事例をいくつか紹介したい．高知県越知町は，高知県中央部に位置する人口5,400人（2020年11月現在）の小さな街で，仁淀ブルーで知られる清流仁淀川が流れる町である．また，佐川町は人口13,000人（2020年11月現在）あまりの町で両町は隣り合っておよそ高知県の中央に位置している．四国4県にそれぞれ一チームずつ設置している野球独立リーグ「四国アイランドリーグplus」に所属する高知ファイティングドッグスは，2009年に越知町と佐川町の間でホームタウン協定を結び両町をホームタウンと称している．越知町では過疎対策事業債を活用してグラウンド整備を行ってチームの練習拠点を整備し，佐川町は使われなくなったJRの官舎を整備して選手寮を整備した．人口減少の町が独立リーグのチームを誘致することで10〜20歳代の若者の定住人口を増加させるとともに，チームの練習見学を中心とした交流人口を増加させており，スポーツチームを活用した地域活性化の事例といえる．

　また高知ファイティングドッグスの事例で特筆すべきは，チームが地域の活動

にお客さんとしてかかわるのではなく，地元の農業としっかり向き合って活動していることである．地元の農家の手伝いに行くのではなく，チーム自ら「ドッグス田」と呼ばれる田んぼを所有して稲作を行い，畑では高知県の名産であるショウガを育てて「ドッグスジンジャー」として販売するとともに，一時期球団で牛を飼育していたこともあった（喜瀬，2016）．そしてそれらの農業活動にあたっては，地元の農家からの指導を受けその過程で地域住民との交流を深め，地元住民のチームへの関心が徐々に高まってきたのである．外国人選手招聘による地元住民との国際交流や，インターンシップ生と地元住民との交流などをとおして，今では球団が地域になくてはならない存在になっている．

（2）J リーグによる地域連携活動「シャレン」

1993 年に設立された日本プロサッカーリーグ「J リーグ」は，これまでさまざまなホームタウン活動を通して，地域貢献活動を展開してきた．しかしながら2018 年に開幕 25 周年を迎えるにあたって，地域課題の解決のために J リーグクラブを活用しようとする試み「シャレン」をスタートさせた．J リーグによるとこれは「地域毎の社会課題に対して，地域の人，企業や団体・自治体・学校などと J リーグ・J リーグクラブが連携して取り組む活動」で，J リーグクラブが課題解決のために主体的に活動するのではなく，地域の人や組織に J リーグを活用して課題解決に取り組んでもらおうとする試みである．地域の人や組織がそれぞれのアイデアを提案し，その実現に向けてアイデアを具体化していく取り組みは，まさにスポーツを活用した地域活性化のプロセスであり，地域連携においてトップランナーである J リーグならではの取り組みであるといえる．

▌5．スポーツイベントが生み出す社会的インパクト

（1）国際イベントの開催

次に，スポーツイベントが地域コミュニティに社会的インパクトを与えている事例について紹介したい．まず国際的なイベントによって得られる効果の事例として，徳島県三好市の事例について紹介する．徳島県三好市は四国中央部に位置する人口約 23,000 人の市で，2017 年に「ラフティング世界選手権 2017」そして翌年に「WWA ウエイクボード世界選手権大会 2018」が開催された．これら 2 つ

表11-1　開催地住民の感じるイベントの効果

項　目	得　点
身近で世界レベルの試合が見られる	4.19
地域のイメージが良くなる	3.97
水上スポーツの普及になる	3.95
地域の文化や社会を発信できる	3.84
地域活性化につながる	3.79
外国の選手と交流できる	3.68
地元に経済効果がある	3.49
住民同士の関わり合いが増える	3.00
大会終了後も観光客が増える	2.93
地域の生活環境が良くなる	2.70
鉄道や道路等の交通の便が良くなる	2.60
車が混雑する	3.46
ゴミなどが散らかる	2.94
犯罪が増える	2.65
自然破壊につながる	2.55

(冨山・紺田，2020)

の国際的な大会が開催された翌年の 2019 年に，三好市民を対象に大会が地域に与えたインパクトについて調査を行った（回答者 225 名，平均年齢 43.8 歳）．調査結果は表 11-1 に示したとおり，「身近で世界レベルの試合が見られる」「地域のイメージが良くなる」「水上スポーツの普及になる」といった項目で高い効果を感じている結果となった．これらの大会は，大規模なインフラ整備などを伴わない「ノンメガスポーツイベント」であったことから，「生活環境が良くなる」や「鉄道や道路などの交通の便が良くなる」といった項目では値が低い結果となった．一方スポーツイベントの開催にあたっては，ネガティブなインパクトについても注目する必要がある．ネガティブ項目 4 項目のうち「車が渋滞する」については高い値となっている．会場一帯は生活上車が欠かせない地域であり，車の渋滞について敏感になっていることをうかがわせる反面，「自然破壊」や「犯罪の発生」などについてはあまり高くない結果となった．あまり娯楽の多くない地方都市において世界規模の大会が開催され，間近に大会を見られることについては大きなインパクトを感じており，地域のイメージ向上や地域文化の発信等への効果を感じていることが示される結果となった．

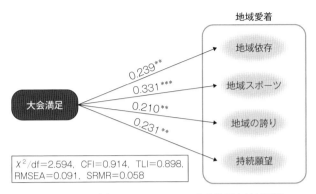

図11-3　和歌山リレーマラソンの大会満足と地域愛着
(Konda and Tomiyama, 2019)

（2）ノンメガ・グラスルーツイベント

　Jリーグや B リーグによって展開されるファンビジネスは，ファンの地元地域への愛着を生み出しており，ファンの地域への愛着を原田（2020）は，郷土愛や地域愛着よりも積極的な意味をもつ「シビックプライド」と表現している．Jリーグや B リーグなどのプロスポーツ領域においては，地域と地域の戦いであり，「シビックプライド（地域の誇り）」をかけて戦うというフレームワークがフィットする．それに対して，地域で開催されるスポーツイベントはプロスポーツリーグやメガスポーツイベントばかりではなく，市民参加型のグラスルーツイベントも開催されている．住民が，地域で開催される市民参加型のスポーツイベントを高く評価することは，自身の生活環境を高く評価して「クオリティ・オブ・ライフ」の向上に寄与するとの認識から，地域愛着が高まると考えられる．次に示すのは，グラスルーツイベントが生みだす地域への愛着の視点である．

　和歌山県田辺市では，「わかやまリレーマラソン〜パンダラン〜」というリレーマラソン大会が毎年 10 月に開催されている．これは，1 週 1.5 km のコースを家族や友人とリレー形式でハーフマラソン・フルマラソンを走るイベントで，ランナーはパンダの仮装をして楽しく走ることをコンセプトにした，ランニングのグラスルーツイベントである．この大会の参加者を対象に，大会の満足度と地域への愛着について調査を行った（回答者 192 名，平均年齢 35.8 歳）．その結果，大会の満足度については 5 点満点中 4.13 点となり，参加者は大会に対して高い満足度を得ている結果となった．次に大会の満足度と地域への愛着との関係につい

て分析を行った．地域への愛着については，「地域依存」「地域スポーツ」「地域の誇り」「持続願望」とする4つの側面で測定を行った結果，図11-3に示したように大会満足度は地域愛着の4つのすべての側面に対してプラスの関係をもっていることが示され，市民参加型の地域のイベントに満足することは，地域への愛着に影響を与えていることが明らかになった．地域への愛着が高い住民は，居住継続意思や連帯感そして地域活動への参加意思が高いことが知られており（石盛，2004；鈴木・藤井，2008），スポーツイベントを通して住民の地域愛着を高めることは，街づくりの視点で効果的であると考えられる．

▌6．パークPFIと公園整備

　都市公園の存在は，人々に安らぎの空間を提供し，散歩や健康体操の場となり，大規模災害発生時には避難所などの役割も果たす．わが国のスポーツ実施者の実施種目をみると，ジョギングやウォーキングが上位を占めており，歩いたり走ったりしたくなるような公園の整備は，地域スポーツ振興の視点からも重要である．アメリカでは「パークディストリクト」と呼ばれる組織が存在し，公園の緑地やスポーツ施設などを一体的に管理するとともに，スポーツプログラムや公園でのミニライブなど，ジャンルを問わず多様なプログラムを提供して公園を活用し，維持管理のための収益を確保している．

　わが国では2017年に都市公園法が改正され，「公募設置管理制度」（パークPFI）が導入された．これは，公園内にレストランやカフェなどの施設を民間企業が整備し，そこで得た収益を元に公園の整備を一体的に行おうとするものである．この制度の導入によってこれまで緑地帯があるだけで閑散としていた公園にレストランができて，その周辺が整備され，ウォーキングやジョギングに適した環境が出現することになった．2000年のスポーツ振興基本計画以降，わが国ではスポーツ実施者の量的拡大を目指してきたが，スポーツ施設の整備については財源確保の困難性などから進んでおらず，既存の施設を有効活用する他に手立ては示されていない．パークPFIの出現によって，公園が整備されることで屋外でのスポーツ環境が整備されることは，スポーツ参加者の量的拡大に向けた施設整備という視点からも望ましい施策であるといえる．

▎7．地域スポーツとコミュニティビジネス

　地域課題を解決する視点として，「コミュニティビジネス」が注目されている．細内（2010）は，コミュニティビジネスを「地域コミュニティを基点にして，住民が主体となり顔の見える関係の中で営まれる事業」と定義している．地域の課題をビジネスの手法で解決しようとする試みといえるが，ここでいうビジネスの手法とは，雇用を生みだし，キャッシュフローを生みだす仕組みを意味する．地域でサステナブルな事業運営をするためには，雇用創出とキャッシュフローは不可欠である．

　総合型地域スポーツクラブは，生涯スポーツニーズの受け皿として 1995 年に設立が始められた．スポーツ庁が 2019 に実施した総合型地域スポーツクラブの実態調査によると（スポーツ庁，2019），全国の調査対象 1,643 クラブの中で会費を徴収しているクラブは 90％に上っているものの，会費の平均額は一カ月あたり約 1,055 円となっている．加えて，クラブマネジャーについては 43％が常勤で配置しており手当てが支給されているが，常勤の手当は平均 10,602 円にとどまっている．また，常勤の事務局員を置いているのは 73.8％だが，常勤事務局員の手当の平均額は 9,011 円である．今後総合型地域スポーツクラブが地域スポーツ振興の役割を担っていくためには，雇用を確保するための収益を確保し，コミュニティビジネスの主体として自走できる組織に成長することが必要といえる．

▎8．地域スポーツコミッション

　スポーツイベントの開催・誘致，スポーツ合宿の誘致などによる地域の活性化のための司令塔役として期待されている組織が「地域スポーツコミッション」である．地域スポーツコミッションとは，地方自治体，民間企業，大学，スポーツ競技団体などが，地域におけるスポーツ振興，スポーツツーリズム推進のため，連携・協力して取り組むことを目的としている地域レベルの連携組織（細田・瀬田 2018）であり，スポーツイベントや合宿の誘致を行うとともに，施設利用手続きの相談，情報提供や広報活動などをワンストップサービスで行う組織である．スポーツ庁は，活動支援事業などを展開しながら地域スポーツコミッションの設

立を支援しており，2019年において114団体がスポーツコミッションとして登録されており，今後も増加傾向にある．地域スポーツコミッションの設立について原田（2020）は，これまでのようなスポーツ合宿や大会の誘致といったアウター政策に加えて，地域資産形成型のインナー政策が必要であることを示している．スポーツによる地域活性化事業は，イベントや合宿を誘致して一時的な交流人口を増やすだけではなく，そこでの賑わいを地域の活性化にどのようにつなげていくのかといった視点が望まれている．

9．地域スポーツのこれから

　地域スポーツ領域は，PPP（Public Private Partnership）のコンセプトのもと民間の活力やノウハウを活用して大きな進化を遂げつつある．スポーツによる地域活性化に対する関心の高まりによって，本章で触れたようなさまざまな取り組みが始まっているし，パークPFIのように民間企業の参入を促進するような仕組みが整いつつある．現在地域にある人口減少や高齢化等の課題を逆にチャンスと捉え，人々のクオリティ・オブ・ライフの向上に寄与するような地域スポーツの推進が望まれる．またスポーツイベントの開催にあたっては，レガシープランの策定など「何を残すか」に注目が集められてきた．今後はレガシィを「どのように活用するか」といった「社会的レバレッジ」の視点がきわめて重要である．

📖 文　献

・細内信孝（2010）新版コミュニティビジネス．学芸出版社．
・原田宗彦（2020）スポーツ地域マネジメント-持続可能なまちづくりに向けた課題と戦略-．学芸出版社．
・細田隆，瀬田史彦（2018）地域スポーツコミッションによる地域活性化のあり方に関する研究．都市計画論文集，53：439-444．
・石盛真徳（2004）コミュニティ意識とまちづくりへの市民参加-コミュニティ意識尺度の開発を通じて-．コミュニティ心理学研究，7（2）：87-98．
・喜瀬雅則（2016）牛を飼う球団．小学館
・Konda S and Tomiyama K（2019）The effect of event satisfaction of sports event participants on place attachment: a study of local sports event in Japan. European Sport Management Conference Abstract Book, pp137-138.

・スポーツ庁（2019）令和元年度総合型地域スポーツクラブに関する実態調査概要．スポーツ庁資料．

・鈴木春菜，藤井聡（2008）地域愛着が地域への協力行動に及ぼす影響に関する研究．土木計画学研究論文集，25：357-362．

・高橋享兵，冨山浩三（2019）運動・スポーツ習慣化事業に関する事例研究．日本生涯スポーツ学会第 21 回大会大会プログラム・抄録集．

・冨山浩三（2018）スポーツがもたらす社会的インパクトがスポーツチーム・クラブマネジメントに与える影響 - 地域愛着の視点から - ．大阪体育大学図書館．

・冨山浩三，紺田俊（2020）国際的スポーツ大会が地域住民にもたらす社会的インパクト - 地域愛着との関係に着目して - ．大阪体育大学紀要，52（印刷中）．

［冨山浩三］

12章

スポーツツーリズムの発展

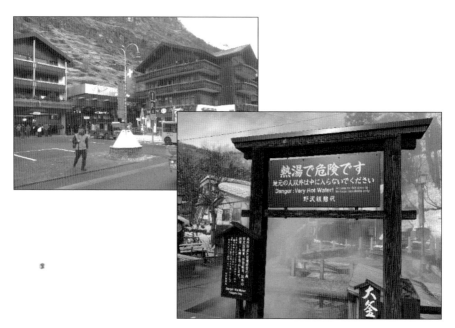

スイスのツェルマットの駅前広場と野沢温泉にある麻釜（おがま）
（写真撮影：原田宗彦氏）

ツェルマットにはマッターホルンがあり，野沢温泉には天然温泉がある．ともにスキー場として多くのスキーヤーを集めるが，両方に共通しているのは，地域を運営する共同体の存在である．ツェルマットには，「ブルガーゲマインデ」と呼ばれる地域共同体があり，地域の開発，整備，運営を行うために収入を得る．さらに環境保護のため，同村では，電気自動車しか認めていないが，住民の利害関係を調整するのも地域共同体の役割のひとつである．その一方で，野沢温泉には「野沢組」という村人（組員）の自治組織があり，村人の共有財産である山林や水源，温泉を守り，村人の生活全般を支えている．重要なことは，両者とも，通年リゾートとして安定的な事業を展開するために必要な住民文化が継承されている点にあり，これが魅力的な観光地の形成とスポーツツーリズムの振興に役立っている．

1．スポーツツーリズムの現状

　ゴールデンスポーツイヤーズに向けて，国内ではスポーツツーリズムへの注目が非常に高まってきた．たとえば，2017 年度から 2021 年度までの 5 年間におけるさまざまな数値目標や具体的な施策を盛り込んだ第 2 期スポーツ基本計画（文部科学省，2017）において，スポーツツーリズムが重点戦略のひとつとして明記された．東日本大震災以降，スポーツツーリズムを含む観光産業は順調に成長し続けてきたが，2020 年の新型コロナウイルス感染症によって，2020 年 5 月の延べ宿泊者数は前年同月比で外国人 98.7 ％減，日本人 81.6 ％減を記録した（観光庁，2020）．スポーツツーリズムも，東京オリンピック・パラリンピックとワールドマスターズゲームズ関西が延期になっただけではなく，数多くのスポーツイベントが中止や規模縮小となったり，海開きが中止となったりと大きな影響を受けた．しかしながら，2001 年 9 月 11 日に起こったアメリカ同時多発テロ事件により観光産業が落ち込んだ際，スポーツツーリズムは回復の早かったツーリズム形態のひとつであったように（World Tourism Organization，2001），ポストコロナ時代においてもスポーツツーリズムが担う観光復興の役割は小さいものではないことがうかがえる．

　スポーツツーリズムの歴史は長いが，学問分野としては比較的新しい．しかしながら，その短期間においても研究の蓄積を通してスポーツツーリズムは発展を遂げてきており，現在はポストコロナを念頭においた持続的発展が求められている．スポーツツーリズムの発展は自然に起こるものではなく，緻密な計画，政策，そして研究に基づくものであり，特にポストコロナのような特異な状況ではなおさらである．そこで本章では，スポーツツーリズムの定義と特徴（種類・目的レベル）を概説した上で，今後のスポーツツーリズム発展において，重要な示唆を与えると考えられるサプリメンタル観光行動について紹介して，本章をまとめる．

2．スポーツツーリズムの定義と特徴

　古代ギリシャ・ローマ時代に熱狂的な競技者と観戦者がオリンピアやコロッセウムまで旅行をしたように，スポーツツーリズムの歴史は紀元前まで遡る（Gibson，2016）．しかしながら，スポーツとツーリズムの関連性は 1990 年代

中盤・終盤から学術的に大きな注目を浴びるようになったばかりである．たとえば，スポーツツーリズムに特化した学術雑誌 Journal of Sport & Tourism は，2016 年にようやく 20 周年を迎えている（伊藤・Hinch，2017）．スポーツツーリズム研究においては，スポーツ活動における旅行者の動機（主目的 vs. 副次的），関与度（能動的 vs. 受動的），競争性（エリート vs. レクリエーション），そしてその文脈（休暇 vs. 労働）といった視点から研究が進められてきた（Gammon and Robinson，1997；Standeven and De Knop，1999）．どのような視点に立つにしろ，「スポーツ」と「ツーリズム」の 2 つの用語からなるスポーツツーリズムを理解するためには，それぞれの特徴を理解する必要がある．スポーツにはルール，競争，遊び，身体活動といった 4 つの特徴があり，ツーリズムには空間（生活圏からの移動），時間（一時的な滞在），活動（旅行の目的）といった 3 つの特徴がある（Higham and Hinch，2018）．これらの特徴を掛け合わせ，Higham and Hinch（2018，p23）はスポーツツーリズムを「一定の期間生活圏から離れ，独自のルール，優れた身体能力に基づく競争，遊び戯れるという特徴をもつスポーツの要素を含む旅行」と概念化している．この定義からうかがえるように，ツーリズムの 3 番目の特徴である「活動」がスポーツとツーリズムを結び付け，旅行先での活動にスポーツの要素が含まれることでスポーツツーリズムが概念化されるのである．

　このような考え方はスポーツを観光アトラクション（観光資源：尾家，2013）として捉えることで成り立っており，スポーツの文脈によってアトラクションを 4 種類に区分することができる（Higham and Hinch，2018）．1 つ目は観戦型イベントであり，ラグビーワールドカップやオリンピックのような数年に 1 回の周期的なイベントから，プロ野球や J リーグのように年間を通じて開催される定期的なイベントを含む．どちらにしても，この種のイベントはエリートスポーツイベントとも呼ばれ，少数のエリート競技者と大多数の観戦者といった特徴をもつ．2 つ目は参加型イベントであり，毎年開催されるイベント（例：東京マラソン）から数年に 1 回のイベント（例：ワールドマスターズゲームズ）までの，周期的な開催が一般的である．観戦型イベントとは対照的に，この種のイベントはノンエリートスポーツイベントとも呼ばれ，大多数の競技者と少数の観戦者といった構図で表されるのが特徴である．3 つ目はアクティブスポーツであり，スポーツイベント以外でのスポーツ活動（例：テニス，登山）への直接的参与を特徴とす

る．スポーツへの直接的参与という面では参加型スポーツイベントと同様であるが，スポーツ関与の組織化のレベルが異なる．4 つ目はスポーツヘリテージであり，スポーツミュージアムやスタジアムツアーといったスポーツの遺産的価値に特徴づけられる．Gibson（1998）はこのアトラクションをノスタルジアと呼んだように，郷愁的心理経験を誘発するスポーツツーリズムである．

　この 4 種類の区分は研究面でも実務面でも重要な示唆をもたらしてくれるが，排他的な区分ではないことに注意する必要がある．たとえば，2004 年から開催されている元高校球児がもう一度甲子園を目指すという「マスターズ甲子園」には全国各地から参加者が集結するが，単純なイベント参加要素だけではなく，甲子園球場や彼らの記憶の中にあるヘリテージ・ノスタルジア要素も，彼らをこのイベントに惹きつけていることがうかがえる（伊藤・Hinch，2017）．

　スポーツツーリズムアトラクションは，旅行の目的レベルによっても 1 次的から 3 次的までの 3 種類に区分される（Higham and Hinch，2018）．1 次的アトラクションは旅行者にそのアトラクションのみで旅程を決定させるものである．オリンピックなどのメガスポーツイベントは，多くのケースでこのレベルにあてはまる．2 次的アトラクションとは，旅行者は事前にそのアトラクションを認識しているが，旅程決定においてはあまり影響を与えないものである．旅行の主目的である友人や親族訪問のついでに，J リーグやプロ野球の試合を観戦するという観光行動がこのレベルにあてはまる．3 次的アトラクションは偶発的アトラクションとも呼ぶことができ，旅行者は事前にそのアトラクションを認識していないが，旅先での偶然の発見を通し，スポーツツーリズムを経験することになる．宿泊先のホテルでレンタサイクルをみつけ，サイクリングツアーにでかけるという観光行動がこのレベルにあてはまる．

　以上のように，「スポーツ」と「ツーリズム」の 2 つの特徴をもつスポーツツーリズムは，アトラクションの種類によって観戦型イベント，参加型イベント，アクティブスポーツ，スポーツヘリテージの 4 種類に，アトラクションの目的レベルによって 1 次的，2 次的，3 次的の 3 種類に区分される．これらのことから，スポーツが多くの人々にとって，さまざまな文脈やレベルで観光アトラクションとして機能していることがうかがえる（Higham and Hinch，2018）．これまで「スポーツ参加，観戦を主目的としていること」（工藤・野川，2002，p184）がスポーツツーリズムの前提条件とみなされることが多かったため，ヘリテージスポーツ

ツーリズムや2次的・3次的スポーツツーリズムは見落とされ，限定的なスポーツツーリズムのみが焦点をあてられてきた．しかしながら，一般的にさまざまな観光行動がひとつの旅程に組み込まれることからも，包括的な視点からスポーツツーリズムを捉える必要性がうかがえる．

3．スポーツツーリズムにおけるサプリメンタル観光行動

　包括的にスポーツツーリズムを考える際に役立つ概念が，主目的な観光行動に付随する副次的な観光行動である「サプリメンタル観光行動」である．図12-1に示したように，前述したスポーツアトラクションの4種類と3つの目的レベルに加え，非スポーツアトラクションとのかかわり合いからサプリメンタル観光行動は概念化される．スポーツツーリズムにおけるサプリメンタル観光行動には，図12-1にAからCで示された以下の3パターンがあげられる（伊藤，2020；Ito and Higham，2020）．
　　（A）「スポーツからスポーツへ」：スポーツアトラクションが主目的な観光客を，異なるスポーツアトラクションに誘導する（例：マラソン大会参加者が野球を観戦する）．
　　（B）「スポーツから非スポーツへ」：スポーツアトラクションが主目的な観光客を，非スポーツアトラクションに誘導する（例：スキー目的の訪日観光客が観光地を巡る）．
　　（C）「非スポーツからスポーツへ」：非スポーツアトラクションが主目的な観光客を，スポーツアトラクションに誘導する（例：観光地を巡る訪日観光客が大相撲を観戦する）．
　サプリメンタル観光行動の概念は新しいが，このような付随的な観光行動を促進させる戦略はこれまでにも議論されてきた（Ito and Higham, 2020）．たとえば，長期間にわたりイベントからより大きな経済的利益を生み出し，それらをより広範囲に波及させるレバレッジ戦略はそのひとつである．Getz and Page（2016, p365）によると，この戦略は「イベント前後の観光の促進，旅行日程の拡大によるイベント訪問のパッケージ化，アトラクションとデスティネーション間の共同マーケティングを通じて実現可能」となる．また，スポーツイベント開催都市のさまざまな観光アトラクションを組み合わせたバンドリング（パッケージ化）戦

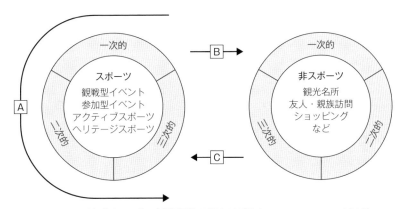

図12-1　サプリメンタル観光行動の概念モデル(Ito and Higham, 2020)

略（Chalip and McGuirty，2004）も同様に注目されてきた．ニューヨーク観光ツアーにマディソン・スクエア・ガーデンでのスポーツイベント観戦チケットを割安で抱き合わせる事例などが報告されている（Harrison-Hill and Chalip，2005）．観光アトラクションをパッケージ化することで，観光地の魅力を促進すると同時に，観光客の利便性を向上させることに繋がる（Chalip and McGuirty，2004；Harrison-Hill and Chalip，2005）．国内においてもこの2つの戦略に関連して，工藤・野川（2004，p16）が「スポーツイベント参加後に，開催地の特産品を土産として購入し，名所・旧跡を訪れ，郷土料理を味わい，地酒に舌鼓を打ち，温泉で体を休める等の活動に魅力を感じる参加者も相当数いる」ことを報告している．

　このようなレバレッジ戦略やバンドリング戦略を効率的に行うためには，スポーツアトラクションの4種類と3つの目的レベルならびに非スポーツアトラクションとのかかわり合いから概念化されるサプリメンタル観光行動の理解を深める必要がある（Ito and Higham，2020）．たとえば，1次的スポーツアトラクションによる多くの観光客はスポーツに肯定的な態度をもつため，2次的・3次的スポーツアトラクションに興味をもつことが容易に予想される（A：スポーツからスポーツへ）．たとえば，カナダエドモントンで開催されたワールドマスターズゲームズ2005では，32％の参加者がカナディアンフットボール観戦などのスポーツツーリズム行動をとっていたことが報告されている（Hinch and Higham，2011）．特に，同じ直接的スポーツ参与という特徴をもつ参加型スポーツイベン

トとアクティブスポーツのアトラクションの親和性は高いことが推察される．

　驚くことではないが，1次的スポーツアトラクションによる観光客は，2次的・3次的非スポーツアトラクションにも従事する（B：スポーツから非スポーツへ）．先ほどの事例のワールドマスターズゲームズ2005では，63％の参加者が開催地エドモントンでショッピングをしたことが報告されている（Hinch and Higham，2011）．ただし，短期間の旅程でのスポーツイベント参加者は，試合へのコンディション調整，会場の下見，参加者オリエンテーションへの出席等の大会準備の必要性が出てくるため，イベント前夜に遅くまで食事に出かけたり，イベント参加前後にショッピングへ出かけたりという可能性は低くなることが推察される．特にこの傾向は，参加者のスポーツイベントへの関与度や真剣度が高くなればなるほど顕著になることが予想される．対照的に，この種のサプリメンタル観光行動は，エリートアスリートにとって重要であることが示唆されている（Ito and Higham，2020）．試合前のトレーニングや競技結果への重圧から解放されるため，選手や競技団体が遠征先で観光行動をスケジュールに組み込むことが報告されている．たとえば，ラグビーワールドカップ2019では，ニュージーランド代表（オールブラックス）が別府市で砂風呂を楽しみ，リフレッシュしていることが話題となった．最近では，多くのエリートアスリートやチームがSNSを情報発信ツールとして使用しており，彼らのフォロワーへの観光プロモーションとしても役立っている．

　スポーツアトラクションが主目的でない旅行者にとっても，スポーツは観光アトラクションに成り得る（C：非スポーツからスポーツへ）．たとえば，知人・親戚訪問が主目的の旅行者がプロスポーツイベント（Ritchie et al.，2002）や知人・親戚が出場するスポーツイベント（Scott and Turco，2007）を観戦することが報告されている．また，MICE（meeting，incentive，convention，exhibition/event）などのビジネス旅行者にとっても，スポーツアトラクションが魅力的に映ることがある．出張先でのプロスポーツ観戦，スポーツミュージアム訪問，スタジアムツアー参加などがあげられる．この際に重要なのが，スポーツおよびビジネスインフラストラクチャーを都市中心部に配置するスポーツシティ（都市）というコンセプトである（Higham and Hinch，2018；Ito and Higham，2020）．また，都市のマーケティング担当者は大きな経済的利益を生み出すために，観光アトラクションのパッケージ内容を精査することが求められている（Sparvero and Chalip，2007）．

　スポーツツーリズムにおけるサプリメンタル観光行動についての国内の研究動向は，サプリメンタル観光行動を妨げる問題（阻害要因）の特定がメインとなっている．Nogawa et al.（1996）は時間的および金銭的問題によって，クロスカントリースキー大会参加者のサプリメンタル観光行動が阻害されてしまっている可能性を指摘している．また，児嶋ら（2019）はアジアパシフィックマスターズゲームズ 2018 ペナン大会の日本人参加者を対象にインタビュー調査を行い，大会運営（例：試合スケジュールの不明瞭さ）というマスターズ大会特有の阻害要因およびそれが原因の時間的阻害要因が，大会参加に伴うサプリメンタル観光行動の重要な問題となっていることを明らかにしている．今後は阻害要因だけではなく，サプリメンタル観光行動の動機や心理的経験などの知見蓄積が求められる．

▌4．スポーツツーリズムの持続的発展に向けて

　本章では，「スポーツ」と「ツーリズム」の特徴をもつスポーツツーリズムについて，スポーツアトラクションの種類ならびに目的レベルの視点から概説した．スポーツアトラクションには，観戦型イベント，参加型イベント，アクティブスポーツ，スポーツヘリテージという 4 種類があり，そのアトラクションの目的レベルによって，1 次的，2 次的，3 次的スポーツツーリズムに分類される．そして，これらの分類およびスポーツと非スポーツのかかわり合いを基に，主目的の観光行動に付随する副次的な観光行動である「サプリメンタル観光行動」を紹介した．

　これまでスポーツツーリズム研究では観戦型イベントを中心に知見が蓄積されてきたが（Hinch et al.，2014），参加型イベントやアクティブスポーツというスポーツへの直接的参与を特徴にもつスポーツツーリズム行動が近年増加傾向である（Higham and Hinch，2018）．また，ゴールデンスポーツイヤーズのレガシーを活用したヘリテージスポーツツーリズムの活性化も今後の日本には求められる（伊藤，2020；伊藤・Hinch，2017）．加えて，これまで 1 次的レベルでのスポーツツーリズムのみが着目されてきたが，一般的な旅行にはさまざまな活動が組み込まれることを考慮すると，スポーツツーリズムを捉える際にはサプリメンタル観光行動のような包括的な視点からのアプローチが必要となろう．

　このように，スポーツツーリズムはさまざまな要素を取り入れながら，絶え間

ない発展を遂げてきた．特に，国内では第2期スポーツ基本計画（文部科学省，2017）において，スポーツツーリズムが地域活性化の役割を期待されているように，スポーツイベントの社会・経済的インパクト（9章）やスポンサーシップ（10章），そして地域スポーツのマネジメント（11章）やそれを活性化させる地域スポーツコミッション（13章）との関連性の理解が，スポーツツーリズムの持続的発展に必要不可欠と考えられる．

📖 文　　献

- Chalip L, and McGuirty J（2004）Bundling sport events with the host destination. Journal of Sport & Tourism, 9: 267-282.
- Gammon S and Robinson T（1997）Sport and tourism: a conceptual framework. Journal of Sport Tourism, 4（3）: 11-18.
- Getz D and Page SJ（2016）Event Studies: Theory, Research and Policy for Planned Events, 3rd ed. Routledge.
- Gibson HJ（1998）Sport tourism: a critical analysis of research. Sport Management Review, 1: 45-76.
- Gibson HJ（2016）Tourism. In: Walker GJ, Scott D, Stodolska M（Eds.）, Leisure Matters: The State and Future of Leisure Studies. pp85-92, Venture Publishing.
- Harrison-Hill T and Chalip L（2005）Marketing sport tourism: creating synergy between sport and destination. Sport in Society, 8: 302-320.
- Hinch T, and Higham J（2011）Sport Tourism Development, 2nd ed. Channel View Publications.
- Hinch T, Higham J, Sant SL（2014）Taking stock of sport tourism research. In: Lew AA, Hall CM, Williams AM（Eds.）, The Wiley Blackwell Companion to Tourism. pp413-424, John Wiley and Sons.
- Higham J and Hinch T（2018）Sport Tourism Development, 3rd ed. Channel View Publications.（伊藤央二，山口志郎訳（2020）スポーツツーリズム入門．晃洋書房）
- 伊藤央二（2020）ポスト東京2020オリンピック・パラリンピック競技大会のスポーツツーリズム政策．観光学評論，8：45-53．
- 伊藤央二，Hinch T（2017）国内スポーツツーリズム研究の系統的レビュー．体育学研究，62：773-787．
- Ito E and Higham J（2020）Supplemental tourism activities: a conceptual framework to maximise tourism benefits and opportunities. Journal of Sport & Tourism, 24: 269-284.
- 観光庁（2020）宿泊旅行統計調査（令和2年5月・第2次速報，令和2年6月・第1次速報）．（https://www.mlit.go.jp/kankocho/siryou/toukei/content/001355872.pdf，参照日：2021年1月8日）

- 児嶋恵伍，伊藤央二，吉村実佳，藤森美月，坂本直斗（2019）日本人国外スポーツツーリストのサプリメンタル観光行動に関する阻害要因：アジアパシフィックマスターズゲームズ 2018 ペナン大会の日本人参加者の事例研究．観光学，21：27-34.
- 工藤康宏，野川春夫（2002）スポーツ・ツーリズムにおける研究枠組みに関する研究："スポーツ"の捉え方に着目して．順天堂大学スポーツ健康科学研究，6：183-192.
- 文部科学省（2017）スポーツ基本計画．〈https://www.mext.go.jp/sports/content/1383656_002.pdf，参照日：2021 年 1 月 8 日〉
- Nogawa H, Yamaguchi Y, Hagi Y（1996）An empirical research study on Japanese sport tourism in sport-for-all events: case studies of a single-night event and a multiple-night event. Journal of Travel Research, 35（2）: 46-54.
- 尾家建生（2013）観光アトラクションの基礎的研究．観光学評論，1：95-106.
- Ritchie B, Mosedale L, King J（2002）Profiling sport tourists: the case of Super 12 rugby union in the Australian Capital Territory, Australia. Current Issues in Tourism, 5: 33-44.
- Scott AKS and Turco DM（2007）VFRs as a segment of the sport event tourist market. Journal of Sport Tourism, 12: 41-52.
- Sparvero E and Chalip L（2007）Professional teams as leverageable assets: Strategic creation of community value. Sport Management Review, 10: 1-30.
- Standeven J and De Knop P（1999）Sport Tourism. Human Kinetics.
- World Tourism Organization（2001）Tourism after 11 September 2001: Analysis, remedial actions and prospects.〈https://www.e-unwto.org/doi/pdf/10.18111/9789284404896，参照日：2021 年 1 月 8 日〉

[伊藤央二]

13章

地域スポーツコミッションの役割

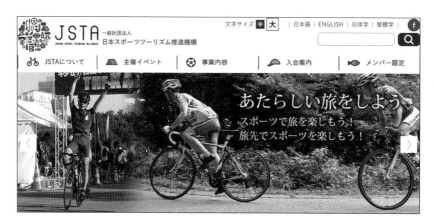

一般社団法人日本スポーツツーリズム推進機構（JSTA）のHP

JSTAは，スポーツツーリズムの普及拡大を目指す組織であるが，スポーツツーリズムを地域で推進するために必要となる司令塔が「地域スポーツコミッション」である．スポーツ庁は「スポーツによるまちづくり・地域活性化支援事業」を展開し，スポーツコミッションの新規設立に向けた支援と，設置済みの組織に対する活動支援を行う．特に後者については，地域特有の気候・環境・施設などを活かして行う長期的・安定的なスポーツ団体の受け入れと，（単発的なイベントだけではなく）季節・年間を通じて体験・参加が可能な「スポーツアクティビティの創出」によって，恒常的な交流人口の拡大に資する新たな取り組みを支援することが明示されている．

1．スポーツを活用した地域活性化

（1）地方創生事業とスポーツツーリズム

わが国の総人口は2050年に1億人を下回ると予想される（総務省，2020）．その傾向は特に地方で強く，各地は地域経済の活性化につながる糸口を探る．この流れの中で，スポーツを通じた地域活性化を図る動きもみられる．原田（2020）は，スポーツの役割が拡大し，スポーツイベント等を開催することで地域に社会的，経済的効果がもたらされると指摘する．政府は急速な人口減少や地方都市の衰退対策として，2015年度より各地の地方創生事業を助成している．さまざまな事業が採択されたひとつに，スポーツツーリズムによる地方創生事業がある．

宮城県角田市は2016年から3カ年計画で国からの助成金を受け，年間の交流人口100万人を目指し地方創生事業に取り組む．同市は県南の内陸部に位置し，域外から人が来る「理由」を創出する必要がある．そこで，総合運動公園に隣接する場所に道の駅を建設し，スポーツツーリズム推進に取り組んでいる．また，これには市民のスポーツ活動を向上させる狙いもあり，ウォーキングコースや自転車で遊べる交通公園の整備など，市内のスポーツ環境を積極的に整備する．3年が経過した2019年，地方創生事業は独自のスポーツコミッション設立を目指す動きへとつながり，「スポーツネットワークかくだ」という組織が結成された．同組織はスポーツを通じてスポーツ実施率向上など地域の社会的課題を解決するプラットフォームとして機能することが期待され，今後はスポーツ合宿や大会誘致などの業務も行う構想がある（角田市，2019）．

（2）増加する地域スポーツコミッション

観光庁（2011）が2011年に「スポーツツーリズム推進基本方針」を発表したことにより，スポーツ合宿・キャンプの誘致，スポーツイベントの誘致や開催，アウトドアスポーツなどの商品開発へ積極的に取り組む地域が急増している．また，スポーツ庁（2017a）の第2期スポーツ基本計画には「スポーツによる地域・経済の活性化」が11本の柱のひとつとして明記され，スポーツを活用したまちづくりが注目される．これを実現するための実働部隊として期待されるのが地域スポーツコミッションである．

2011年に国内初のスポーツコミッションがさいたま市に誕生して以降全国で

設立が相次ぎ，2019年10月時点でスポーツ庁が示す一覧には118団体が名を連ねる．同庁は，2015年度に56だった数を2021年度には170団体まで増やすことを目標に掲げている．ただし，各団体名をみると，「スポーツコミッション」の他に「推進協議会」や「実行委員会」，「ビューロー」などさまざまで，地域スポーツコミッションの組織形態，目的，活動状況など，確立された形はない．

▌2．スポーツコミッションとは

　スポーツ庁（2017b）は地域スポーツコミッションを「地方自治体，スポーツ団体，民間企業等が一体となり，スポーツと地域資源を掛け合わせたまちづくり・地域活性化に取り組む連携組織」と定義する．また，同庁（2019）は地域スポーツコミッションに該当するには以下の4要件を満たすこととしている．

　①常設の組織であり，年間を通じて活動を行っている（時限の組織を除く）．
　②スポーツツーリズムの推進，イベントの開催，大会や合宿・キャンプの誘致など，スポーツと地域資源を掛け合わせたまちづくり・地域活性化を主要な活動のひとつとしている．
　③地方自治体，スポーツ団体，民間企業（観光産業，スポーツ産業）等が一体となり組織を形成，または，協働して活動を行っている．
　④特定の大会・イベントの開催およびその付帯事業に特化せず，スポーツによる地域活性化に向けた幅広い活動を行っている．

　これら要件をみると，地域スポーツコミッションの役割はスポーツで域外からのビジターを呼び込み消費誘導効果を最大限引き出すことと，地域活性化という都市計画にかかわる役割を担っていると解釈できる．そのため，原田（2020）は域外向けの視点のみでなく，地域住民へのスポーツ機会提供などインナー政策の視点も欠かせないと指摘する．また，交流人口拡大において宮副（2015）は，一過性の外発的発展に依存せず，どのように内発的な開発に取り組めるかが重要と説明する．よって，地域スポーツコミッションのように地元に根差した組織が核となり，地域の関係団体と連携を図りながら地域資源を有効活用し，地域の価値を創造していくことが重要となる．

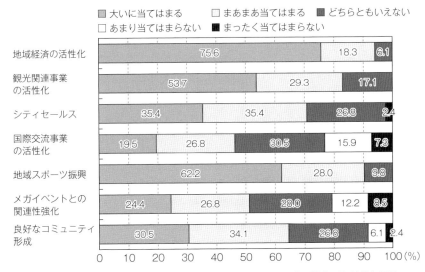

■ 大いに当てはまる　□ まあまあ当てはまる　■ どちらともいえない
□ あまり当てはまらない　■ まったく当てはまらない

図13-1　地域スポーツコミッションがスポーツツーリズム推進に取り組む目的
（弓田・棟田，2020a）

（1）地域スポーツコミッションの活動目的

　地域スポーツコションに期待されるのは，スポーツを「する」「見る」などスポーツで人が動く「理由づくり」であり，それによって拡大した交流人口の直接消費を誘発させて地域経済を活性化させることである（原田，2016）．では，現在活動する地域スポーツコミッションは実際にどのような目的をもつのか．

　2019年に実施された実態調査（弓田・棟田，2020a）によれば，93.9％の団体が「地域経済の活性化」をスポーツツーリズム推進に取り組む目的にあげている（図13-1）．同時に，「地域スポーツ振興」も90.2％と高く，子どもがスポーツに興味をもつ，地域にスポーツが根付く機会や市民のスポーツ観戦機会の提供といった例があげられた．このことから，国内の地域スポーツコミッションには，必ずしも域外からの来訪者を対象としたスポーツツーリズム推進のみではなく，地域住民も対象とした事業に取り組む傾向があると理解できる．

　ここでは，スポーツ合宿やイベント等の誘致・開催支援事業を，地域スポーツ振興にうまく関連付けている事例を紹介する．

1）地域住民のスポーツを「支える」機会を創出する仙台市

　2014年に宮城県仙台市で設立されたスポーツコミッションせんだい（2020）は，

「スポーツシティ仙台」の実現のために3つの柱を掲げており，その1つに「スポーツを支える力の強化」を位置付けている．毎年約8件のスポーツイベントを誘致し主催団体の要望に応じて支援しており，大会運営をサポートするスポーツボランティアの紹介も行っている．仙台市には2004年から活動する市民スポーツボランティア団体があり，まとまった人数や経験豊富な人材を提供することが可能となっている．2019年からはスポーツボランティアステーションが開設され，スポーツコミッションせんだいが窓口となって市民へのスポーツボランティア情報の提供，研修会や講習会の開催を実施しており，スポーツイベントの誘致が市民のスポーツに携わる機会を拡充することにつながっている．

2）スポーツ環境の充実を図る沖縄県

　スポーツコミッション沖縄は沖縄県体育協会（2019）がスポーツコミッションの事務局を担っているため，県内の各スポーツ競技団体とはもちろん，県内のスポーツ施設管理者とも密な連携を図っている．また，2016年からはスポーツ環境のさらなる充実を目指し，スポーツコンベンションの予算を活用して公共施設整備改善アドバイザーを県内の市町村へ派遣する事業を展開している．スポーツ施設の運営管理では，管理者と競技者の間に認識のズレが生じることがある．しかし，スポーツコミッション沖縄は施設の修繕や備品交換の際，スポーツ競技団体からアドバイザーという形で競技関係者を派遣し，利用者側の要望を直接施設管理者へ伝えられる機会を創出している．そうすることで，県内の充実したスポーツ環境の整備に貢献している．現在はアドバイザー派遣にかかわる費用を捻出しているが，いずれは施設の修繕費も助成できる仕組み構築を目指している．

（2）地域スポーツコミッションの組織形態

　各地に設立された地域スポーツコミッションは，主に4つのタイプに分類される（原田，2016）．1つ目が市町村レベルで設置されるもので，最も数が多く国内の地域スポーツコミッションの約7割を占める．2つ目は都道府県が設置をしているケースで，2019年10月時点で10都道府県がスポーツツーリズムを推進する専門組織を置いている．3つ目が複数の地域に跨って活動を行う広域連携のタイプで，その範囲は複数市町村で構成される場合や県を跨ぐケースもある．4つ目のタイプはNPOで，地域で長年活動を続ける総合型地域スポーツクラブが母体となっている事例が多い．このように各スポーツコミッションが対象とする

活動地域には違いがあり，それに応じて連携や協力する団体も異なる．

　また，地域スポーツコミッションの組織形態に着目するとその形式は行政主導型や民間組織など多様だが，2019 年度の調査（弓田・棟田，2020a）からは 13.8％が行政内組織，30.0％が行政主導の組織であり，行政の外郭組織（26.2％）も合わせると 7 割近くが行政との強い結びつきがあることがわかっている．対して民間組織は 21.3％で，残りの 1 割がその他の形式となっており，運営委員会，任意団体，既存の観光協会がスポーツツーリズム推進機能を担う形式などがある．

3．地域スポーツコミッションにおける戦略

　原田（2020）は，スポーツ地域マネジメントにおいて最も重要なのはマーケティング志向かどうかだと指摘する．地域がどういうサービスを提供したいかではなく，市場の潜在的なニーズを掘り起こし，いかに多様な地域資源を用いて顧客の欲求を満たせる商品開発ができるかにかかっている．また，他の地域とは異なる特色を見出し，どのように差別化したサービスを提供できるかが問われる（高橋，2015）．以下の 2 つの事例は，自地域が有するリソースを踏まえ，独自の戦略を打ち出す地域である．

1）インバウンドに特化した札幌市

　さっぽろグローバルスポーツコミッション（2019）は，「世界を魅了する都市型スノーリゾートシティを目指す」インバウンドに重点を置いた事業展開を行っている．北海道は海外，特にアジア圏の観光客から人気が高く，ウィンタースポーツではオセアニアのスキーヤーにニセコ町や富良野市が人気である．札幌市にも良質な雪のスキー場はあるが，海外での認知度が低いという課題を抱える．

　そこで，さっぽろグローバルスポーツコミッションは積極的に海外に向けた情報発信を行っている．その主な発信先は，平均滞在日数が短いアジア圏の富裕層となっている．当コミッションが 2019 年実施したマーケティング調査では，オセアニアなどからの長期滞在型スキーエキスパート層は未整備のスキーコースを求める傾向があること，一方，アジア圏の富裕層は整備されたスキー場と観光の両側面を求め，短期滞在にもかかわらず総支出額が高いことが明らかになった．よって，札幌市は地域のスポーツや観光資源を最大限活用し，顧客ニーズともマッ

チングする中国やタイなどの富裕層に向けてウィンタースポーツのプロモーションを進めている．

2）食と立地を強みとするえびの市

　熊本県，鹿児島県，宮崎県の県境に位置する宮崎県えびの市には温泉地が点在しており，旅館組合が宿泊施設の閑散期の穴埋めをするために長年スポーツ合宿誘致に積極的に取り組んできた．そのシステムを引き継ぎ，さらに拡充する形で2012年にえびの市スポーツ観光推進協議会が設置された．主なターゲットは西日本の大学や高校などの学生スポーツで，宮崎県内と鹿児島県の団体が6割を占め，残り3割がその他九州圏から来訪する．市はスポーツ合宿を行う団体に最大20万円の宿泊費補助を行っているが，近年は県内16の市町が同様の支援制度を設けているため，えびの市は今後交通費助成も行うか検討している（えびの市スポーツ観光推進協議会，2019a・2019b）．

　しかし，こういったスポーツ合宿等誘致補助金制度は身の削り合いに巻き込まれかねない．そこで，えびの市スポーツ観光推進協議会（2019c）は「食」と「立地」という面で差別化を図っている．宿泊施設には，特に食事にこだわって対応するよう促しており，温かくボリュームある食事の提供をスポーツ合宿誘致の強みと捉えている．また，3つの県が接するという地理的特性を活かし，複数の地域からチームが集まる高校女子バレーボール大会を毎年開催している．このようにえびの市は地域資源を活かし，他地域との差別化を図っている．

▌4．地域スポーツコミッションへの期待と課題

　2011年以降，地域スポーツコミッションの設立が各地で相次ぐ背景には，スポーツが地域にもたらす社会的効果と経済的効果への期待の高まりがある．原田（2016）は，地域活性化においてスポーツには「社会資本を蓄積する機能」「消費を誘導する機能」「地域の連帯性を向上する機能」「都市のイメージを向上する機能」といった4つの機能があると指摘するが，それらが機能するためには，戦略的かつ継続的に取り組む主体的組織の存在が欠かせない．その中心的組織が地域スポーツコミッションであり，域外からの交流人口拡大を実現しながら地域に最大限の効果をもたらすことが期待される．

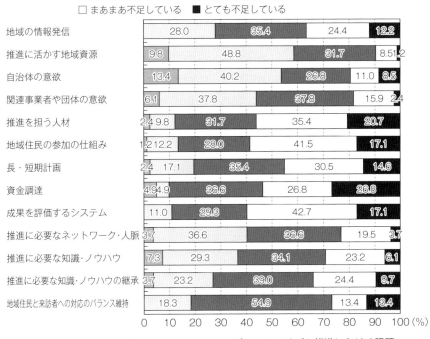

図13-2　地域スポーツコミッションのスポーツツーリズム推進における課題
（弓田・棟田，2020a）

　しかし，現存のスポーツコミッションの多くは頻繁な担当者の入れ替わりや限られた資金，地域の関係団体との連携不足など，多くの課題を抱える．弓田・棟田（2020b）は，各団体のスポーツツーリズム推進における課題を調査した結果，成果を評価するシステム，地域住民の参加の仕組み，推進を担う人材，資金調達など多くの課題が存在することを明らかにしている（図13-2）．また，抽出された26の課題項目を8要素に分類し，各要素が地域スポーツコミッションのスポーツツーリズム推進とどのような関係があるかも説明している（図13-3）．

　「情報」の収集と発信，戦略や計画を含む「構想」，連携や人材確保といった「組織」に関すること，そして組織内でどうノウハウを「蓄積」するかは地域スポーツコミッションそのものにかかわる課題と捉えられる．一方，地域全体で取り組む課題には「意識」と「資源」があり，自治体や地域住民，関連団体の意欲的なかかわりと地域資源開発への参画が求められる．また，交流人口拡大には地域の

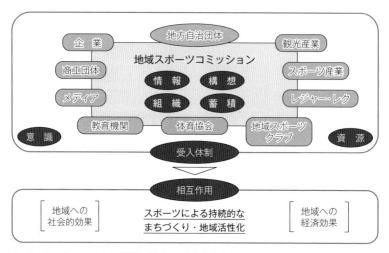

図13-3　「スポーツによる地域活性化推進事業」（スポーツ庁）と課題8要素との関連性
（弓田・棟田，2020a）

多様な領域や団体間で連携しながら「受入体制」を整備する必要がある．そして，地域スポーツコミッションを核にスポーツツーリズム推進に取り組むことで，地域における交流や好循環などの「相互作用」が生まれる可能性がある．しかし，スポーツコミッションが取り組む事業の成果の捉え方には決まった形がない．誘致・開催するスポーツイベントの数，イベントの経済波及効果，市内の宿泊者数など，評価指標はさまざまである．今後は，上記のような課題を解決するとともに，各地域スポーツコミッションの目的や目標に合わせて地域にどのようなインパクトをもたらすか，評価を可視化する工夫が求められる．

📖 **文　　献**

・えびの市スポーツ観光推進協議会（2019a）合宿等誘致事業補助要領．
・えびの市スポーツ観光推進協議会（2019b）平成30年度えびの市スポーツ合宿等の受入実績及び前年度比．
・えびの市スポーツ観光推進協議会（2019c）えびの市「スポーツ観光」の施策展開イメージ．
・角田市（2019）かくだ版地域スポーツ運営組織の将来ビジョン．2019年8月28日令和元年度第4回 Challenge Million 2016 スポーツ専門部会会議資料．
・観光庁（2011）スポーツツーリズム推進基本方針．（https://www.mlit.go.jp/

common/000160526.pdf，参照日：2020 年 9 月 10 日）
・原田宗彦（2018）スポーツ都市戦略−2020 年後を見すえたまちづくり−．学芸出版社．
・原田宗彦（2020）スポーツ地域マネジメント−持続可能なまちづくりに向けた課題と戦略−．学芸出版社．
・一般社団法人日本スポーツツーリズム推進機構編（2015）スポーツツーリズム・ハンドブック．学芸出版社．
・宮副謙司（2015）地域活性化マーケティング−地域価値を創る・高める方法論−．同友館．
・沖縄県体育協会（2019）スポーツアイランド沖縄の形成に向けて．
・さっぽろグローバルスポーツコミッション（2019）さっぽろグローバルスポーツコミッション H30 年度事業報告．
・首相官邸（2020）地域再生推進のための基本指針．（https://www.kantei.go.jp/jp/singi/tiiki/tiikisaisei/kettei/031219sisin.html，参照日：2020 年 9 月 30 日）
・総務省（2020）平成 30 年版情報通信白書．（https://www.soumu.go.jp/johotsusintokei/whitepaper/ja/h30/html/nd101100.html，参照日：2020 年 9 月 27 日）
・スポーツ庁（2017a）第 2 期スポーツ基本計画．（https://www.mext.go.jp/sports/content/jsa_kihon02_slide.pdf，参照日：2020 年 9 月 12 日）
・スポーツ庁（2017b）スポーツによるまちづくり・地域活性化活動支援事業．（https://www.mext.go.jp/sports/content/1372561_00001.pdf，参照日：2020 年 9 月 10 日）
・スポーツ庁（2019）全国のスポーツコミッション所在状況．
・スポーツコミッションせんだい（2020）スポーツコミッションせんだいとは．（http://www.scs-sendai.jp/about/，参照日：2020 年 10 月 7 日）
・髙橋義雄（2015）地域活性化とスポーツツーリズム．一般社団法人日本スポーツツーリズム推進機構編，スポーツツーリズム・ハンドブック．pp114-122，学芸出版社．
・弓田恵里香，棟田正也（2020a）地域資源活用に向けた課題の抽出と構造化−我が国のスポーツコミッションに着目して−．2019 年度笹川スポーツ研究助成研究成果報告書，pp87-93，笹川スポーツ財団．
・弓田恵里香，棟田雅也（2020b）スポーツツーリズム推進における地域資源活用の課題抽出と構造化調査報告書．

［弓田恵里香］

IV部
プロスポーツ産業

14章　北米のプロスポーツ

15章　ヨーロッパのプロスポーツ

16章　アジア・オセアニアの
　　　　プロスポーツ

17章　プロスポーツと権利ビジネス

18章　ファンエンゲージメント

19章　地域密着型プロスポーツの未来

14章

北米のプロスポーツ

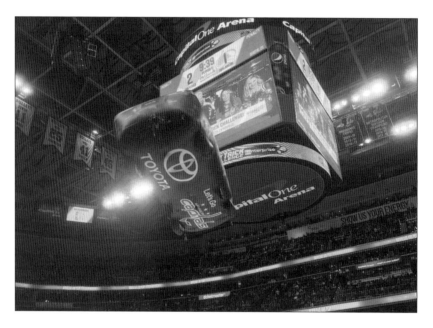

スポンサーのトヨタ自動車が宙を舞うキャピタル・ワン・アリーナ
（写真撮影：原田宗彦氏）

北米の4大スポーツのひとつ，NHL（ナショナル・アイスホッケー・リーグ）に所属する「キャピタルズ」は，「スタンレーカップ」（プレーオフトーナメントの優勝チームに与えられる賞）を2018年に獲得した強豪チームであり，トヨタ自動車がスポンサー企業に名を連ねる．本拠地のアリーナは，八村塁が所属するNBA（ナショナル・バスケットボール・リーグ）のウィザーズの本拠地でもある．NHLとNBAのチームが，同じアリーナのアンカーチームになることは，北米では珍しくない．しかしながら，ワシントンD.C.にあるキャピタル・ワン・アリーナとNHLとNBAのチームが，「モニュメンタル・スポーツ＆エンタテインメント社」の所有であることはあまり知られていない．同社は，同じ文脈で，「チーム・リキッド」というeスポーツのプロチームと，NBA2Kリーグに所属するチーム（ウィザーズ・ディストリクト・ゲーミング）を所有するなど，スポーツ・コングロマリット（複合企業体）的な様相を示している．

1．多様な北米プロスポーツ

　北米には多様なプロスポーツが存在する．ベースボール，アメリカンフットボール，バスケットボール，アイスホッケー，サッカー，ラクロス，ラグビー，ストックカーレース，フォーミュラーカーレース，ドラッグレース，ゴルフ，テニス，ボウリング，エクストリームスポーツ（スケートボードやインラインスケート，BMX，モトクロス，スノーボードなど），ボクシング，総合格闘技，競馬，ロデオなど，枚挙にいとまがない．北米のスポーツ市場（入場料，メディア権料，協賛料，ライセンス商品の合計）は 2014 年から 2018 年の 5 年間に 602 億ドル（2014 年），636 億ドル（2015 年），673 億ドル（2016 年），691 億ドル（2017 年），711 億ドル（2018 年）と右肩上がりで拡大している（PwC，2019）．カレッジスポーツなどプロスポーツ以外のデータも含まれていることに注意して解釈する必要はあるが，北米のプロスポーツ産業の概況を知ることができる．

　北米プロスポーツの理解を目的とする本章では，ビッグ 4 と呼ばれ，人気，実力，歴史を兼ね備えたベースボールのメジャー・リーグ・ベースボール（MLB），アメリカンフットボールのナショナル・フットボール・リーグ（NFL），バスケットボールのナショナル・バスケットボール・アソシエーション（NBA），アイスホッケーのナショナル・ホッケー・リーグ（NHL）に焦点を絞って解説する．

2．ビッグ 4 の概要

　ビッグ 4 最古参は MLB である．1876 年にナショナルリーグ（NL）が設立され，NL の競合として 1901 年にアメリカンリーグ（AL）が設立されたが，1903 年から両リーグの優勝チームが対戦するワールドシリーズが始まり，2 リーグ制の組織となった．MLB に次ぐ歴史を有するのが NHL で，1917 年の設立当初はすべてカナダのチームで構成された．NFL は 1920 年にアメリカン・プロフェッショナル・フットボール・アソシエーションとして設立され，1922 年に NFL へ改称された．NFL の競合として 1960 年にアメリカン・フットボール・リーグ（AFL）が誕生したが，1970 年に NFL と AFL は合併し，新生 NFL が誕生することとなった．最後発の NBA は 1946 年にバスケットボール・アソシエーション・オブ・アメリカとして設立され，1949 年に競合のナショナル・バスケットボール・リー

表14-1　ビッグ4の構造

リーグ	カンファレンス/リーグ	ディビジョン(カッコ内の数字はチーム数)
MLB	ナショナルリーグ	イースト(5)，セントラル(5)，ウェスト(5)
	アメリカンリーグ	イースト(5)，セントラル(5)，ウェスト(5)
NFL	ナショナル・フットボール・カンファレンス	イースト(4)，ノース(4)，サウス(4)，ウェスト(4)
	アメリカン・フットボール・カンファレンス	イースト(4)，ノース(4)，サウス(4)，ウェスト(4)
NBA	イースタン・カンファレンス	アトランティック(5)，セントラル(5)，サウスイースト(5)
	ウェスタン・カンファレンス	サウスウェスト(5)，ノースウェスト(5)，パシフィック(5)
NHL	イースタン・カンファレンス	アトランティック(8)，メトロポリタン(8)
	ウェスタン・カンファレンス	セントラル(7)，パシフィック(8)

グ（1938年設立）を吸収し，名称がNBAへ変更された．

　リーグの構造は，MLBが30チームによる2リーグ6ディビジョン，NFLが32チームによる2カンファレンス8ディビジョン，NBAが30チームによる2カンファレンス6ディビジョン，NHLが31チームによる2カンファレンス4ディビジョンとなっている（表14-1）．階層構造のリーグではないので，チームの昇格・降格はない．

　大会はレギュラーシーズンとポストシーズンの2部構成で，レギュラーシーズンではホーム＆アウェイ方式のリーグ戦が行われ（1チームあたりの試合数はMLBが162，NFLが16，NBAとNHLが82），ポストシーズンにはトーナメント戦方式のプレーオフが行われる．プレーオフへの出場権はディビジョン優勝チームとワイルドカード（ディビジョン2位以下のうち成績上位チーム）に与えられる（出場枠はMLBが10，NFLが12，NBAが16，NHLが16）．年間王者の座は，プレーオフを勝ち残ったカンファレンス優勝チーム（MLBはリーグ優勝チーム）によって争われる．ディビジョン制は多くのファンに優勝の喜びを味わう機会を与え，ワイルドカードのあるプレーオフ制は消化試合を減らして人びとの関心をつなぎとめることに貢献している．巧妙な大会方式だといえる．

　スポーツファンは1年を通してスポーツエンタテインメントを楽しむことができる．MLBが4月に開幕し，シーズン終盤の9月になるとNFLが開幕する．10月にはワールドシリーズでMLBが幕を閉じるが，NHLとNBAが相次いで開幕する．NHLとNBAのシーズンが佳境に入る前の1月にNFLはスーパーボウルでクライマックスを迎える．4月に再びMLBが開幕し，6月になるとNHLはスタンレーカップ・ファイナルで，NBAはNBAファイナルで閉幕する．こうした

大会日程の合間を縫って他のプロスポーツが開催される.

▌3.　試合観戦日の経験

　プロスポーツは人気商売であり，人気を測る指標のひとつが入場者数である. レギュラーシーズンとポストシーズンを合わせた 1 シーズンの総入場者数は, MLB が 7,000 万人，NFL が 1,800 万人，NBA と NHL が 2,400 万人，レギュラーシーズンの 1 試合平均入場者数は，MLB が 3 万人，NFL が 6.8 万人，NBA と NHL は 1.8 万人の規模となる（表 14-2）. 競技場の収容人数や開催試合数が異なるため単純比較はできないが，いずれのリーグも高い集客力を備えていることがわかる.

　どのリーグにも殿様商売をしているチームなどない. 1 枚でも多くの入場券を売るため，ローカル・スポンサーシップと連動させた来場者プレゼント（Giveaway）や場内イベントが実施されたり，データベース・マーケティングによりファンの属性情報等にもとづくサービスが提供されている. 購入済入場券の再取引可能な二次市場がリーグやチームの管理下で運営され，従来であれば埋もれていた需要を掘り起こす取り組みもなされている. チームの取り組みを下支えするため，リーグ機構にはマーケティングの支援部隊が整備されている. 先鞭を着けたのは NBA で，チーム・マーケティング＆ビジネス・オペレーション（TMBO）という部署を立ち上げ，チーム間でノウハウが共有される基盤を整えた. チームを取り巻く環境は一様でないため画一的な方策は意味をなさない. それゆえ TMBO はトップダウンで命令を下す司令官役ではなく，後方支援に徹する補給部隊役を担う. ビッグ 4 の集客力は，このような努力の積み重ねによって築かれたものである.

　北米プロスポーツでは，商品は試合開催日の経験（Game-Day Experience）であるという認識が定着している. その対価をファン・コスト・インデックス（FCI，Team Marketing Report）を用いて確認してみる. FCI は家族 4 人（おとな 2 人，子ども 2 人）での観戦を想定した指標で，平均価格の入場券 4 枚，ソフトドリンク 4 杯，小サイズのビール 2 杯，ホットドッグ 4 つ，プログラム 2 冊，駐車場料金，帽子（cap）2 つの合計額として算出される. 2019 年の調査結果では MLB は 140〜370 ドル，NFL は 400〜820 ドル，NBA は 230〜900 ドル，NHL

表14-2　ビッグ4の入場者数の年次推移

リーグ	シーズン	レギュラーシーズン			ポストシーズン		
		総　数	試合数	平　均	総　数	試合数	平　均
MLB	2015	73,760,032	2,418	30,505	1,634,763	36	45,410
	2016	73,159,068	2,425	30,169	1,552,257	35	44,350
	2017	72,670,423	2,419	30,042	1,746,109	38	45,950
	2018	69,649,736	2,415	28,840	1,497,352	33	45,374
	2019	68,478,648	2,416	28,344	1,650,223	37	44,601
NFL	2015-16	17,510,312	256	68,400	775,169	11	70,470
	2016-17	17,788,671	256	69,487	796,674	11	72,425
	2017-18	17,255,759	256	67,405	759,725	11	69,066
	2018-19	17,181,656	256	67,116	812,019	11	73,820
	2019-20	17,015,406	256	66,466	784,099	11	71,282
NBA	2015-16	21,954,838	1,230	17,849	1,674,224	86	19,468
	2016-17	21,997,875	1,230	17,884	1,526,590	79	19,324
	2017-18	21,931,278	1,230	17,830	1,577,493	82	19,238
	2018-19	21,933,429	1,230	17,832	1,576,641	82	19,227
	2019-20	17,235,500	1,059	16,275	－	－	－
NHL	2015-16	21,618,808	1,230	17,576	1,685,451	91	18,521
	2016-17	21,525,777	1,230	17,501	1,606,364	87	18,464
	2017-18	22,174,263	1,230	18,028	1,517,965	84	18,071
	2018-19	22,186,851	1,271	17,456	1,574,688	87	18,100
	2019-20	18,805,362	1,082	17,380	－	－	－

NBAとNHLでは，2019-20シーズン途中から新型コロナウイルス感染症の影響により無観客で試合が開催された．
（ESPN（2020a・2020b・2020c・2020d）をもとに作表）

は290〜620ドルの水準であった．

　競技場にはプレミアムな観戦経験を堪能できる仕掛けも用意されている．ラグジュアリースイート（Luxury Suite）とクラブシート（Club Seat）である．前者は大型テレビやソファーなどが装備され飲食サービスが提供される観戦室を指し，主に大企業の接待で利用される．後者は飲食等のサービス提供が受けられる会場（クラブシート利用者限定）を利用できる観戦席を指し，中小企業や富裕層の個人によって利用される．チームにとっては貴重な収入源である．

4．スポーツの魅力を引き出す条件

　プロスポーツの価値の源泉は魅力的な試合にある．NFLは，フットボールの

魅力を最大限に引き出す3つの条件として，最高の選手がいること，選手が最大限の実力を発揮すること，熾烈な競争状態が維持されることをあげている．有能な選手を見出して強化し，心身の良好な状態を維持させるためには，機能的な情報網・トレーニング施設・リハビリテーション施設・人材が必要であるため，タレント発掘・強化の巧拙は投資額の多寡によることになる．選手の能力は参稼報酬に反映されるので，戦力の優劣は参稼報酬の総額に応じるとみなされる．したがって，理論上はチーム間の財力を均衡させれば熾烈な競争状態が維持されることになる．つまり，鍵となるのは財力均衡である．

　財力均衡のための施策にはレベニューシェアリング，サラリーキャップ，ラグジュアリータックスがある（佐野・町田，2006）．レベニューシェアリングは収益の分配制度で，分配の対象とする利益の範囲と分配への割当率によって財力均衡の実現度は左右される．全国市場を対象とするスポンサーシップや公衆送信等から得られた権料を均等分配するのはわかりやすい．課題は各チームが本拠地で稼ぎ出す収益の扱いである．北米のプロスポーツでは，各チームは本拠地でマーケティング活動を独占排他的に行うことが認められているため，本拠地の経済規模に応じて収益力に差が生じることになる．部分的であっても地方市場からの収益を中央で吸い上げて分配することは，政治問題化しやすい敏感な課題といえる．

　サラリーキャップはチームの参稼報酬総額に上限を設ける制度で，ラグジュアリータックスは参稼報酬総額のうち基準超過分に制裁金を課す制度である．上限額や基準額はリーグ全体の見込み収益に応じて算出される．選手の立場からすれば，どちらも参稼報酬を抑制するための制度であり，労使間で収益の範囲と参稼報酬への割当率に関する激しい論争が起きやすい．無節操な参稼報酬の抑制を防ぐため，参加報酬総額には下限も設けられている．

　熾烈な競争状態を維持するための施策としてウェバー制ドラフト（前シーズンの戦績下位チームから順番に新人選手の指名選択権が与えられる制度）もあげられる．選手の立場からは，チーム間の獲得競争を回避して契約金を抑制するための制度とも捉えられる．なお，フリーエージェント制度により，一定期間プレイした選手はどのチームとも自由に交渉できる権利を取得できる．フリーエージェント制度が存在するからこそ，選手はドラフト制度を受け入れるのであり，サラリーキャップやラグジュアリータックスが重要な意味合いをもつのである．

　こうした制度は労使間交渉により決定される．交渉決裂はストライキ（選手に

表14-3　ビッグ4の労使紛争によるリーグ閉鎖の歴史

リーグ	閉鎖理由	開　始	終　了	期間(日)
MLB	ストライキ	1972/04/01	1972/04/13	13
	ロックアウト	1973/02/08	1973/02/25	18
	ロックアウト	1976/03/01	1976/03/17	17
	ストライキ	1980/04/01	1980/04/08	8
	ストライキ	1981/06/12	1981/07/31	50
	ストライキ	1985/08/06	1985/08/07	2
	ロックアウト	1990/02/15	1990/03/18	32
	ストライキ	1994/08/12	1995/04/02	234
NFL	ストライキ・ロックアウト	1968/07/03	1968/07/15	13
	ロックアウト・ストライキ	1970/07/13	1970/08/03	22
	ストライキ	1974/07/01	1974/08/10	41
	ストライキ	1982/09/21	1982/11/16	57
	ストライキ	1987/09/22	1987/10/15	24
	ロックアウト	2011/03/12	2011/08/04	146
NBA	ロックアウト	1995/07/01	1995/09/18	80
	ロックアウト	1996/07/09	1996/07/09	1
	ロックアウト	1998/07/01	1999/01/07	191
	ロックアウト	2011/07/01	2011/12/08	161
NHL	ストライキ	1992/04/01	1992/04/30	30
	ロックアウト	1994/10/01	1995/01/11	103
	ロックアウト	2004/09/16	2005/07/22	310
	ロックアウト	2012/09/15	2013/01/12	120

(CNN（2014）をもとに作表)

よるプレーの拒否），もしくはロックアウト（オーナーによる選手の閉め出し）を意味する．ファンの信頼を失う愚行は過去に何度も繰り返されている（**表14-3**）．

■5．チームと地元との関係

　チームの本拠地の住民にとって，チームは地域の象徴であり誇りである．チームは地域の公共財産のようにもみえるが，実態は個人（オーナー）の私的所有物である．優勝トロフィーは地元住民とオーナーの共通目標であるが，オーナーには利益最大化・資産価値向上も等しく重要である．入場料，メディア権料，協賛料，ライセンス商品料というチームの収益構造を考えれば，チームの本拠地は経済規模の大きな都市ほど望ましいことになる．また，リーグ全体の収益最大化と

表14-4　ビッグ4のチーム本拠地の分布状況

人口規模(万人)[※1]	都市圏数[※2]	MLB	NFL	NBA	NHL
1,500～	1	2	2	2	3
1,000～1,499	1	2	2	2	2
900～ 999	1	2	1	1	1
800～ 899	―				
700～ 799	2	2	2	2	1
600～ 699	5	5	4	5	4
500～ 599	―				
400～ 499	6	5	4	4	4
300～ 399	4	4	3	1	2
200～ 299	17	7	9	8	6
100～ 199	22	1	4	5	7
～ 99	141		1		1

※1：2019年7月1日付推定人口．※2：上位200都市．
(US Census Bureau (2020)，Statistics Canada (2020) をもとに
作表)

いう前提条件のもと，条件が整えば本拠地の規模はより大きいほうが経済的に合理的でもある．チームは公共財産ではなく私有財産であることを裏付けるように，チームの本拠地は大都市に偏在しており（表14-4），移転は何度も起きている（表14-5）．例外もある．NHLのウィニペグ・ジェッツとNFLのグリーンベイ・パッカーズは人口が100万人を下回る小都市を本拠地としている．ウィニペグはジェッツを一度失い（1996年にフェニックスへ転出しコヨーテズへ改称），都市をあげての取り組みにより再びチームを取り戻している（2011年にスラッシャーズがアトランタから転入しジェッツへ改称）．パッカーズは一般市民を株主とする市民クラブという稀有な存在である．どちらも地域住民の熱意が経済原理を凌駕した事例といえる．

　本質的には地域に根差した存在ではないがゆえに，各チームは積極的かつ継続的に地域貢献活動に取り組んでいる．その動機は，よき企業市民（Good Corporate Citizen）としての義務を果たすことであり，優れた評判を構築することであるが，より重要なのは競争環境を改善することである（Porter and Kramer，2002）．チームにとって最も重要な環境は競技場であるから，競争環境の改善は新設・大規模改修を含む競技場に対する設備投資を意味する．多くの競技場は公共施設であり，公的支援を目論むのであれば，納税者たる地域住民の理解が不可欠となる．それゆえ積極的かつ継続的に地域貢献活動に取り組むので

表14-5　ビッグ4のチーム移転（1960年以降）

年	リーグ	移転前	移転後
1960	NFL	シカゴ・カージナルス	セントルイス・カージナルス
	NBA	ミネアポリス・レイカーズ	ロサンゼルス・レイカーズ
1961	MLB	ワシントン・セネターズ	ミネソタ・ツインズ（ミネアポリス）
	NFL	ロサンゼルス・チャージャーズ	サンディエゴ・チャージャーズ
1962	NBA	フィラデルフィア・ウォーリアーズ	サンフランシスコ・ウォーリアーズ
1963	NFL	ダラス・テキサンズ	カンサスシティ・チーフス
	NBA	シラキュース・ナショナルズ	フィラデルフィア・76ers
	NBA	シカゴ・ゼファーズ	ボルチモア・ブレッツ
1966	MLB	ミルウォーキー・ブレーブス	アトランタ・ブレーブス
1968	MLB	カンサスシティ・アスレチックス	オークランド・アスレチックス
	NBA	セントルイス・ホークス	アトランタ・ホークス
1970	MLB	シアトル・パイロッツ	ミルウォーキー・ブリューワーズ
1971	NBA	サンディエゴ・ロケッツ	ヒューストン・ロケッツ
	NBA	サンフランシスコ・ウォーリアーズ	ゴールデンステート・ウォーリアーズ（オークランド）
1972	MLB	ワシントン・セネターズ	テキサス・レンジャーズ（ダラス）
	NBA	シンシナティ・ロイヤルズ	カンサスシティ・オマハ・キングス
1973	NBA	ボルチモア・ブレッツ	キャピタル・ブレッツ（ワシントン）
1976	NHL	カンサスシティ・スカウツ	コロラド・ロッキーズ（デンバー）
	NHL	カルフォルニア・ゴールデンシールズ	クリーブランド・バーロンズ
1977	NBA	ニューヨーク・ネッツ	ニュージャージー・ネッツ（イーストラザフォード）
1978	NBA	バッファロー・ブレーブス	サンディエゴ・クリッパーズ
	NHL	クリーブランド・バーロンズ	ミネソタ・ノーススターズに統合合併
1979	NBA	ニューオリンズ・ジャズ	ユタ・ジャズ（ソルトレイクシティ）
1980	NHL	アトランタ・フレームス	カルガリー・フレームス
1982	NFL	オークランド・レイダース	ロサンゼルス・レイダース
	NHL	コロラド・ロッキーズ	ニュージャージー・デビルス（イーストラザフォード）
1984	NFL	ボルチモア・コルツ	インディアナポリス・コルツ
	NBA	サンディエゴ・クリッパーズ	ロサンゼルス・クリッパーズ
1985	NBA	カンサスシティ・キングス	サクラメント・キングス
1988	NFL	セントルイス・カージナルス	フェニックス・カージナルス
1993	NHL	ミネソタ・ノーススターズ	ダラス・スターズ
1995	NFL	ロサンゼルス・レイダース	オークランド・レイダース
	NFL	ロサンゼルス・ラムズ	セントルイス・ラムズ
	NHL	ケベック・ノルディクス	コロラド・アバランチ（デンバー）
1996	NFL	クリーブランド・ブラウンズ	ボルチモア・レイブンズ
	NHL	ウィニペグ・ジェッツ	フェニックス・コヨーテズ
1997	NFL	ヒューストン・オイラーズ	テネシー・オイラーズ（メンフィス）
	NHL	ハートフォード・ホエールズ	カロライナ・ハリケーンズ（グリーンズボロ）
1999	NFL	テネシー・オイラーズ（メンフィス）	テネシー・タイタンズ（ナッシュビル）
	NHL	カロライナ・ハリケーンズ（グリーンズボロ）	カロライナ・ハリケーンズ（ローリー）
2001	NBA	バンクーバー・グリズリーズ	メンフィス・グリズリーズ
2002	NBA	シャーロット・ホーネッツ	ニューオリンズ・ホーネッツ
2005	MLB	モントリオール・エキスポズ	ワシントン・ナショナルズ
2008	NBA	シアトル・スーパーソニックス	オクラホマシティ・サンダー
2011	NHL	アトランタ・スラッシャーズ	ウィニペグ・ジェッツ
2012	NBA	ニュージャージー・ネッツ	ブルックリン・ネッツ
2016	NFL	セントルイス・ラムズ	ロサンゼルス・ラムズ
2017	NFL	サンディエゴ・チャージャーズ	ロサンゼルス・チャージャーズ
2020	NFL	オークランド・レイダース	ラスベガス・レイダース

（Quirk and Fart（1999）および各リーグ公式サイトをもとに作表）

ある.

　競争優位な環境が整えば，個人所有物としてのチームの資産価値は高まる.
Forbes の試算によれば，2015 年から 2019 年までの 5 年間に 1 チームあたりの平
均資産価値は MLB が 12.0 億ドルから 17.8 億ドル（年率 9.6 ％増），NFL が 19.7
億ドルから 28.6 億ドル（年率 9.1 ％増），NBA が 12.5 億ドルから 21.2 億ドル（年
率 14.1 ％増），NHL が 5.1 億ドルから 6.7 億ドル（年率 6.4 ％増）へと上昇してい
る．チームオーナーの多くは名を馳せた実業家である．プロスポーツビジネスの
ボラティリティは大きいが，夢とロマンを満喫でき，地域貢献活動を通じて地域
社会からの尊敬を一身に受けることができ，将来のキャピタルゲインが約束され
ているのであれば，悪い買い物ではないかもしれない.

▍6. まとめ

　本章では，北米プロスポーツの理解を深めるために，MLB，NFL，NBA，
NHL の 4 リーグに焦点を絞って解説した．最後に，NFL 前コミッショナーのポー
ル・タグリアブ（Paul Tagliabue）の言葉を引用して，まとめに代えたい．曰く「自
由市場経済は企業を倒産に追い込むしくみである．スポーツリーグの経済は企業
を維持させるためのしくみである．スポーツリーグのようなものは他には存在し
ない」（Telander, 1990）スポーツビジネスの本質を的確に表現した名言といえる.

📖 文　献

・佐野毅彦，町田光（2006）J リーグの挑戦と NFL の軌跡 − スポーツ文化の創造とブラ
　ンド・マネジメント −．ベースボール・マガジン社.
・CNN（2014）http://edition.cnn.com/2013/09/03/us/pro-sports-lockouts-and-strikes-
　fast-facts/（参照日：2014 年 9 月 30 日）
・ESPN（2020a）http://www.espn.com/mlb/attendance/（参照日：2020 年 10 月 11 日）
・ESPN（2020b）http://www.espn.com/mfl/attendance/（参照日：2020 年 10 月 11 日）
・ESPN（2020c）http://www.espn.com/nba/attendance/（参照日：2020 年 10 月 11 日）
・ESPN（2020d）http://www.espn.com/nhl/attendance/（参照日：2020 年 10 月 11 日）
・Forbes（2020）http://www.forbes.com（参照日：2020 年 10 月 11 日）
・Major League Baseball（2020）http://www.mlb.com（参照日：2020 年 10 月 11 日）
・National Basketball Association（2020）http://www.nba.com（参 照 日：2020 年 10 月
　11 日）

・National Football League（2020）http://www.nfl.com（参照日：2020 年 10 月 11 日）
・National Hockey League（2020）http://www.nhl.com（参照日：2020 年 10 月 11 日）
・Porter ME and Kramer MR（2002）The competitive advantage of corporate philanthropy. Harvard Business Review, 80（12）: 56-69.
・PwC（2019）2019 PwC Sports Outlook.
・Quirk J and Fart R（1999）Hard Ball. Princeton University Press.
・Statistics Canada（2020）https://www150.statcan.gc.ca/t1/tbl1/en/tv.action?pid=1710 013501&pickMembers%5B0%5D=2.1&pickMembers % 5B1 % 5D=3.1&cubeTimeFrame. startYear=2019&cubeTimeFrame.endYear=2019&referencePeriods=20190101% 2C20190101（参照日：2020 年 10 月 11 日）
・Team Marketing Report：https://teammarketing.com/fancostindex（参照日：2020 年 10 月 11 日）
・Telander R（1990）The face of sweeping change. Sports Illustrated, 73（11）: 38-44.
・US Census Bureau（2020）https://www.census.gov/data/tables/time-series/demo/ popest/2010s-total-metro-and-micro-statistical-areas.html（参照日：2020 年 10 月 11 日）

［佐野毅彦］

15章

ヨーロッパのプロスポーツ

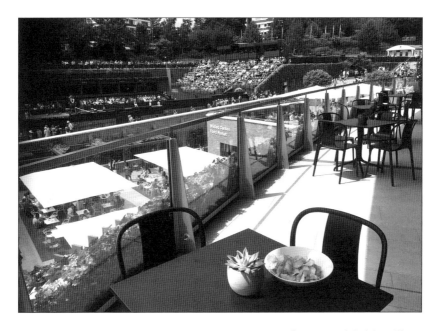

企業ホスピタリティルームのテラスから眺めたウィンブルドンの試合会場の様子
（写真撮影：原田宗彦氏）

テニスのウィンブルドン選手権は，オールイングランド・ローンテニス・アンド・クロッケー・クラブを会場として，6月最終の月曜日から2週間の日程で開催される．英国では，競馬の祭典である「ロイヤルアスコット開催」（Royal Ascot Race Meeting），ボートの祭典である「ヘンリー・ロイヤル・レガッタ」（Henley Royal Regatta），そして「全英オープンゴルフ選手権」（The Open Championship）とならぶ，社交界最大のイベントである．夏に開催されるこれらのイベントは，上流階級や世界的な企業経営者が集う，ハイクラスなホスピタリティサービスで知られている．

1．ヨーロッパのプロスポーツモデル

（1）ヨーロッパのプロスポーツの特徴

　ヨーロッパのプロスポーツは，特に北米のプロスポーツとの対比において，独自の性質と構造を有する．アメリカから輸入されたバスケットボールなどでも，ヨーロッパではやはりこれらの性質と構造が認められる．そこで，本章ではヨーロッパにおいて最も人々の関心を集め，最大の経済規模を誇るサッカーを取り上げ，ヨーロッパにおけるプロスポーツの特徴や市場の動向を概観する．

　まず，ヨーロッパのプロスポーツの性質として特徴づけられるのは，伝統的に非営利的な志向で発展してきたことである．アメリカのスポーツはビジネスとして形づくられた一方，ヨーロッパのスポーツは，実際には階級的に限定されるものの，あらゆる人々が参加可能という理念を中心に構築された（Szymanski，2010）．加えて，伝統的にヨーロッパのスポーツは，ビジネス上の利益をあげることより，競技上の成果をあげることに関心があった，と指摘されている（Barros et al.，2002；Caiger and Gardiner，2000）．

　次に，ヨーロッパのスポーツリーグは複数のリーグが階層的に接続されている構造になっており，北米のそれとは異なる．欧州委員会がまとめた"The European Model of Sport"（European Commission，1998）では，成績によってリーグ間の昇降格があるシステムをヨーロッパにおけるスポーツモデルの特徴のひとつとしている．このようなヨーロッパのリーグ構造の仕組みをシマンスキー・ジンバリスト（2006）は，北米の「閉鎖的・独占的リーグ」に対して「開放的・競争的リーグ」と命名した．つまり，ヨーロッパのリーグでは，新規参入クラブは下位リーグからいつでも参加可能で，成績次第でいつかはトップリーグに昇りつめることが可能である．一方，北米のリーグでは，計画的なエクスパンションがない限り，新たなメンバーシップを得ることはできない．

　さらに，ヨーロッパのクラブや選手は，同時に複数のタイトルを争うことも北米とは異なる構造である（Barros et al.，2002）．国・地域内では，リーグ戦（例：プレミアリーグ）だけでなくカップ戦（例：FA カップ）が開催される．そこで上位の成績を収めると，翌シーズンにはヨーロッパの大会（例：UEFA チャンピオンズリーグ，UEFA ヨーロッパリーグ）も加わる．さらに，クラブは国や地域を代表するチームに選手を提供する必要があり，選手はその代表チームでも国際

大会を争うことになる（例：UEFA ヨーロッパ選手権，UEFA ネーションズリーグ）．

（2）伝統的なモデルからの変質

　1980 年代以降，ヨーロッパのプロスポーツはテレビ放映権料の流入により大きなビジネスになったと同時に，それまでの収益にあまり関心をもたない経営スタイルから転換していくことになった（Andreff and Staudohar，2002）．その変化には次の 3 点のような要因がある．1 点目にボスマン判決を契機とした選手人件費の高騰，2 点目に新しい世代の企業家の出現，そして 3 点目に財務の健全性を求めるルールが制定されたことである．それぞれコスト意識やビジネス戦略，財務改善をクラブ経営者に意識づける出来事であった．

　まず，ボスマン判決とは，1995 年に欧州裁判所が EU 籍を有する選手の EU 域内における移籍の自由と外国籍選手としての制限適用からの除外を定めたものである．それまでクラブとの契約期間が終了した選手であっても，その選手の保有権はクラブ側にあると考えられていた．そのため，契約を満了した選手を獲得する際，移籍先のクラブは移籍元のクラブに移籍金を支払っていた．しかし，このような慣習は EU 圏内の労働者の自由な移動を保証するローマ条約第 39 条（現行第 48 条）に反する，という訴えがジャンマルク・ボスマンによってなされ，それが認められた．加えて，EU 域内においては EU 籍をもつ選手は，リーグで定められた外国籍選手の制限人数から外れることになった．そのため，EU におけるスポーツ選手の労働市場の流動性が高まり，クラブが選手に支払わなければならない費用が増大した．

　また，クラブの経営に新しい世代の企業家が参画するようになった．AC ミランのシルヴィオ・ベルルスコーニやグラスゴー・レンジャーズのジョー・ルイスに代表される新しい世代の企業家は，クラブの所有と支配を通じて売上と利益の拡大に熱心であり，プロの経営者としてクラブを管理し，入場料などスタジアムから得られるものだけでなく，テレビ放映権料や商品化権料を含めて収益の最大化を図った（Andreff and Staudohar，2002）．たとえば，商品化権ビジネスは古くから行われているものであったが，より広い地域を対象に，スポーツとは直接的に結びつかないような多様なグッズも展開するようになった．さらには，スタジアムの増改築などに投資するため，株式を公開するクラブが現れた．

　加えて，近年ではリーグの参加条件として競技成績だけでなく財務状況も考慮されるようになってきている．たとえば，欧州サッカー連盟（UEFA：Union of European Football Associations）が導入したクラブライセンス（2004 年）やファイナンシャル・フェアプレー（2011 年）においては，短期的あるいは長期的なクラブの財務面の持続可能性を査定する．クラブはこれらの基準を満たさないと，罰金が科せられたり，UEFA が主催する大会への参加に際して制限が加えられたり，参加資格がはく奪されたりする．同様の規則は，各国・地域の協会やリーグにおいても制定されており，リーグの参加要件として定められている．

■2．ヨーロッパのスポーツ市場

（1）ヨーロッパ市場

　ヨーロッパは地理的にユーラシア大陸西部の半島と周辺の島嶼を指すが，政治的にどの国を含むのかについては，いくつかの捉え方がある．日本の外務省においては 54 カ国をヨーロッパの国々としているが，ヨーロッパの主要な国際的枠組みでみると，1949 年に設立された欧州評議会（Council of Europe）には 47 カ国，1967 年に発足した欧州共同体（EC：European Community）を基礎に 1993 年に設立された欧州連合（EU：European Union）には 27 カ国が加盟している．なお，UEFA には 55 の国と地域の協会が加盟している（いずれも 2020 年 10 月時点）．

　表 15-1 にヨーロッパ市場（EU27 カ国，イギリス），北米市場（アメリカ，カナダ），そして東アジア市場（日本，中国，韓国）の概況を示した．ヨーロッパにおいて多様なプロスポーツが展開されている理由は，先述したあらゆる人々が参加できるという理念のもとに構築されたという性質の影響が考えられるが，主要国の経済的な格差が小さいという経済基盤の影響も指摘されている（原田，2011）．東アジア市場は，ヨーロッパ市場に対して約 3 倍，北米市場に対して約 4 倍の人口を有し，世界の GDP の約 4 分の 1 を占めているが，1 人あたり GDP に隔たりがある．東アジアを中心にアジア全域にわたるプロスポーツを展開するためには，この格差が大きな障害となりうる．

　近年のヨーロッパ市場において特筆すべきは，2019 年には域内の人口の 13.0 ％，GDP の 15.3 ％を占めていたイギリスの EU からの脱退である．1973 年に EC に加盟したイギリスは，2016 年 6 月 23 日の国民投票の結果にもとづき，

表 15-1　ヨーロッパ，北アメリカ，東アジア市場とプロスポーツ

	ヨーロッパ市場 (EU27カ国・イギリス)	北アメリカ市場 (アメリカ・カナダ)	東アジア市場 (日本・中国・韓国)
人　口	5.1億人 EU：4.5億人 イギリス：0.6億人	3.7億人 アメリカ：3.3億人 カ ナ ダ：0.4億人	15.8億人 日本：　1.3億人 中国：14.0億人 韓国：　0.5億人
GDP(国内総生産) の世界での構成比	21.0%	26.4%	24.0%
主要国の1人あたり GDP(米ドル)	フランス：40,494ドル ド イ ツ：46,259ドル イタリア：33,190ドル スペイン：29,614ドル イギリス：42,300ドル	アメリカ：65,118ドル カ ナ ダ：46,195ドル	日本：40,247ドル 中国：10,262ドル 韓国：31,762ドル
主要スポーツリーグ	UEFA(欧州サッカー連 盟)：55協会 プレミアリーグ(イング ランド) ラ・リーガ(スペイン) セリエA(イタリア) ブンデスリーガ(ドイツ)	MLB NBA NFL NHL MLS	AFC(アジアサッカー連 盟)：47協会 Jリーグ(日本) スーパーリーグ(中国) Kリーグ(韓国)
主要なプロスポーツ	サッカー，ラグビー， バスケットボール，バ レーボール，アイスホッ ケー，クリケット，ハ ンドボール，自転車	野球，バスケットボー ル，アメリカンフット ボール，アイスホッ ケー，サッカー	サッカー，野球，バス ケットボール

World Bank「World Development Indicators」より算出（2020年10月15日作成）

2017 年 3 月 29 日に EU に離脱を通知し，2020 年 1 月末をもって離脱した．いわゆるブレグジット（"British" と "exit" を組み合わせた造語）である．2020 年末までは移行期間とし，それまでと同様にイギリスには EU 法が適用されていたが，イギリスと EU の将来関係を巡る交渉は難航した．しかし，移行期間終了が 1 週間後に迫った 12 月 24 日に自由貿易協定などの交渉で合意し，「合意なき離脱」を回避した．ブレグジットがヨーロッパのプロスポーツに与える影響については後述する．

（2）ヨーロッパのサッカー市場

　図 15-1 に 2017/18 シーズンと 2018/2019 シーズンにおけるヨーロッパのサッカー市場の規模を示した．2017/18 シーズンは 284 億ユーロだった市場規模

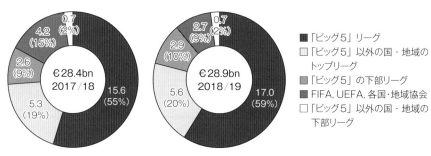

図15-1　2017/18シーズンと2018/19シーズンのヨーロッパにおける
サッカーの市場規模(Deloitte, 2020a)

は，2018/19シーズンに289億ユーロと2％増加している．Deloitte（2020a）に
よれば，主な要因はUEFAが主催する大会の放映権料が増額して更新されたた
めであり，それによりUEFAからクラブに与えられる賞金額が約7億ユーロ増
加した．放映権料については，「放映権バブル崩壊の危機」といった論調で報じ
られることがあるが，いまなお右肩上がりである．

　しかし，ヨーロッパにおけるリーグ間の不均衡は改善されるどころか，むしろ
拡大している．イングランドのプレミアリーグ，スペインのラ・リーガ1部，ド
イツのブンデスリーガ1部，イタリアのセリエA，そしてフランスのリーグ・ア
ンで構成される「ビッグ5」リーグの市場規模がヨーロッパのサッカー市場全体
に占める割合は，2017/18シーズンが55％，2018/19シーズンが59％となって
いる．Deloitte（2020a）によれば，UEFAからの賞金の70％（約4.83億ユーロ）
が「ビッグ5」リーグに所属するクラブに分配されている．このようなリーグ間
の格差を是正するためにも，UEFAは2021/22シーズンから，UEFAチャンピオ
ンズリーグ，UEFAヨーロッパリーグに続く第3のリーグであるUEFAヨーロッ
パカンファレンスリーグを新設する．

　一方で，2019/20シーズンには大きな落ち込みが予想されている．それは新型
コロナウイルス感染症拡大の影響のためである．それによって，各国・地域内の
リーグやヨーロッパの大会は，シーズンの中断や打ち切り，無観客での試合開催
を余儀なくされた．特に収入の大部分を入場料に頼る小規模なリーグのクラブに
おいて，その影響は甚大であることが推察される．そのため，「ビッグ5」リー
グとの格差はますます広がるばかりか，小規模なリーグにおいては経営破綻する

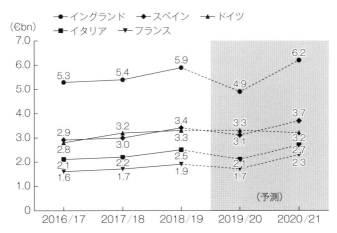

図15-2　2016/17から2020/21シーズンの「ビッグ5」リーグに所属する クラブの総収入の推移(Deloitte, 2020a)

クラブが続々と出てくる恐れがある．実際，クラブとしては存続したものの，ドイツのブンデスリーガ3部所属で，かつて1部で優勝したことがあるカイザースラウテルンが破産申請したと報じられている．

（3）「ビッグ5」リーグに所属するクラブの収入

図15-2に2016/17シーズンから2020/21シーズンまでの「ビッグ5」リーグに所属するクラブの収入総額の推移を示した．右肩上がりの成長を続けてきた「ビッグ5」リーグであるが，2019/20シーズンに大きく落ち込むことが予測されている．これは前述の新型コロナウイルス感染症拡大の影響のためである．しかし，2020/21シーズンにはV字回復すると見込まれている．これはトップリーグに対するファンの消費活動への意欲は衰えていないためとされている（Deloitte, 2020a）．

図15-3に2018/19シーズンの「ビッグ5」リーグに所属するクラブの総収入の内訳を示した．また，あわせて1クラブあたりの平均収入，平均観客数，スタジアムの平均収容率を示した．なお，各リーグに所属するクラブ数は，イングランドのプレミアリーグ，スペインのラ・リーガ1部，イタリアのセリエA，そしてフランスのリーグ・アンが20，ドイツのブンデスリーガ1部が18であった．そのため，リーグ全体の総収入ではラ・リーガ1部がブンデスリーガ1部を上

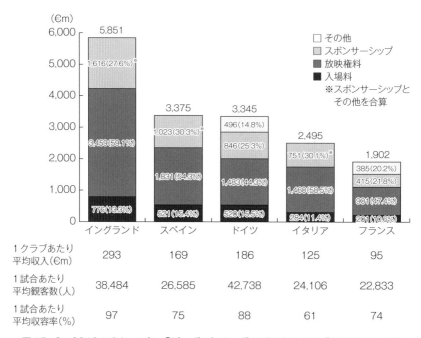

図15-3　2018/19シーズン「ビッグ5」リーグに所属するクラブの総収入と内訳
(Deloitte, 2020a)

回っているが，1クラブあたりの平均収入ではブンデスリーガ1部に所属するクラブが逆転している．

　Andreff and Staudohar（2002）は，ヨーロッパにおいてトップレベルとされるクラブの収入構造の変化について，次のように指摘している．伝統的には，主な収入として入場料収入（Spectators），補助金収入（Subsidies），そしてスポンサーシップ収入（Sponsors）を国内市場（Local）から得ていた（SSSL モデル）．しかし，1990年代には，放映権料収入（Media），スポンサーシップだけでなく投資を目的とした企業による収入（Corporate），商品化権料収入（Merchandising），そして株式公開による資金調達（Market）をグローバル市場（Grobal）において得るようになった（MCMMG モデル）．

　現在の「ビッグ5」リーグの収入構造においても，放映権料収入が依然として主要なものとなっており，プレミアリーグやセリエＡにおいては6割弱を占めている．Andreff and Staudohar（2002）が指摘した当時の放映権料収入は，主に

テレビによってもたらされるものであった．しかし，現在では Amazon が 2019/
20 シーズンからプレミアリーグの年間 20 試合の放映権を獲得したように，デジ
タルメディアからもたらされる収入も加わる．また，従来のメディアによる国内
放映権料収入だけでなく，国外放映権料収入の増加も堅調である．以上のように，
ヨーロッパのトップクラブの収入における放映権料収入の重要性は揺るぎそうに
ない．

　日本の J リーグにおいても，ライブストリーミングサービスを提供する DAZN
と 2017 シーズンから大型の放映権契約を結んだ．それにより，2017 年の J リー
グの公衆送信権料収益は，2016 年の 51 億円から 178 億円へと大きく増加した（公
益社団法人日本プロサッカーリーグ，2018b）．それに伴い，2017 年の各クラブ
への配分金も，2016 年の 73 億円（J1 リーグ所属 18 クラブへ総額 40 億円）から
137 億円（同 85 億円）と増額されている（公益社団法人日本プロサッカーリーグ，
2017・2018a・2018b）．また，リーグ，クラブともにアジアを中心に積極的な海
外展開を図っている．J リーグ規約によりクラブの上場は実質的に禁止されてい
るが（武藤，2007），J リーグにおいてもようやく MCM（M）G モデルへと移行
しつつあると解釈できる．

　しかし，ヨーロッパのトップリーグとの差は依然として大きい．2019 年に J1
リーグは 18 チームで争い，年間観客動員数は 6,349,681 人（1 試合平均 20,751 人）
であった（公益社団法人日本プロサッカーリーグ，2019）．また，J1 リーグに所
属するクラブの入場料収入の総額は 167 億円（1 クラブ平均 9 億円）であった（公
益社団法人日本プロサッカーリーグ，2020）．入場料収入が国内リーグ戦のみか
ら得られたと仮定し，観客 1 人あたりの入場料収入を求めると 2,626 円となる．
一方，ヨーロッパの「ビッグ 5」リーグの観客 1 人あたりの入場料収入を求めると，
プレミアリーグが 6,474 円，ラ・リーガ 1 部が 6,292 円，ブンデスリーガ 1 部が
4,819 円，セリエ A が 3,782 円，そしてリーグ・アンが 2,826 円となる（1 ユーロ
＝ 122 円で換算）．今後，J リーグが「ビッグ 5」リーグに比肩していくためには，
観客動員数を増やすとともに，試合の付加価値を高め，観客 1 人から得られる収
入を増やすことも重要な課題となる．

3. ポスト・ブレグジット／COVID-19 のヨーロッパのプロスポーツ

　今後のヨーロッパにおけるプロスポーツの先行きは見通せない．それは，主に前述のブレグジットや新型コロナウイルス感染症拡大のためである．「合意なき離脱」は回避されたものの，イギリスと EU 間における人の移動の自由がなくなった．現在のところ，それによる目立った混乱はみられないが，中長期的な影響は予測できない．また，新型コロナウイルス感染症に関しては，ヨーロッパに限らず感染者数の増減を繰り返し，いまだ通常の社会経済活動の再開に至っていない．今後，有効なワクチンが安定的に供給されるようになるまで，その脅威はとどまりそうにない．

　イギリスが EU 市場から完全に撤退することになった場合，Perry and Steenson（2019）は次のようなリスクがあることを指摘する．まず，イギリスはボスマンルールの適用外となり，プレーする EU 籍の選手は外国籍選手として扱われ，新たに就労ビザを取得する必要に迫られる．そのため，EU 籍の選手はプレミアリーグを敬遠し，EU 域内の他のリーグでのプレーを求めるようになるかもしれない．加えて，通貨ポンドが下落する恐れがあり，イギリスのクラブが EU 籍の選手やスタッフを獲得したりする際には，追加のコストが必要となるかもしれない．そして，これらを原因としてプレミアリーグの競争力や魅力が低下する可能性がある．

　また，新型コロナウイルス感染症の影響により無観客試合を余儀なくされ，入場料収入に依存するクラブは大きな影響を受けているであろうことは前述のとおりである．一方で，この危機に際し，クラブはデジタルへの投資を継続して推し進め，新たなファンエクスペリエンスやスポンサーへマーケティング機会を提供しようとしている（Deloitte，2020b）．たとえば，ロックダウン中に過去の試合や室内でできるエクササイズの動画を配信したり，e スポーツなどを用いたりしてファンとの新たな結びつきを構築している．また，ファンの属性や行動への理解を深め，新たな経験価値の立案やスポンサーにデジタルマーケティングの機会を提供しようとしている．

　さらに，このような環境下で新たな動きが進行している．たとえば，外資やファンドによるヨーロッパのプロスポーツへの関与が活発化している．これらにより新たな資金やノウハウを活用する機会が生まれ，新たなイノベーションが創

出されることになるかもしれない．また，ヨーロッパのサッカークラブが加盟する欧州クラブ協会（European Club Association）が，トップクラブで構成される新たなヨーロッパリーグを構想しているとの報道もある．ブレグジットや新型コロナウイルス感染症の影響により大きく揺らぐヨーロッパのプロスポーツであるが，このような動きとともにますます変動が加速されていくことになるかもしれない．

📖 文　　献

・Andreff W and Staudohar PD（2002）European and US sports business models. In: Barros C, Ibrahímo M, Szymanski S,（Eds.），Transatlantic Sport: The Comparative Economics of North American and European Sports. pp23‑49, Edward Elgar Publishing.

・Barros C, Ibrahímo M, Szymanski S（2002）Transatlantic sport: An introduction. In: Barros C, Ibrahímo M, Szymanski S（Eds.），Transatlantic Sport: The Comparative Economics of North American and European Sports. pp1‑20, Edward Elgar Publishing.

・Caiger A and Gardiner S（2000）Introduction: re‑regulating professional sport in the European union. In: Caiger A and Gardiner S（Eds.），Professional Sport in the European Union: Regulation and Re‑regulation. pp1‑11, T.M.C. Asser Press.

・Deloitte（2020a）Annual Review of Football Finance 2020.

・Deloitte（2020b）COVID‑19, Football &Digital: 2020/21 Season & Beyond.（https://www2.deloitte.com/uk/en/pages/sports-business-group/articles/covid-19-football-and-digital-2020-21-season-and-beyond.html，参照日：2020 年 10 月 15 日）

・European Commission（1998）The European Model of Sport. Consultation paper of DGX.

・原田宗彦（2011）ヨーロッパのプロスポーツ．原田宗彦編著, スポーツ産業論 第 5 版. pp241‑252．杏林書院.

・公益社団法人日本プロサッカーリーグ（2017）2016 年度（平成 28 年度）J クラブ個別経営情報開示資料.（https://www.jleague.jp/docs/aboutj/club-h28kaiji_02.pdf，参照日：2020 年 10 月 15 日）

・公益社団法人日本プロサッカーリーグ（2018a）2017 年度（平成 29 年度）J クラブ個別経営情報開示資料.（https://www.jleague.jp/docs/aboutj/club-h29kaiji.pdf, 参照日：2020 年 10 月 15 日）

・公益社団法人日本プロサッカーリーグ（2018b）2017 年度（平成 29 年度）決算について.（https://www.jleague.jp/docs/aboutj/2017-kessan.pdf，参照日：2020 年 10 月 15 日）

・公益社団法人日本プロサッカーリーグ（2019）J.LEAGUE PUB Report 2019.（https://

jlib.j-league.or.jp/-site_media/media/content/58/1/html5.html，参照日：2020 年 10 月 15 日）

・公益社団法人日本プロサッカーリーグ（2020）2019 年度（平成 31 年度）J クラブ個別経営情報開示資料．（https://www.jleague.jp/docs/aboutj/club-h31kaiji-1.pdf，参照日：2020 年 10 月 15 日）

・武藤泰明（2007）J クラブの株式上場について - J リーグ規約による上場制約と上場要件の両立の可能性 -．スポーツ科学研究，4：28 - 50．

・Perry K and Steenson M（2019）A post-brexit impact: a case study on the English premier league. Journal of Sports & Entertainment Law, 10: 1 - 53.

・Szymanski S（2000）The political economy of sport. In: Szymanski S（Ed.），The Comparative Economics of Sort. pp79 - 86, Palgrave Macmillan.

・シマンスキー S，ジンバリスト A 著，田村勝省訳（2006）サッカーで燃える国野球で儲ける国 - スポーツ文化の経済史 -．ダイヤモンド社．

[大西孝之]

16章
アジア・オセアニアのプロスポーツ

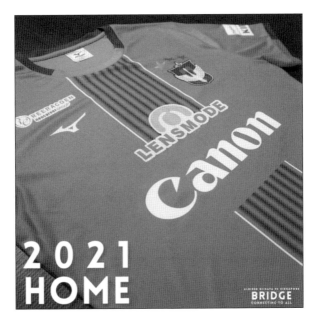

新しくなったアルビレックス新潟シンガポールのユニフォーム

アルビレックス新潟シンガポールの難波修二郎 CEO は，新しいユニフォームのデザインについて，Facebook（フェイスブック）で次のようにコメントした．「2021 シーズンの全ユニフォームが出揃いました．過去 3 年お腹のところに新潟の街並みやビッグスワンスタジアム，シンガポールスカイラインのデザインを入れてきましたが，今年は色々なものを繋ぐライン＆橋をテーマにデザインしました．」同氏によれば，これには「コロナで分断されつつある世の中を縦に横に繋いでいきたい」というメッセージが込められている．チームが創設されたのは，第二次世界大戦時の日本軍による圧政の思い出が残る 2004 年のことで，当初日本のチームは，シンガポールプレミアリーグ（S リーグ）で「ヒール（悪役）」の役割を担わされていた．しかしながら，2016 年，2017 年，2018 年，そして 2020 年にリーグ戦で優勝し，協賛企業を増やしながら人気を高め，ビッグクラブへの道を歩み始めた．

▌1．スポーツ市場として魅力の高いアジア：F1 のアジア進出

　アジアは，現在，世界で最も経済成長が著しい地域のひとつである．世界銀行（2019）がまとめた「世界経済見通し」によれば，東アジア・東南アジア（オセアニア地域も含む）の 2019 年の経済成長率は 5.9 ％であった．この成長著しい地域に，世界各国のプロスポーツが投資を行っている．代表的なプロスポーツがフォーミュラ・ワン（F1）であろう．F1 は欧州で生まれたスポーツのため，シーズンの半分ほどのグランプリは欧州で開催される．そして，次に多く開催される地域がアジア（中東地域を含む）である．2019 年には，アジアの 5 カ国でグランプリが開催された．特に，シンガポールグランプリは，F1 のカレンダーの中では唯一ナイトレースで行われる．このグランプリの週末は，レース専用に用意された約 1,600 個の電灯でシンガポール市街地が照らされ，その景色は壮大である．このグランプリ開催を継続するために，2017 年にシンガポール（通商産業省が主導）は 2021 年まで契約を更新した．F1 を開催するのに支払う開催権料は約 39 億円と決して安くはない．しかし，シンガポール政府がボストンコンサルティンググループ（BCG）と共同で行った調査では，2008 年から 2017 年の 10 年間で，20 億シンガポールドル（約 1,568 億円）の利益が得られたことが明らかになった（Reuters，2018）．その主な理由として，F1 は国際的に注目を集めるイベントであり，観光業を中心とする経済効果を著しく押し上げる効果が認められたことがあげられている．また，F1 は富裕層から支持されており，その富裕層が訪れることでさらに経済活動が活性化するという好循環が生まれている．

　2021 年にはベトナムのハノイにてグランプリが新たに開催される．ベトナムの経済成長率は高く（世界銀行，2019），中国やシンガポールに次ぐ市場として F1 は注目をしていた．また，ベトナム政府や観光総局は国際的イベントである F1 は今後のスポーツツーリズムにとって重要な土台になると考えていた（Vietnam Investment Review，2020）．両者の思惑が一致した結果，2020 年から 2025 年までの契約が結ばれ，ベトナムが支払う年間の開催権料は約 33 億円であるといわれている．2020 年の 4 月に開催されるグランプリでは，約 30 万人（関係者を含む）が観戦するイベントになると予想されていたが，世界的に拡大する新型コロナウイルス感染症の影響でグランプリは中止となった．しかし，アジア地域は，コロナ禍にあっても，比較的高い経済成長率を維持しており（世界銀行，

2019），今後のF1がアジアのスポーツツーリズムに与える影響も期待できるのではないだろうか．

▌2．インドクリケットリーグ：欧米のスポーツビジネス手法で成長するリーグ

アジアで急成長するプロスポーツリーグのひとつがインドプレミアリーグ（IPL：Indian Premier League）である．IPLは，世界最大の収益と観戦者数を誇るクリケットリーグである．クリケットは，日本では馴染みのないスポーツではあるが，競技人口はバスケットボール，サッカーに続く世界で3番目に競技人口が多いといわれている．リーグが誕生したのは2008年であり比較的新しいリーグである．8チームがリーグに所属する．競技が行われる期間は短く7週間ほどで1シーズン（全60試合）が終了する．

選手獲得の方法は珍しく，オークション方式で獲得される．つまり，競走馬が競りにかけられるように，IPLでは競売にかけられた選手を落札するのである．2020年のオークションでは，オーストラリア人選手であるパット・カミンズが15.5カロール（約2億2,000万円）で獲得された．彼は7週間ほどでこの大金を手に入れることとなった．このことが，選手の給料は週単位では世界で最も高いリーグのひとつといわれる所以である（Naha，2018）．

IPLの収益モデル（図16-1）は，NFLと英国プレミアリーグの要素を取り入れた点が特徴である（Oliver et al.，2016）．放映権料が40％，スポンサーシップが50％，そして，各チームが支払うフランチャイズ料が10％を占める（Naha，2018）．放映権はインドのメディア企業であるスター・インディアが獲得し，2018年から2022年までの契約に支払う総額は約2,700億円であった．急速に発展するインドでは，テレビを保有する世帯数も増加しており，今後の放映権料も増加すると予測されている（Ahluwalia，2017）．スポンサーシップは，2019年までは中国の通信企業であるVivo社がリーグスポンサーを務めていた．しかし，2020年に起こった中国との国境問題の影響を受け，Vivo社との契約を解除せざるを得ない状況に追い込まれた．そのため，2020年には，ファンタジースポーツのプラットフォームを提供するドリーム11が，リーグのタイトルスポンサーとなった．IPLを統括する組織であるBCCI（Board of Control of Cricket in India）は，ドリーム11が新しくタイトルスポンサーとなることで，国内外のク

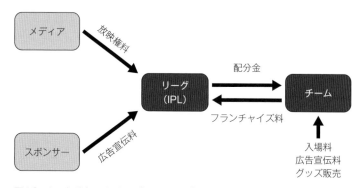

図16-1　クリケットリーグのインドプレミアリーグ（IPL）の収益モデル

リケットファンのエンゲージメントを高める機会が増加することを期待していると述べている.

　収益の中で特徴のあるものがフランチャイズ料であろう. フランチャイズ料は, 所属する8チームがリーグに納めるものであり, その額は各チームの売上の20％である. このフランチャイズ料は, 各チームの経営に大きな負担となるが, BCCIはこれからもフランチャイズ料の必要性を訴えていくと強調している. その理由として, フランチャイズ料はBCCIと国内各州の連盟の収入となる. そして, その収入の一部分は試合を開催する施設とその施設がある州の連盟に開催費用の名目で支払われる. その開催費用は, 年間で試合を開催する全施設に合計で約1億円, 各州の連盟に合計で約9億円が支払われる（Times of India, 2020）. これがインドのクリケットの発展を支えている.

　IPLの収益モデル（図16-1）は, インド国内で注目を集め, 他のプロスポーツリーグにも採用されている（Naha, 2018）. たとえば, プロレスリングリーグ, インドスーパーリーグ（サッカー）, フィールドホッケーリーグ, カバディリーグなどである. インドのスポーツビジネスは, 欧米のビジネスモデルを積極的に取り入れ, 収益を拡大しつつある. アジア地域の成長と欧米の洗練されたスポーツビジネスモデルの融合は, アジアのスポーツビジネス発展の可能性を感じさせてくれる.

▌3．スーパーラグビーリーグの誕生とリーグを牽引するニュージーランド

　ここからはオセアニアのプロスポーツに話を移したい．オセアニアは世界を構成する六大州のひとつであり，この地域で重要な役割を果たす国がオーストラリアとニュージーランドである．オーストラリアとニュージーランドは英国連邦（British Commonwealth）の一部であり，人々の生活は文化的にもその影響を色濃く受けている．スポーツも例外ではない．英国連邦の国々で盛んなスポーツといえば，ラグビー，クリケット，フィールドホッケー，ネットボールがあげられるが，オセアニアを代表するスポーツといわれたときに，すぐに思い浮かべるのはラグビーであろう．プロスポーツとしてのラグビーを理解するうえで知っておかなければならないことが2点ある．1つ目は，ラグビーは（金銭のためにスポーツをしないという）アマチュアリズムを受け継いだスポーツであり，野球やサッカーなどのスポーツと比べて，プロ化に至るまでに遅れをとっていたことである．2つ目は，ラグビーにはユニオン式とリーグ式の2種類があることである．日本で一般的に行われているラグビーはユニオン式である．リーグ式は，日本では観る機会は少ないが，オーストラリアではユニオン式よりも人気がある．後述するが，オーストラリアではリーグ式の人気が高く，ニュージーランドではユニオン式の人気が高い．同じオセアニアに属する両国ではあるが，異なるフォーマットのラグビーがそれぞれ支持されていることは興味深い．

　オセアニアを代表するプロスポーツリーグのひとつがスーパーラグビー（ユニオン式ラグビープロリーグ）である．スーパーラグビーとはオーストラリア，ニュージーランド，南アフリカ，アルゼンチンの4カ国にまたがるプロラグビーリーグである．日本からもサンウルブズのチーム名で2016年から2020年まで参戦していたこともあり，日本においても名の知られたリーグであろう．

　スーパーラグビーの誕生は，現代のプロスポーツの特徴を如実に現している．このように考えられるのは，スーパーラグビーというリーグそのものがメディア企業によって生み出されたものだからである．1995年に南半球のラグビー界を震撼させる「ラグビー戦争（Rugby War）」という出来事が起こる．オーストラリアのメディア王であるケリー・パッカーが魅力的なスポーツコンテンツとしてのユニオン式ラグビーリーグを設立するために，ワールドラグビーコーポレーション（WRC：World Rugby Corporation）のプロジェクトを立ち上げた．潤沢な資

金をもって，南半球3カ国（オーストラリア・ニュージーランド・南アフリカ）の協会に所属する能力の高い選手を次々と引き抜きはじめた．これに危機感を覚えた3カ国の協会は合同組織であるSANZARを立ち上げる（2016年にアルゼンチンラグビー協会が加わり，SANZAARとなった）．WRCの引き抜きに対抗するため，SANZARはニュース・コーポレーションのルパード・マードックと新リーグ設立の交渉を開始し，その結果，SANZARはスーパーラグビーリーグの設立をすることで，マードックから5億5,000万ドル（約550億円）の放映権料を獲得する．スーパーラグビーリーグ設立に成功したSANZARは，WRCに引き抜かれた選手を再び引き抜こうと画策する．この交渉に，SANZARは，一度でもWRCでプレーをした選手には代表の選手としてプレーをする機会を与えないことを主張した．最終的に，SANZARは引き抜かれた選手を取り戻すことに成功し，ケリー・パッカーが立ち上げたWRCのプロジェクトは暗礁に乗り上げることになった．南半球のラグビー界を震撼させたラグビー戦争は，マードックの支援を受けたSANZARの勝利で決着を迎えた．これ以降，スーパーラグビーは着実にチーム数を増やし，南半球を代表するプロスポーツリーグとなっていく．

　スーパーラグビーの中心になってリーグを牽引しているのがニュージーランドラグビーユニオンである．先述したように，リーグを統括する組織はSANZAARであるが，各国のユニオン式ラグビーリーグの人気は開きがある．オーストラリアでは，ユニオン式ラグビーより，リーグ式ラグビーとオーストラリアンフットボールの人気が高く，スーパーラグビーの経営は厳しい競争にさらされている．一方で，ニュージーランドにおけるユニオン式ラグビーリーグの人気は非常に高く，経営は比較的安定している．

　ニュージーランドのラグビー人気を支えるのは，確立したシステムが一役買っている．成人の選手は，地域のクラブに所属することになる．たとえば，著者が住んでいた南島の都市であるダニーデンでは，オタゴラグビーユニオンに所属する9クラブがリーグ戦を行う．地域クラブで著しい活躍をみせた選手は州代表に選抜される．この州代表同士が，ニュージーランドラグビーユニオン主催のリーグ戦を戦うことになる．このリーグ戦には，2020年の時点では，国内大手のホームセンターであるマイターテン（Mitre 10）が，冠スポンサーとなっている．この州の代表選手として優れた成績をみせた選手は，スーパーラグビーの選手として契約を結ぶこととなる．そして，スーパーラグビーの選手らの頂点に君臨する

のが代表チームのオールブラックスである．つまり，ニュージーランドでは，ラグビーシーズンが到来すると国内の至るところで試合が行われる．そして，地域クラブ，州代表，スーパーラグビーのシーズンはそれぞれ時期をずらして設定されている．1年間にわたって，選手はラグビーを継続できるシステムになっている．この試合機会の多さとシステムがニュージーランドのラグビーを支えている要因になっているのだろう．

このニュージーランドのシステムに注目したのがオーストラリアラグビーユニオンである．オーストラリアでは，ニュージーランドの州代表にあたるリーグがなく2つの問題を抱えていた．1つ目は，スーパーラグビーの選手がシーズン終了後に競技を継続することが難しい状態にあったことである．2つ目は，地域クラブレベルの有望株ではあるがスーパーラグビーとの契約には至らない若い選手の活躍の場がないことであった．これらの問題を解決するために，ユニオンは2014年にナショナルラグビーチャンピオンシップを立ち上げた．この新リーグ設立により，スーパーラグビーに所属するトップ選手が競技を継続できるようになり，地域クラブの若手にもさらなる飛躍の機会が与えられるようになった．

経営の視点でニュージーランドのラグビーリーグ，特にスーパーラグビーをみていくと好調に成長しているが課題も多いことがわかる．ニュージーランドは，人口が約480万人と非常に少ない．プロスポーツは，試合を開催しスタジアムに集客をすることで収入を稼ぐビジネスである．そのため，チームのホームタウン（フランチャイズ）には，ある程度の人口が求められる．ニュージーランドラグビーユニオンが，公表した年次報告書（New Zealand Rugby Union，2019）では，2019年シーズンにおけるスーパーラグビーの平均来場者数14,312人を，国内で行われた試合の平均観戦者数が下回ったと報告されている．ニュージーランドのような小国がプロスポーツリーグを経営していくことのハードルの高さが理解できる．

4．オーストラリアのプロスポーツリーグ：NRL と AFL

オーストラリアは広大な国土をもつ国であり，さまざまなスポーツが行われている．例えば，伝統的に行われている種目以外にも，サッカー，野球，バスケットボールなどのスポーツも盛んに行われている．F1の開幕戦がオーストラ

リアからはじまることが多いため，モータースポーツも人気がある．ここでは，オーストラリアを代表するプロスポーツリーグであるナショナルラグビーリーグ（NRL）とオーストラリアン・フットボールリーグ（AFL）に注目したい．

（1）NRL

　オーストラリアを代表するプロスポーツリーグのひとつとしてあげられるのが，ナショナルラグビーリーグ（NRL：National Rugby League）である．NRLは，プロのリーグ式ラグビーリーグであり，オーストラリアの都市をホームタウンとする15チームとニュージーランド・オークランドをホームタウンとする1チームの合計16チームから構成される．レギュラーシーズンは25週（NRLでは，roundと呼ばれている）にわたって行われる．2018年には，女子のリーグであるNRLW（National Rugby League Women）が開幕となった．女性のプロリーグを立ち上げた理由には，女性ラグビーの競技力向上はもとより，オーストラリア社会における多様化の受容，社会包括，そして平等を促進するというリーグの理念が根底にある．

　オーストラリアの通信企業であるテルストラがリーグのネーミングライツを購入し，NRLテルストラプレミアシップの名前で試合が行われている．テルストラは，積極的にNRLに投資をしており，2020年からは女子のリーグであるNRLWのネーミングライツも購入し，2020年からは男女のリーグにて，テルストラプレミアシップの名前で試合が開催されている．

　興業面において，近年，NRLは着実に成長をしている．2019年シーズンの興行収入は，約5億3,000万オーストラリアドル（約400億円）であり，収入の約60％を放映権料が占める．放映権料の契約は，2018年に更新され大幅な収入の増加をNRLにもたらした．現在の契約は2022年まで結ばれており，北米を筆頭に世界で高騰する放映権料の状況を鑑みると，2023年からの放映権料も上がることが予想される．一方で，NRLの収入の約40％は放映権料以外からの収入であり，主に広告宣伝料と入場料によるものである．NRLは，放映権料以外の収入源を増やすことに注力している．特に，新規ファンを獲得するために積極的なビジネス戦略をとることには余念がない．

　2019年にもさまざまなビジネス戦略の試みがみられた．そのひとつがマジックラウンド（Magic Round）の開催である．これは，ひとつの都市で1ラウンド

8 試合すべてを行うものである．2019 年はブリスベンにおいて木曜日から日曜日までの 4 日間にわたって開催された．これは初めての試みであり，ビジネスとしての有効性を疑問視する声が大きかった．しかし，マジックラウンドは 4 日間で計 13 万 5,000 人の動員に成功し，NRL の CEO であったグリーンバーグ氏（2020 年よりアブド氏が CEO を務めている）は，マジックラウンドは従来のターゲットマーケティング（特定の顧客層に向けた戦略をとること）に縛られない発想から展開される戦略であり，今後のさらなる成長に期待しているとのコメントを残している．

（2）AFL

オーストラリアで独自に発展したスポーツがオーストラリアンフットボールである．オーストラリアンフットボールは，国内でリーグ式ラグビーと並んで人気のあるスポーツであり，このプロリーグがオーストラリアンフットボールリーグ（AFL：Australian Football League）である．トヨタ自動車がリーグの冠スポンサーとなっているため，トヨタ AFL プレミアシップの名称で試合が開催される．AFL は，オーストラリアの 18 都市をホームタウンとするチームで構成され，レギュラーシーズンは 23 週にわたって開催される．2019 年の年次報告書によれば（Australian Football League，2019），2019 年シーズンの観戦者数は 695 万 1,304 人であり，年々着実に増加している．ラウンド 6 では，エッセンドンとコリングウッドの試合がメルボルン・クリケットグラウンドで行われ，9 万 2,241 人の観客を動員した．この数字は北米や欧州のスポーツイベントと比較しても遜色のない数字であり，いかに AFL がオーストラリアで支持されているスポーツであるかがわかる．NRL と同様，AFL も女子競技の普及に注力をしており，2017 年には女子のプロリーグ（AFLW：Australian Football League Women）が設立された．開幕した 2017 年は，8 チームの参加であったが，2019 年には 10 チームに拡大し，2020 年には 14 チームに拡大した．リーグは，最終的には女子のチーム数も男子と同様に 18 チームにまで拡大すると発表している．2019 年シーズンの女子リーグ観戦者数は，計 24 万 4,224 人であった．決勝戦では 5 万 3,034 人を記録し，この数字はオーストラリアの女性スポーツ史上最も多くの観客を集めた試合となった．2019 年シーズンのテレビ視聴者は，男女のリーグを通じて 1 億 1,001 万 2,000 人であった．

NRLと同様，AFLは興業面でも順調に成長している．2019年シーズンの総収入は，約7億9,300万オーストラリアドル（約640億円）であり，この数字はオーストラリアのプロスポーツの中で最も高い．AFLの収入を支える柱は放映権料であり，2020年時点では，1年間の放映権料は4億1,800万オーストラリアドル（約338億円）である．2017年から新しい契約が結ばれ，2022年までの6年間で総額約25億オーストラリアドルである．前回の契約では，2012年から2017年までの総額で約12億オーストラリアドル（約2,020億円）であり，放映権料が倍以上に跳ね上がっていることがわかる．この放映権料の増加は，選手会（AFLPA：Australian Football League Players Association）も意識しはじめている（Pierik，2020）．Pierik（2020）によれば，選手会は選手が試合そのものをより魅力的にしていく努力が求められ，そのことがリーグ自体の収益を拡大し，最終的にAFLとメディアの繁栄につながると言及している．次の契約が結ばれるであろう2022年はその動向に注目したい．

文　献

・Ahluwalia H（2017）IPL Viewership Jumped 22.5％ in 2017: BARC.（https://www.livemint.com/Consumer/Y8J13d9lObcYS7xFFcUXNI/IPL-viewership-jumped-225-in-2017-BARC.html，参照日：2020年10月14日）
・Australian Football League（2019）Australian Football League Annual Report 2019.
・Naha S（2018）Sport in Emerging Market. In: Hassan D（Ed.），Managing Sport Business: An Introduction, 2nd ed. pp115-130, Routledge.
・National Rugby League（2019）National Rugby League Annual Report 2019.
・New Zealand Rugby Union（2019）New Zealand Rugby Union Annual Report 2019.
・Oliver R, Batts-Maddox C, Andrews DL（2016）Glocal sport: impact on corporations and institutions. In: Byers T（Ed.），Contemporary Issues in Sport Management: A Critical Introduction. pp1-23, Sage.
・Pierik J（2020）Broadcast Rights: Players Keen to Make AFL More 'Valuable'.（https://www.theage.com.au/sport/afl/broadcast-rights-players-keen-to-make-afl-more-valuable-20200113-p53r0g.html，参照日：2020年9月24日）
・Reuters（2018）Ten Years on, F1 Success still Paying Dividends for Singapore.（https://www.reuters.com/article/sponsored/ten-years-on-f1-success-still-paying-dividends-for-singapore，参照日：2020年10月14日）
・世界銀行（2019）世界経済見通し.（https://www.worldbank.org/ja/publication/global-economic-prospects，参照日：2020年10月14日）.

・Times of India（2020）IPL2020: BCCI Asks Franchise to Keep Paying States 20％ of Top-Line Revenue.（https://timesofindia.indiatimes.com/sports/cricket/ipl/top-stories/ipl-2020-bcci-asks-franchises-to-keep-paying-states-20-of-top-line-revenue/articleshow/77425741.cms，参照日：2020年10月15日）
・Vietnam Investment Review（2020）F1 Race to Help Develop Vietnam's sports tourism: VNAT.（https://www.vir.com.vn/f1-race-to-help-develop-vietnams-sports-tourism-vnat-74129.html，参照日：2020年10月15日）.

［住田　健］

17章
プロスポーツと権利ビジネス

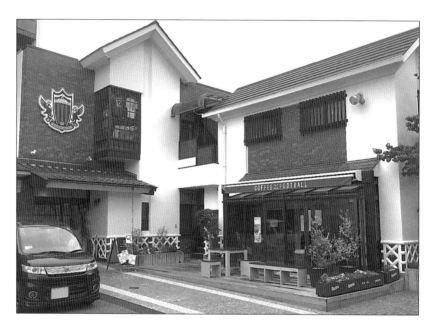

カフェとして新装されたJリーグの松本山雅の原点である喫茶店の「山雅」
（写真撮影：原田宗彦氏）

Jリーグに所属する松本山雅FCの原点は，松本駅前の小さな喫茶店だった．1967年に，お客さん同士の雑談から遊びでサッカーをしようという声が出て，それがJリーグ入りを果たす松本山雅FCへと発展していった．駅前の喫茶店は1978年に閉店したが，2017年に，クラブ設立50周年を機に，クラブの運営会社が新しい「喫茶山雅」を開業した．これはプロスポーツチームが，目に見える形でまちづくりに貢献した稀有な事例である．現在はJ2に所属する松本山雅FCだが，2018年度のスタジアム集客率は1位，そして平均入場者数は2位という記録を残した．さらに売上は過去最高を記録し，スポンサー企業は670社を超えるなど，ビジネスマネジメント力に優れたクラブへと育った．

1．プロスポーツにおける権利ビジネス

　プロスポーツ産業において，リーグやチーム・クラブの営業収入に占める
スポンサーシップの割合は高くなっている．たとえば，プロバスケットボール
のＢリーグでは，2018-19 シーズンの全クラブの営業収益を合計した 221 億円
のうち，およそ半分の 114 億円がスポンサーからの収入であった（Ｂリーグ，
2019）．スポーツスポンサーシップのしくみについては，10 章でも詳しく述べ
られているように，企業がスポンサーとしてスポーツにかかわる場合，スポーツ
組織または個人が所有するブランド資産に関する権利を取得し，その権利を行使
することによって自社に有益となる価値を見出すことが一般的である．ここに，
「スポーツ産業（ビジネス）＝権利ビジネス」といわれる所以がある．また，スポ
ンサーシップを通じて企業が生み出す価値とは，金銭的な価値だけではなく，企
業イメージの向上や社会・地域貢献といった意味も含まれる．

　プロスポーツの場合においても，ブランド資産を有するスポーツ組織または個
人（以下，コンテンツホルダー）は，リーグ，チーム・クラブのみならず，アスリー
ト（選手）個人，スポーツイベント，スポーツ施設，関連インフラなど多岐にわたり，
さまざまな場面において権利を通した企業とスポーツの結びつきがみられる．表
17-1 は，コンテンツホルダーと企業の間に生じる関係について，対象や事例，
権利タイプをまとめたものである．

（1）アスリート（選手）

　アスリート個人に対する契約形態のひとつにエンドースメントがある．企業が
商品の製作や販売促進を目的に，アスリートなどの有名人と「肖像権の利用」や「商
品化権」について結ぶ契約をエンドースメント契約と呼ぶ（備前，2012）．アスリー
トのエンドースメント契約（たとえばテニスの錦織圭選手であればテニスラケッ
トやウェアーなど）については，競技で使用する用具についての契約として扱わ
れることが多かった．しかし，今日では，自動車や食品メーカーなどスポーツと
は直接関係のない企業の広告にもアスリートが多く起用されていることからもわ
かるように，アスリートによるエンドースメントは多様化している．世界的なア
スリートともなれば，本業であるスポーツ選手として得る収入の何倍もの金額を
エンドースメント契約によって稼ぐことになる．

表17-1　スポーツと企業の権利関係

対　象	事　例	権利タイプ
アスリート(選手)	錦織圭とユニクロ 大谷翔平とセイコーウオッチ	肖像権(エンドースメント) 商品化権
チーム・クラブ	鹿島アントラーズとLIXIL	チーム・クラブのオフィシャルスポンサー (広告看板掲出権やロゴマーク使用権等)
リーグ	Jリーグと明治安田 JリーグとDAZN 日本野球機構と日本生命	リーグのオフィシャルスポンサー 放映権 イベントの冠スポンサー
スポーツ施設	日産スタジアム 横浜スタジアム	命名権(ネーミングライツ) 施設の経営権

（2）チーム・クラブ

　プロスポーツのチーム・クラブ（以下，「プロスポーツチーム」または「チーム」）の主な収入源として，入場料収入，スポンサー（広告料）収入，放映権料収入，グッズ（マーチャンダイズ）の売上による収入があげられる．これらすべての収入源も権利と関係する．たとえば，スポンサーに関しては，金額に応じて，特典の異なるさまざまなカテゴリーが用意されている．Jリーグの場合，ユニフォームの胸スポンサーは最も金額の高いカテゴリーのひとつであり，ユニフォームの胸部分に企業名や商品（ブランド）名等を入れる権利は，J1に所属するチームであれば年間数億円の値段で取引される．また，スタジアムでの広告看板掲出権についても，看板の場所や大きさによって金額が設定される．

　スポンサーからの収益はチームに大きな収入をもたらす一方で，大型のスポンサーが撤退することによりこれまで得られていた収入が大幅に減少し，一転して経営危機に陥る危険性もある．Jリーグのサガン鳥栖は，2015年7月から3年半にわたりモバイル向けゲームアプリおよび家庭用ゲームソフト開発事業を展開する株式会社株式会社Cygamesとスポンサー契約を締結してきた．しかし，2019年1月末にその契約が終了したことにより，スポンサーから得られる年間の収入は前年度の22億9,000万円から8億1,000万円に激減し，年間の純損失は20億円1,000万円もの赤字に陥ったことが報告されている（朝日新聞，2020）．

（3）リーグ

　リーグに関するスポンサー契約も基本的にはチームの場合と同様であり，対象

が単独のチームかそれらを統括するリーグかの違いである．企業はリーグと契約することにより，リーグが主催する試合やイベントのオフィシャル・スポンサーとして，広告看板掲出権やロゴマークの使用権，そして優待チケットやリーグ関連イベントへの招待などの特典を得ることができる．プロ野球のセ・パ交流戦（例：日本生命セ・パ交流戦）やサッカーのカップ戦（例：J リーグ YBC ルヴァンカップ）などのように，試合に企業の名前や名称を付与する冠スポンサーも，リーグとの契約によって生まれる権利である．J リーグは，2015 年度より明治安田生命保険相互会社（以下，明治安田）と「J リーグタイトルパートナー契約」を締結し，現在も継続中である（2022 年 12 月に契約が更新され，現在の契約は2026 年 12 月 31 日まで）．明治安田は，J リーグとタイトルパートナー契約を締結することにより，「明治安田 J リーグ」という冠呼称の使用や，ユニフォームへの社名入りロゴの掲出等，社名の露出拡大を通じ企業認知度の向上を図るとともに，両者の関係を活かして地域社会の活性化と課題解決へのさらなる貢献に向けた新しい価値を J リーグとともに創り・提供すると述べている（明治安田生命保険相互会社，2018）．

　放映権については，日本のプロ野球（NPB）のように，各チームが権利を保有し，メディア側と直接交渉するケースと，J リーグのように，全国放送の放映権についてはリーグが権利を一括管理するケースがある．前者の場合，チームの「人気」によって放映権の売買から得られる収入の額が大きく異なるため，チームの経営に直接的な影響を与える．一方，放送権をリーグが一括管理する場合，放送権で得られる高額な契約金は，クラブやチームの「人気に関係なく」所属クラブに均等に分配される．J リーグは 2017 年に DAZN と 10 年間で約 2,100 億円の放映権契約を締結し，さらには 2020 年にその契約を 2 年間延長することを発表した．この契約で J リーグが 2017 年から 2028 年までの 12 年間で得る放映権による収入は約 2,239 億円にのぼる（J リーグ，2020）．新型コロナウイルス感染症拡大の影響によりスタジアムでの直接観戦が制限される中で，リーグが有する映像の権利を活かした新たな成長戦略であると考えられる．グッズに関する権利も同様であり，リーグが権利を所有し一括管理する場合と，チームが権利を有し独自に商品化を行う場合がある．

表17-2　ネーミングライツが導入されているスタジアムの主な例

ホームチーム	命名権(ネーミングライツ)による名称	権利取得企業	最新の契約期間	金　額
仙台	ユアテックスタジアム仙台	ユアテック	3年間(2020年 3月~2023年 2月)	5,000万円/年
FC東京	味の素スタジアム	味の素	5年間(2019年 3月~2024年 2月)	11億5,000万円/5年
松本	サンプロ アルウィン	サンプロ	5年間(2018年10月~2023年 9月)	1,620万円/年
清水	IAIスタジアム日本平	アイエイアイ	5年間(2018年 3月~2023年 2月)	3,000万円/年
G大坂	パナソニックスタジアム吹田	パナソニック	5年間(2018年 1月~2022年12月)	2億1,600万円/年
神戸	ノエビアスタジアム神戸	ノエビア	3年間(2019年 3月~2022年 2月)	6,200万円/年
鳥栖	駅前不動産スタジアム	駅前不動産ホールディングス	3年間(2019年 2月~2022年 1月)	9,200万円/3年
大分	昭和電工ドーム大分	昭和電工	5年間(2019年 3月~2024年 2月)	5,000万円/年

(報道機関ならびにチーム・企業が発表した情報をもとに作表)

（4）スポーツ施設

　わが国のスポーツ施設は，これまで企業との関係が希薄であり，スポンサーによる外部からの資金導入についても積極的ではなかった．その理由として，プロスポーツの試合などで使用されている国内のスポーツ施設の大部分が自治体によって建てられた公共施設であることがあげられる．しかし，税収入の落ち込みや，収益性を重視した公共施設の経営に関心が集まる中で，2000年代に入り安定的な財源確保による持続可能な施設運営をめざし「指定管理者制度」や「ネーミングライツ」（施設命名権）を導入する自治体も多くみられるようになった．

　ネーミングライツ（施設命名権）とは，施設に企業の名前やブランド名といった名称を付与できる権利を指す．ネーミングライツは，1980年代以降にアメリカで定着した．その当時，国からの補助金が少なくなった公共施設が，安定した収益を求めスポーツ施設の建設・運営資金調達の方法として考案された．アメリカでは，プロスポーツチームが使用する球場やスタジアム，アリーナの大多数でネーミングライツが導入されており，契約期間も20~30年と長い．表17-2には，Jリーグの試合で使用されるスタジアムのうち，ネーミングライツが導入されている主な例を示している．2019年シーズンでは，J1に所属する18チームの本拠地のうち，13のスポーツ施設でネーミングライツが導入されていた．このように，日本でも近年プロスポーツで使用される施設へのネーミングライツの導入は進んでいる．

　スポーツ施設にネーミングライツを導入することにより，施設側は，施設の維持・管理資金の獲得を安定的に見込める一方で，権利を購入した企業は，ネー

ミングライツを活用し幅広い PR 活動を展開できるといった双方にメリットがある．また，ネーミングライツを獲得した企業には，その施設で活動するチームの活躍によって施設名が広く認知される広告効果のほかに，従業員に対する無料チケットの割り当てといった福利厚生上のメリットや，施設内のレストランや売店に商品を優先的に納入する権利，そして施設内でのイベントを通じた販売促進等のプロモーション機会など，さまざまな権利や機会が与えられる．しかしながら，日本のスポーツ施設で現在導入されているネーミングライツのほとんどが3〜5年の契約期間であり，欧米の事例に比べて短い．契約満了により施設名が度々変更されることで，広告効果の低下や利用者の混乱が課題として指摘されている．

　ここまで，スポーツのブランド資産であるアスリート（選手），チーム・クラブ，リーグ，そしてスポーツ施設に付随するスポンサー契約と権利の種類を概観してきたが，以下では，スポーツにおける権利ビジネスを代表する契約方法である「アスリートによるエンドースメント」と「チームとスポーツ施設の運営一体化」について詳しく説明を加えたい．

2．アスリートによるエンドースメント

（1）アスリートによる商品推奨

　今日，私たちの日常生活において，芸能人やアスリートなどの著名人が登場する広告を目にしない日はない．特に日本では企業が広告に著名人を起用する傾向は強く，欧米では全広告における著名人を起用した広告の割合はおよそ15〜20％であるのに対して，その割合が70％にも及ぶとの報告がなされている（Kilburn，1998；Hsu and McDonald，2002）．このように，商品の販売促進を目的に，企業が著名人などと結ぶスポンサー契約を「エンドースメント契約」と呼び，企業とエンドースメント契約を結び商品の推奨者としてテレビ CM や雑誌の広告などに登場する人物を「エンドーサー」と呼ぶ．多くの企業が著名人をエンドーサーとして起用する背景には，著名人がもつ高い知名度や訴求効果を活用し，消費者の注目を引きつける，製品やブランドのイメージを高める，消費者の購買意図を高めるなどの目的がある．表17-3 に示したように，多くの企業がアスリートとエンドースメント契約を結び，エンドーサーとして起用している（ニ

表17-3　主なスポーツ選手のエンドースメント契約

アスリート(選手)	広告主(企業)	アスリート(選手)	広告主(企業)
長友佑都 (サッカー)	KDDI LIFULL 花王 ターキッシュエアラインズ 大東建託 日清オイリオグループ バンダイナムコエンターテインメント	大坂なおみ (テニス)	DAZN Japan Investment 資生堂 全日本空輸 ナイキジャパン 日産自動車 日清食品 プロクター・アンド・ギャンブル・ジャパン 森永製菓 ヨネックス
大谷翔平 (野球)	セイコーウォッチ 西川 日本航空 日本コカ・コーラ 三菱UFJ銀行 明治	石川佳純 (卓球)	グーグル シスコシステムズ ノジマ
		奥原希望 (バドミントン)	ダイハツ工業 太陽ホールディングス みずほ銀行
リーチ・マイケル (ラグビー)	キリンビール ソフトバンク 大正製薬 東芝	原英莉花 (ゴルフ)	日本通運 ミズノ

（ニホンモニター（2020）を参考に作表）

ホンモニター，2020）．特に，近年では野球の大谷翔平選手やテニスの錦織圭選手，大坂なおみ選手に代表されるように，海外で活躍するアスリートは人気があり，複数の企業とエンドースメント契約を結んでいる．

（2）ポジティブなイメージの伝達

　スポーツをスポンサードする企業は，イベントや広告を通じて消費者にポジティブな製品やブランドイメージの伝達を期待する．アスリートによるエンドースメントも例外ではなく，企業はアスリートをエンドーサーとして起用することにより，アスリートがもつポジティブなイメージが製品を通して，消費者に伝達されることを期待している．エンドーサーの特性が商品に移入される過程については，「意味変換理論（Meaning Transfer Theory）」として，①エンドーサーの特性からエンドーサーのイメージが形成される，②エンドーサーのイメージが広告を通して商品に移入され，商品のイメージを形成する，③商品のイメージを消費者が理解する，という3段階で説明される（McCraken，1989）．

　近年，多くの企業が世界的な視野でグローバルに事業を展開している．それゆえに，企業が求める理想像は，世界を舞台に活躍するアスリートのイメージと重

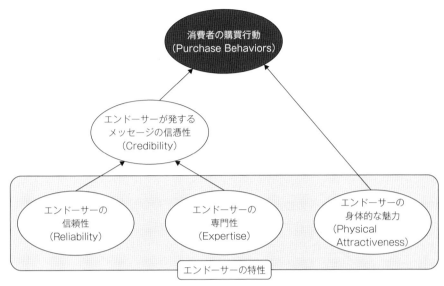

図17-1　エンドーサーが発するメッセージに影響を与える特性
(Ohanian (1990) を参考に作図)

なることから，上記に代表されるアスリートがエンドーサーとして多くの企業に
起用される理由となっている．その反対に，アスリートのエンドースメント契約
においても，他のスポンサー契約と同様に，企業はエンドーサーのネガティブな
情報を嫌う．アスリートの場合，暴力事件やスキャンダルが明るみになると，そ
れまでエンドースメント契約を結んでいた企業が契約を解除してしまう事例もこ
れまで数多くみられる．

（3）エンドーサーが発するメッセージ

　もちろん海外で活躍することだけが，アスリートがエンドーサーとして起用さ
れる理由ではない．アスリートに特化したものは現状ではまだ数は多くないが，
事実，エンドースメントに関する研究において，消費者の購買行動に影響を及ぼ
すエンドーサーの特性としてさまざまなものがあげられている．そしてその中で
も，図17-1に示したように「信頼性」「専門性」「身体的な魅力」の3つは，エ
ンドーサーが発するメッセージに影響を与える重要な特性であるといわれてい
る．信頼性とは「エンドーサーがどれぐらい信頼できる人物であるかの程度」，

専門性は「エンドーサーが特定の主題や対象についてどれぐらい専門的な見識や経験をもっているかの程度」であり，信頼性と専門性によりエンドーサーが発するメッセージに信憑性（Credibility）が生み出される．また，身体的な魅力とは「ルックスやしぐさなど，見た目から感じとれる魅力の程度」を意味する．これらの特性が組み合わされることによって，先に述べた過程でアスリートのイメージが形成され，自身が推奨する商品に移入されることで，消費者に伝達されるのである．

　この3つの特性を社会心理学の視座からみてみると，すべての特性を包括するものとして「魅力」という概念が当てはまる（奥田，2008）．「アスリートの魅力」については，メディアへの露出が増加したことにより一昔前に比べ大きな変化をみせているが，近年の研究では，「プレー中の華やかさ」や「笑顔などの表情」，また「競技に取り組む真面目な姿勢」や「誠実さ」がアスリートの魅力を構成するものとしてあげられる（備前・原田，2010）．

（4）アスリートによるエンドースメントの今後

　前述したように，今日，本業である競技から得られる収入の何倍もの金額を企業とのエンドースメント契約によって稼ぐアスリートも珍しくない．エンドースメント契約は，アスリートにとっても自身が有する貴重な権利であるといえる．それに伴い，競技以外の活動においては，所属するチームとは別にマネジメント会社などと契約を結ぶアスリートの数も増加している．アスリートの権利（特に肖像権）については，これまでにも，テレビゲームにアスリートの実名を使用することに関してや，日本オリンピック委員会（JOC）が「シンボルアスリート」制度の中で加盟団体のチームや選手の肖像権を一括管理し，オフィシャル・スポンサーのみにCM出演などを認めることに対して議論が行われた経緯がある（結城，2014）．アスリートの競技以外での活動範囲が広まることで，今後より権利の所在を明確にする必要がある．

▌3．プロスポーツチームとスポーツ施設の運営一体化

　プロスポーツ産業において近年注目を集めているのが，チームと本拠地として使用するスタジアムやアリーナなどのスポーツ施設の運営一体化である．先にも

述べたように，これまで多くの国内プロスポーツチームは，自治体によって建てられた公共スポーツ施設を使用して試合などを行ってきた．この方式においては，チームは，試合を行うたびに施設所有者に使用料を支払うこととなる．一方で，飲食やグッズの売上，施設に掲出される看板などから得られる広告料のほとんどは施設側の収入となり，チームの収入とはならなかった．そのため，チームが収入を拡大し，経営を安定させるためにはスポーツ施設の経営の権利を取得することが求められる．チームがスポーツ施設の経営権を取得し，運営を一体化させるためにはいくつかの方法が考えられる．

（1）チームがスポーツ施設の経営権または施設自体を買い取る形

　プロ野球の横浜DeNAベイスターズは，前身の大洋ホエールズ時代の1978年から横浜スタジアムを本拠地として使用している．しかしながら，横浜スタジアムの経営権は永らく株式会社横浜スタジムにあったため，チームは球場使用料として入場料収入の13％を運営会社に支払う他，スタジアムの看板などによる広告料や飲食店の売上による収入も得ることができなかった（鈴木，2018）．この契約がチームの経営を圧迫し，長年の赤字の要因のひとつとされてきた．そこで経営の黒字化をめざすチームは，2016年にその運営会社を74億円で買収し，子会社とした．この結果，チームの収入は飛躍的に拡大したのと同時に，スタジアムの座席をチームカラーに統一し，スタジアム内の飲食店の見直しなど設備改修を行うことでよりファンを楽しませる演出が可能となり，観客動員数の大幅な増加にもつながった．横浜DeNAベイスターズのように，チームが本拠地として使うスポーツ施設の経営権または施設そのものを買収しチームと施設の一体経営を行っている例としては，他にもオリックス・バファローズ，福岡ソフトバンクホークスなどがあげられる．オリックス・バファローズは，2006年に大阪ドームを大阪市の第3セクターから90億円で買収した（日本経済新聞，2019）．

（2）チーム自らが新しいスポーツ施設を建設する形

　プロ野球の北海道日本ハムファイターズは，2004年の北海道移転から札幌市が所有する札幌ドームを本拠地として試合を行ってきた．チームは球場使用料として年間約8億円，主催試合ごとの清掃費や警備費などを含めて年間で約13億円を施設の運営会社である札幌市の第3セクター「株式会社札幌ドーム（ドーム

社）」に支払ってきた（読売新聞，2011）．しかし，その支払がチーム経営の負担になっていたことから使用料の引き下げや，トレーニング施設やファンサービスの向上のために施設の改善要請を度々運営側に行ってきたが受け入れられなかった．このことから，チームは札幌ドームの使用を断念し，自らが新球場を建設し移転することを決めた．新球場は，2023 年 3 月に札幌市に隣接する東広島市に開業予定であり，命名権（ネーミングライツ）は株式会社日本エスコン（東京都港区）が取得し，球場名は「ES CON FIELD（エスコンフィールド）HOKKAIDO」となる．新球場の命名権に関しての具体的な契約金額などは公表されていないが，契約期間は 2020 年 1 月から 10 年以上で，1 年あたりの契約金額は 5 億円を超えるといわれている（日本経済新聞，2020）．チームまたはチームの親会社が本拠地として使用するスポーツ施設を建設する例としては，同じくプロ野球の阪神タイガースや西武ライオンズがあげられる．

（3）指定管理者制度の利用や自治体と賃貸契約を結ぶ形

　チームがスポーツ施設の経営権を取得する方法として，運営会社の買収や新たなスポーツ施設の建設について説明したが，現実的な話として上記 2 つの方法は実施するにあたり莫大な費用を要する．そこで，他に考えられるのが指定管理者制度の利用や自治体とスポーツ施設の定期建物賃貸借契約を結ぶ方法である．

　指定管理者制度とは，公の施設の管理に民間のノウハウを活用しながら，市民サービスの向上と経費の節減を図ることを目的に，2003 年により創設された制度であり，この制度により従来，公共団体，公共的団体，地方自治団体の出資法人等に限定されていた公の施設の管理運営を民間事業者も含めた幅広い団体にも委ねることが可能となった（横浜市，2020）．たとえば，J リーグの鹿島アントラーズはチームの運営会社である（株）鹿島アントラーズ・エフ・シーが 2006 年からカシマサッカースタジアムの指定管理者となり，スタジアムの管理運営にあたっている．チームがスポーツ施設の指定管理者となることで，施設使用料はチームの収入になると同時に，スポーツ施設を活用したスポーツクリニックやスキンケア事業といったさまざまな健康事業の展開が可能となった（スポーツ庁，2019）．指定管理者制度を利用したプロスポーツチームによるスポーツ施設の運営は，年々広がりをみせており，バスケットボール B リーグの琉球ゴールデンキングスは 2021 年にオープンする沖縄アリーナの指定管理者となり運営に携わ

る．プロ野球の広島東洋カープや千葉ロッテマリーンズもこの例にあたる．

　また，Bリーグの大阪エヴェッサは，チームの運営会社（ヒューマンプランニング株式会社）が大阪市と舞洲アリーナについて10年間の定期建物賃貸借契約を締結し，2015年4月から本拠地として使用している．この契約では，チームは賃料として年間約900万円を支払うことで，入場料収入の他に，広告料やアリーナで行われる自主事業による収入，ネーミングライツによる収入も得られるようになった（スポーツ庁，2020）．現在同アリーナには，ネーミングライツが導入され「おおきにアリーナ舞洲」（現在の契約期間は2021年8月1日～2025年7月31日までの4年間）の名称で使用されている．

4．プロスポーツにおける権利ビジネスのこれから

（1）権利の活性化（アクティベーション）

　権利（Rights）とは，「一定の利益を得るために主張できる正当な資格」（小学館，2014）と定義され，無形のものである．それゆえに，スポンサーは単に権利を取得するだけではなく，どのように権利を行使する（アクティベートする）かが重要となる．近年のスポンサーシップにおいては，単に価値の交換にとどまらず，スポンサーとなる企業とともに，権利を活かした新たな価値の創造（共創）が求められる．よって，プロスポーツ産業におけるスポンサーシップにおいても，チームやアスリートはスポンサーとなる企業の意図を明確に理解し，価値の最大化に努めることが重要である．

（2）権利ビジネスにおける今後の課題

　正式な肖像権や商品化権を取得せずにつくられた模倣品の氾濫はいうに及ばず，近年では，スポーツの大会やイベントなどの公式スポンサーではない企業が，巧みな手法を用いて，あたかも自社が公式スポンサーであるとみせかけるアンブッシュ・マーケティングへの対策はスポーツにおけるスポンサーシップでも課題となっている．アンブッシュ・マーケティングとは，「権利を保有しない団体や個人が，権利所有者の許可を得ずにその権利を利用することで，いわゆる便乗広告のこと」と定義される（日本広告審査機構，2011；水戸，2014）．これまでにも，非公式スポンサーが，大会での活躍が期待される選手に企業のロゴが入った用具

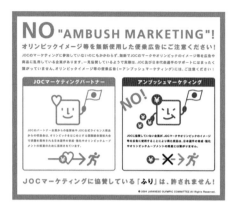

写真 17-1　アンブッシュ・マーケティングに対する注意喚起
（JOC公式ホームページ「オリンピック等の知的財産の保護について」より）

の提供や，イベント会場周辺に巨大な広告を掲示するなどさまざまな手法がとられてきた．正式な権利を保有しない個人や企業によるスポーツの大会やイベントに便乗した広告活動が横行することで，オフィシャル・スポンサーからの広告料収入が減少する恐れがある．このことから，大会の安定的な運営のためにも，その対策はきわめて重要となる．JOC（日本オリンピック委員会）も web サイト上において，アンブッシュ・マーケティングへの注意喚起をするとともに，どのような場合がアンブッシュ・マーケティングにあたるかについて説明を行っている（写真 17-1）．しかし，実際にどこまでの表現がアンブッシュ・マーケティングに抵触するかについての解釈は難しく，どのように規制していくかについては今後も検討の余地がある．

　その他にも，インターネットなどの技術の普及に伴い，今日では動画投稿（共有）サイトを通じて，誰もが簡単に動画の投稿や視聴が可能となった．気軽さゆえに投稿される動画の中には権利を無視したものも少なくない．また，携帯電話やスマートフォンによる著名人の撮影も問題となっている．スポーツに関する映像も例外ではなく，過去に行われた試合やイベントに関する動画も，インターネット上に数多くみられる．通常，それらの映像に関する権利は，チームやリーグ，放送局が保有し，権利を用いて名シーンやシーズンをまとめた DVD などの商品化や，報道機関への販売が行われる．ロゴマークや写真，映像等を使用する際は，目的に応じて必ず権利管理者に申請しなければならない．プロスポーツ産業では，

新型コロナウイルス感染症拡大の影響により，新しいスタイルでのスポーツ観戦が模索されている．その中で，試合の動画配信を中心とした映像の重要性は今後も高まることが予想されることから，権利の保護についてさらなる検討が必要となるだろう．

　本章で説明したプロスポーツ産業における権利ビジネスは，権利を取得した個人や企業のみが特典として「独占的に」権利を行使することで成り立っている．よって，権利の活性化とともに，「権利の保護」に対する取り組みは今後のプロスポーツ産業における権利ビジネスを考えるうえでも，きわめて重要な問題である．

文　献

・朝日新聞（2020）純損失，20億円の赤字 昨年度決算，広告料収入激減．2020年4月27日（朝刊）．
・Bリーグ（2019）B.LEAGUEクラブ決算概要発表資料（2018-19シーズン）．（https://www.bleague.jp/files/user/about/pdf/club_financial_settlement_2018.pdf，参照日：2021年1月8日）
・備前嘉文（2012）アスリートによるエンドースメントの概念の検討．スポーツマネジメント研究．4（1）：17-29．
・備前嘉文，原田宗彦（2010）スポーツ選手が消費者の購買行動に及ぼす影響：商品推奨者としての役割．スポーツマネジメント研究，2（1）：19-29．
・Hsu CK and McDonald D（2002）An examination on multiple celebrity endorsers in advertising. Journal of Product Brand Management, 11（1）：19-29.
・Jリーグ（2020）JリーグとDAZNの新たな放映権契約について．（https://www.jleague.jp/news/article/17729，参照日：2021年1月8日）
・Kilburn D（1998）Star Power. Adweek, 1/12/1998.
・McCraken G（1989）Who is the celebrity endorser?: cultural foundation of the endorsement process. Journal of Consumer Research, 16: 310-321.
・明治安田生命保険相互会社（2018）サッカー「Jリーグ」との「Jリーグタイトルパートナー契約」を更新．2018年12月14日．
・水戸重之（2014）スポーツと知的財産 - オリンピック・マーケティングを中心に - ．月刊パテント，4月号：4-15．
・日本広告審査機構（2011）広告にオリンピック関連の表現を入れることは可能か？（http://www.jaro.or.jp/ippan/bunrui_soudan/sonota01.html，参照日：2021年1月8日）
・ニホンモニター（2020）テレビスポーツデータ年鑑2020．

・日本経済新聞（2019）オリックス経営で勝つ（下）自前球場イベントで稼ぐ, 誘致に力, 稼働率高める, 飲食・物販, 収益2倍に. 2019年10月4日（地方経済面, 関西経済）.
・日本経済新聞（2020）日本ハム新球場BPエリア名称「Fビレッジ」に. 2020年1月30日（地方経済面, 北海道）.
・奥田秀宇（2008）人をひきつける心 – 対人魅力の社会心理学 –. サイエンス社.
・小学館（2014）権利. デジタル大辞泉.
・スポーツ庁（2019）スポーツ施設のストックマネジメント及びスタジアム・アリーナ改革合同全国セミナー：地域の価値を高めるスタジアムを創造する（株式会社鹿島アントラーズ・エフ・シー）.（https://www.mext.go.jp/sports/content/20191224-spt_stiiki-1385575_00001-23.pdf, 参照日：2021年1月8日）
・スポーツ庁（2020）スポーツ施設のストックマネジメント及びスタジアム・アリーナ改革合同全国セミナー：官民連携による大阪市スポーツ試作の推進について.（https://www.mext.go.jp/sports/content/20200330-spt-sposeisy-000005909_3.pdf, 参照日：2021年1月8日）
・鈴木文彦（2018）市民の出資で整備した横浜スタジアム – 球団・球場一体経営で集客力向上 –. 日経グローカル, 349：36 – 37.
・横浜市（2020）指定管理者制度について.（https://www.city.yokohama.lg.jp/business/kyoso/public-facility/shiteikanri/shiteikanrishaseido.html, 参照日：2021年1月8日）
・読売新聞（2011）「札幌ドーム使用料値下げを」日ハム, 要請へ. 2011年12月16日.
・結城大輔（2014）裁判例に見るスポーツとパブリシティ権. 月刊パテント, 4月号：55 – 65.

[備前嘉文]

18章

ファンエンゲージメント

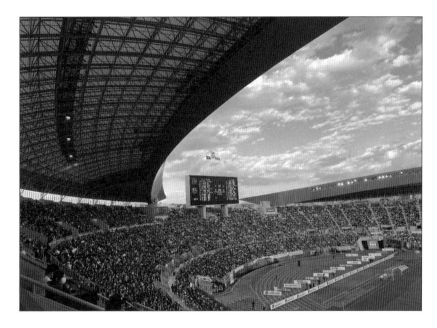

2020 年 11 月 3 日に行われたセレッソ大阪対ガンバ大阪の大阪ダービー
（写真撮影：原田宗彦氏）

コロナ禍の中，ヤンマースタジアムで開催された大阪ダービーは成功を収めた．観客は収容人数の 50 ％以下という制限が設けられる中約 2 万人のファンを集めたが，収益は例年のダービーの半分以下になるほど，財政面では厳しい運営を強いられたシーズンになった．ファンエンゲージメントとは，ファンがチームに抱く「親近感」のことであるが，その総量を可視化する指標のひとつに，Facebook（フェイスブック）の「いいね！」の数，コメントの数やシェアした人の数，リンクのクリック数，そして画像や動画の表示などがあるが，J1 クラブの中では，セレッソ大阪が圧倒的な数を誇っており，「いいね」をクリックしたグローバルファン数が 100 万を超えている．

▌1.ファンエンゲージメント概念の萌芽

　ファンエンゲージメントとは，マーケティング分野における顧客エンゲージメントの概念をスポーツの文脈において説明したものである．昨今，スポーツビジネスにおいても，ファンエンゲージメントの概念が注目されている．それは，ソーシャルネットワークサービス（以下 SNS と記す）の急速な普及と新型コロナウイルス感染症の流行が要因として考えられるだろう．

　顧客エンゲージメントの概念は 2010 年前後に萌芽し，実務的にも学術的にも多く取り上げられるようになった．日常においても，Facebook，Twitter，Instagram 等の SNS の管理画面において「エンゲージメント数」が表示されるなど，一般の人が「エンゲージメント」という言葉を目にする機会も増えており，「エンゲージメント」が SNS の広がりとともに認知されてきた．SNS の急速な普及のきっかけは，2010 年に第 4 世代移動通信システム（4G）が国際標準化されて，スマートフォンが世界中で普及したからであるといわれている．スマートフォンを起点に SNS を中心としたコミュニケーションの取り方が消費者の間で一般的となったほか，利用方法も日進月歩で進化し続けている．したがって，企業側も SNS の効果的な運用をターゲットごとに行い，企業と消費者（B2C）のマーケティング・コミュニケーションも常にアップデートすることが求められている．

　さらに，2020 年の新型コロナウイルス感染症の世界的な流行は，医療現場はいうまでもなく世界の社会・経済・文化等に大きな影響を与えている．スポーツにおいては，東京オリンピック・パラリンピック 2020 が延期となったほか，世界中で多くのスポーツイベントが中止や延期に見舞われた．わが国は緊急事態宣言が 2020 年 4 月に発令され 5 月に解除されたものの，人々が自宅にいる時間は増加し，外出時にはマスクを着用，ソーシャルディスタンスを保ち「密」にならないことが当たり前となるなど，社会全体で新しい生活様式が求められている．スポーツイベントにおいては，無観客試合の開催の段階から，ようやくソーシャルディスタンスを保ちながら有観客試合も行われるようになったが，スタジアムを満員にするといったことは当面実行が困難である．クラブがファンと直接コミュニケーションをとる機会はスタジアム観戦（直接観戦）の機会が減少したことから減っている．したがってファンと効果的に SNS を通じたコミュニケーションをとることや，映像によるファンへの試合観戦の場（間接観戦）を提供してファ

ンエンゲージメントを高めることは重要であり，クラブにとって喫緊の課題である．

2．スマートフォンと SNS 普及の背景

　総務省（2020）の「令和2年版情報通信白書」によれば，わが国における移動通信システムは，1979年に第1世代（1G）となるサービスが開始されて以降，2020年に開始された第5世代（5G）に至るまで，約10年周期で世代交代が行われている．そして世代交代の都度，①通信品質の向上，②通信の高速大容量化，③サービスの機能化，④通信料金の低廉化，⑤利用範囲の拡大が実現するなど，利用者の利便性は飛躍的に向上している．

　具体的には，①通信品質の向上においては，高速移動時や遮へい物が存在する場合でも，通信が途切れにくくなった．②通信の高速大容量化については，1Gの最大通信速度が約10 kbps であったのに対し，2010年に開始された4Gでは最大通信速度が1 Gbps になるなど，この30年間で約10万倍にまで向上している．③サービスの多機能化については，移動通信端末の機能は音声通話のみであったが，データ通信サービスの開始以降さまざまな機能が付加され，現在ではスマートフォン1台で日常生活に必要な機能の多くをこなすことができるようになっている．④通信料金の低廉化に関しては，事業者間の競争が激しくなった結果，利用料金の低廉化が進み，データ通信，音声通話の双方で定額制が実現した．⑤利用範囲の拡大については，全国で利用可能となったほか，通信規格の国際標準化に伴って，日本で購入した端末をそのまま海外で利用可能となった（図18-1）．

　現在の20歳前後の若年世代を例にとると，彼らがはじめて中学生頃に手にした移動通信端末は4Gのスマートフォンである．彼らにとってスマートフォンは，アプリやSNSを使いこなして情報の加工や処理を行うツールであり（大学のレポートもスマートフォンで仕上げてしまう強者も出てくるなど！），生活基盤・通信基盤そのものであるといえるだろう．SNSそのものの利用者が増加，多様化しただけではない．たとえばInstagram等では，通常投稿と区別して24時間限定で表示される「ストーリー」には近況報告を目的とした短い動画をアップロードするのが「イケてる」など，投稿の使い方にも流行りすたりがあるなど，若年世代を中心に利用方法そのものが複雑化している．したがって，企業側からウェ

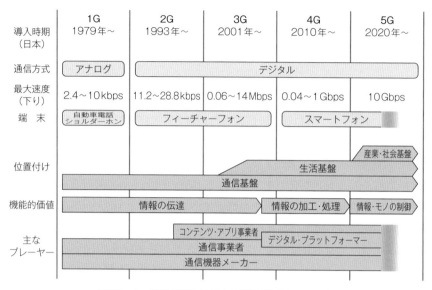

	1G 1979年〜	2G 1993年〜	3G 2001年〜	4G 2010年〜	5G 2020年〜
導入時期 （日本）					
通信方式	アナログ	デジタル			
最大速度 （下り）	2.4〜10kbps	11.2〜28.8kbps	0.06〜14Mbps	0.04〜1Gbps	10Gbps
端末	自動車電話 ショルダーホン	フィーチャーフォン		スマートフォン	
位置付け			通信基盤	生活基盤	産業・社会基盤
機能的価値	情報の伝達			情報の加工・処理	情報・モノの制御
主な プレーヤー	通信事業者 通信機器メーカー	コンテンツ・アプリ事業者		デジタル・プラットフォーマー	

図18−1　移動通信システムの進展（総務省，2020）

ブマーケティングの効果的な運用を考えた場合，ウェブサイトやSNSを「導入」するだけでは不十分であり，ターゲットに応じた効果的な運用を常にリフレッシュして，顧客とコミュニケーションをとる必要があるだろう．

3．顧客エンゲージメントとファンエンゲージメント

（1）顧客エンゲージメントとは

　顧客エンゲージメントは2007年以降にジャーナルで取り上げられる回数が急増しているものの（Harmeling et al., 2017），その定義や管理方法については研究によってさまざまである．青木（2020）は，顧客エンゲージメントのレビュー研究を行ったうえで，顧客エンゲージメントは大別すると3つの潮流があるとした．それは，①顧客の心理プロセスに注目したもの，②顧客の心理状態に注目したもの，③顧客の行動に注目したもの，の3つである．①心理プロセスに注目した研究は，製品やサービスに満足した顧客が企業にコミットメントするようになり，ロイヤルティを高めるという一連のプロセスを顧客エンゲージメントと定義した（Bowden, 2009）．②顧客の心理状態に注目した研究は，顧客エンゲージ

メントが，認知・感情・行動の三要素から構成されるものとした（Brodie et al., 2011）．③顧客の行動に注目した研究は，三要素の中でも顧客の認知や感情は考慮せず，顕在化した顧客行動に注目したものであり（van Doorn et al., 2010；Verhoef et al., 2010），測定や操作の簡便さから，行動に注目した研究が現在顧客エンゲージメントでは主流である．それに従えば，顧客エンゲージメントとは，購買以外の部分で行われる顧客の企業に対する貢献行動のことと定義される．

（2）顧客エンゲージメント行動

顧客エンゲージメントを管理するには，顧客の貢献行動を把握する必要があるだろう．顧客エンゲージメントの行動は大きく分けて4種類ある．それは，①開発支援（co-creation＝共創），②口コミ（word of mouth＝WOM），③新規顧客紹介（referral＝レファレル），④他の顧客支援（顧客相互支援，C2C）である（青木，2020）．以下，この枠組みを用いてスポーツビジネスの事例にあてはめながら，順に説明を行っていく．

1）開発支援（Co-creation＝共創）

企業に対して顧客が新製品のアイデアや既存の製品やサービスの改善点等について示唆を与えることにより，製品やサービスを企業と共創することを指す．たとえば，Jリーグクラブのコアサポーターリーダーがクラブのフロントと日頃から良好な関係を築いていることから，クラブの記念日にアイデアを提供して協働して限定グッズを作成し，SNSでファンコミュニティに拡散することは，開発支援に該当するだろう．顧客に共創を促すには，企業が金銭的な報酬または社会的な報酬（たとえば有益なアイデアをweb上で顕彰するなど）をすることによって動機付けることができるとされている．この事例でいえば，ファンコミュニティに大きな影響をもつとされるコアサポーターリーダーのアイデアが反映されたグッズが発売されたことそのものが誇りであり，ファンコミュニティ間で共有されたことは社会的な報酬を与えたということになるだろう．

2）口コミ（word of mouth＝WOM）

口コミは，消費者間で共有されるある製品やサービスについての意見や利用経験後の評価を発信したものである．口コミは企業が発信した情報よりも信頼されやすいことから，その内容は他の顧客に受容されやすい．インターネット経由で買い物をするときに，多くの人は口コミを参考にするだろう．仮に顧客によって

ネガティブな投稿がされた場合，企業側は迅速に対応することが求められている．そのような積み重ねが積極的な投稿を行う消費者がポジティブな口コミを投稿してくれることにもつながると考えられるため，細やかな取り組みが必要であろう．プロスポーツクラブにおいては，ファンに「いいね」や「シェア」をしてもらったり，ファンのコミュニティにリーチする有益なコメントをしてもらえるように，SNSの特性に応じた運用を効果的に行うことが必要だろう．

3）新規顧客紹介（referral＝レファレル）

レファレルとは，新規顧客が既存顧客によって動機づけられた結果，取引を開始した事象のことを指す（Kumar, 2018）．レファレルによって新規顧客になった場合，長期にわたって顧客であり続ける可能性が高いことから（Schmitt et al., 2011），企業にとって効果的な管理方法を検討すべき対象である．日常においても，新規顧客を紹介したらクーポンを提供するなど金銭的報酬が有効であろう．ただし，芸能人が報酬目的で契約商品をファンに勧めるなどした，いわゆる「ステルスマーケティング」が一時期ネガティブな話題となったように，新規顧客側からみて紹介者が報酬目的であることが垣間見えると，ネガティブイメージを植え付けてしまうので注意が必要である．それを防ぐために，紹介者と新規顧客側双方に報酬を渡すケースも散見される．

4）他の顧客支援（顧客相互支援，C2C）

顧客は顧客同士のコミュニティにおいて，他の顧客に自分の知識や技術を提供する支援行動が可能であり，この支援行動は支援を受けた顧客の購買や，口コミ，別の顧客に対する支援行動を促進する（Rosenbaum and Massiah, 2017）．企業は顧客間の支援行動を活発化させるため，顧客を教育し，顧客同士がサポートしあえる場を設けることが必要である．プロスポーツにおいては，浦和レッズのC2Cの取り組み事例である「オフィシャル・サポーターズ・クラブ」が参考となるだろう．オフィシャル・サポーターズ・クラブは，1991年に発足し2020年で30シーズン目を迎えたJリーグで最も古い歴史をもつクラブである．具体的には，個人単位ではなく3人以上のメンバーをもつクラブが自由に形成され，それぞれのクラブがレッズに登録することによってオフィシャル・サポーターズ・クラブとして認定されるというシステムである．レッズは，サポーターズクラブの活動を推奨することによって，レッズへのサポートを通じてサポーター同士が交流することを支援している．

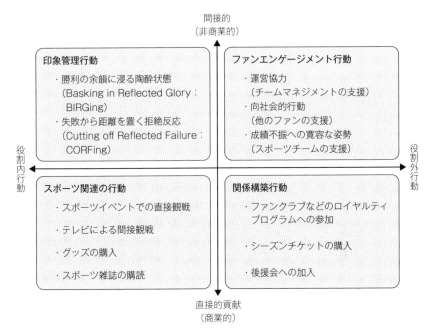

図18-2　スポーツ観戦者のエンゲージメント行動の類型(Yoshida et al., 2014)

(3) ファンエンゲージメント行動とは

　ファンエンゲージメントは，マーケティング分野において顧客エンゲージメントの重要性が高まる中，スポーツの文脈において説明された概念である．その先駆者である Yoshida et al.（2014）は，これまでのエンゲージメント概念をレビューし，スポーツ観戦者のエンゲージメント行動の類型として概念化した（図18-2）．スポーツ観戦者のエンゲージメント行動は，消費者による金銭的な貢献の有無（商業的 vs. 非商業的）および消費者が自分のことを中心に考えるか（役割内行動），クラブや他のファンのことを中心に考えるか（役割外行動）であるかの2つの軸によって類型化されている．その4つの類型は，印象管理行動，ファンエンゲージメント行動，スポーツ関連の行動，関係構築行動である．

　4つの類型を順にみていこう．はじめに「非商業的で役割内行動」の類型として印象管理行動があげられる．それは，BIRGing（Basking in reflected glory）と呼ばれる勝利の余韻に浸る陶酔状態，つまり応援するチームが勝利していると自分が応援していることをアピールする行動をとったり，チームが負け続けて

表18-1　ファンエンゲージメント尺度(Yoshida et al., 2014)

要　因	項　目
運営協力 (Management Cooperation)	・あなたは（チーム名）と協力的に活動するように心がけている ・あなたは（チーム名）の試合運営を容易にするように努めている ・（チーム名）のスタッフは，あなたから最大限の協力を得ている
向社会的行動 (Prosocial Behavior)	・（チーム名）に関連する出来事について話すため，あなたは他のファンと頻繁に交流する ・（チーム名）の応援方法に関して，あなたは他のファンによくアドバイスを行う ・（チーム名）の他のファンたちと情報を共有するため，あなたはソーシャルメディア（InstagramやTwitterなど）に時間を費やす
成績不振への 寛容な姿勢 (Performance Tolerance)	・たとえ（チーム名）が成績不振でも，あなたは（チーム名）ファンを象徴する衣服を着用する ・たとえ（チーム名）が試合で振るわなくても，（チーム名）のロゴが付いた衣服を着用する ・たとえ（チーム名）が成績不振でも，あなたは（チーム名）の名前の付いた衣服を着用する

まったくあてはまらない（1）～おおいにあてはまる（7）までの7段階尺度

いるときには距離を置く拒絶反応（CORFing：Cutting off reflected failure）をとる行動をいう．次に，「非商業的で役割外行動」のファンエンゲージメント行動であるが，そこには3つの要素がある．それは，運営協力（management cooperation），向社会的行動（prosocial behavior），運営協力と成績不振への寛容な姿勢（performance tolerance）である．「商業的で役割内行動」としてスポーツ関連の行動があげられる．それは，スポーツイベントでの直接観戦，テレビによる間接観戦，グッズの購入，スポーツ雑誌の購読など実際にファンが行うスポーツ消費行動を指す．最後に「商業的で役割外行動」には関係構築行動があげられる．具体的には，ファンクラブなどのロイヤルティプログラムへの参加，シーズンチケットの購入，後援会への加入といったクラブとの関係性をファンが長期的に行ってくれる行動である．エンゲージメントの概念には，行動（activation）に加え，認知（cognition）や感情（affect）を含めた研究がある中（Hollebeek et al., 2014），Yoshida et al.（2014）は，「非商業的で役割外行動」である類型こそが「ファンエンゲージメント行動」に該当するとした．これは，顧客エンゲージメント概念の3つの潮流の中で行動に焦点をあてた分野が主流であるとした青木（2020）の指摘と一致している．ゆえに，ファンエンゲージメントとは，非商業的な部分において行われるファンのクラブに対する貢献行動と定義できるだろう．

　さらに Yoshida et al.（2014）は，ファンエンゲージメント行動における 3 つの要素から成り立つファンエンゲージメント行動尺度を作成し，再購買意図やレファレル意図に及ぼす影響について検討を行った（表 18-1）．その結果，運営協力と成績不振への寛容な姿勢は再購買意図に影響を及ぼし，向社会的行動はレファレル意図に影響を及ぼすことが明らかとなった．これはファンエンゲージメント行動が実際の売上に結びつくとした先行研究（van Doorn et al., 2010；Verhoef et al., 2010）をスポーツの文脈で実証できたことを示しているといえるだろう．したがって，プロスポーツビジネスにおいても，ファンエンゲージメント行動のひとつである SNS の効果的な運用は，直接観戦といったスポーツ消費行動へと影響を与えることが示唆される．

▌4．J リーグの SNS 運用状況

　それでは，実際に J リーグクラブにおける SNS の運用状況はどうであろうか．図 18-3 は，J1 クラブと J2 クラブの各クラブの運用状況ならびに J3 のフォロワー数トップ 3 をまとめたものである．

　J1 クラブでは，セレッソ大阪の SNS フォロワー数合計が 1,357,590 人と突出している．内訳をみると最もフォロワー数の多い SNS は Facebook である．近年 Facebook は 20 歳代の若者はほとんど利用せず，Facebook 萌芽期から利用している 30 歳代以上に支持されているといわれているが，あえてセレッソ大阪は Facebook に力を入れている．その背景には，2014 年にセレッソ大阪にフォルラン選手が加入したのと同時に，グローバルファンの獲得を狙い，英語・タイ語・インドネシア語の Facebook の公式アカウントを開設したことがあげられる．その後 2015 年にベトナム語，2016 年にミャンマー語と幅広く多言語の SNS アカウントを開設し，海外に情報発信することでフォロワーの増加を図った．その結果，Facebook のアカウントが 100 万人のフォロワーを獲得することができた（セレッソ大阪公式ウェブサイト）．2 番目に多いのは川崎フロンターレである．このチームは，選手たちも SNS に対して協力的である．特に LINE はチームだけでなく多くの選手が使用しており，クラブの公式ウェブサイト上の選手紹介にも記載している．したがって，選手紹介ページからファンが気軽にフォローができる仕様になっている．7 番目のヴィッセル神戸はインスタグラムのフォロワー

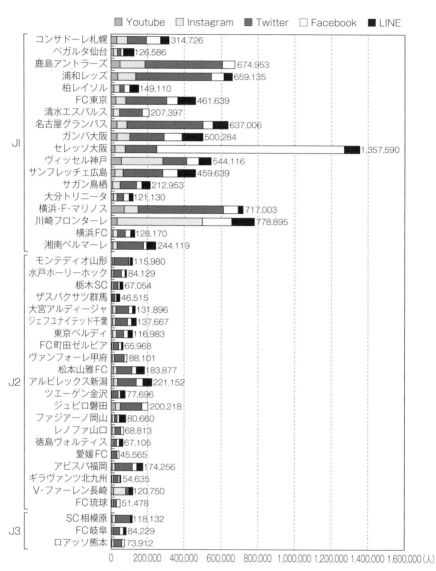

図18-3　Jリーグ（J1・J2・J3）SNSフォロワー数と内訳（桑原（2020）より改変）

が多い．それは2018年にイニエスタ選手が加入したことが大きな要因であろう．チーム内の練習風景の写真や映像は，他のクラブではなかなか目にしない投稿である．ファンが求めるクラブの裏側を視聴することができる点が特徴であろう．J2では全体的にみてTwitter・LINEのフォロワーが多かった．その中でもジュビロ磐田，アビスパ福岡，アルビレックス新潟など過去にJ1に昇格したチームはSNSフォロワー数が多い．J3はSNSの運用そのものが発展途上であり，フォロワー数も合計5万人を超えているところは4クラブのみであった．また，SNS利用の内訳では，Facebookのフォロワーが多く，SC相模原はJ3の中では最もフォロワー数が多い．その理由として考えられるのが，川口能活選手が所属していたことやこのチームで行っていたイベントに注目が集められたからだろう．

　まとめると，SNS萌芽期にブームとなったFacebookや，拡散性が強いTwitterのフォロワー数は多いが，写真や映像をメインとしたSNSコンテンツに関しては今後潜在的なフォロワーの獲得に向けて改善の余地があると考えられる．

5．まとめと今後の展望

　ファンエンゲージメントとは，非商業的な部分において行われるファンのクラブに対する貢献活動のことである．ファンエンゲージメントは，SNSの進展とともにマーケティング分野において顧客エンゲージメントの重要性が高まる中，スポーツの文脈において説明された比較的新しい概念である．ファンエンゲージメント行動は，たとえば，チームに対する運営協力・開発支援，向社会的行動・他の顧客支援，成績不振への寛容な態度，口コミや新規顧客紹介（レファレル）などが考えられるが，まだ統一的なコンセンサスを得るには発展途上の段階であり知見を積み上げる必要があるだろう．しかしながら，実務上プロスポーツクラブ側はファンがファンエンゲージメント行動をとってくれることは，最終的にはチケット購買などの行動に結びつくことからいいことずくめである．ファンエンゲージメント行動を促すため，ファンに寄り添った効果的なSNS運用を時代に即しながら実践していくことが今後とも求められている．

📖 文　　献

・青木哲也（2020）顧客エンゲージメント・マーケティングに求められる視座－顧客保有資源とエンゲージメント対象－．マーケティングジャーナル，40：79-84．

・Bowden JLH（2009）The process of customer engagement: a conceptual framework. Journal of Marketing Theory and Practice, 17: 63-74.

・Brodie RJ, Hollebeek LD, Juric B, Ilic A（2011）Customer engagement: conceptual domain, fundamental propositions, and implications for research. Journal of Service Research, 14: 252-271.

・Harmeling CM, Moffett JW, Arnold MJ, Carlson BD（2017）Toward a theory of customer engagement marketing. Journal of the Academy of Marketing Science, 5: 312-335.

・Hollebeek LD, Glynn MS, Brodie RJ（2014）Consumer brand engagement in social media: conceptualization, scale development and validation. Journal of Interactive Marketing, 28: 149-165.

・Kumar V（2018）A Theory of customer valuation: Concepts, metrics, strategy, and implementation. Journal of Marketing, 82: 1-19.

・桑原大空（2020）日本サッカー界のSNS運用の実態と大和シルフィードのSNSフォロワーの現状．桐蔭横浜大学スポーツ健康科学部卒業研究中間発表資料．

・Rosenbaum MS and Massiah CA（2007）When customers receive support from other customers: exploring the influence of intercustomer social support on customer voluntary performance. Journal of Service Research, 9: 257-270.

・Schmitt P, Skiera B, Van den Bulte C（2011）Refferral programs and customer value. Journal of Marketing, 75: 46-59.

・総務省（2020）令和2年版情報通信白書．（https://www/soumu.go.jp/johotsusin tokei，参照日：2020年10月20日）

・van Doorn J, Lemon KN, Mittal V, Nass S, Pick D, Pirner P, VerhoefPC（2010）Customer engagement behavior: theoretical foundations and research directions. Journal of Service Research, 13: 253-266.

・Verhoef PC, Reinartz WJ, Krafft M（2010）Customer engagement as a new perspective in customer management. Journal of Service Research, 13: 247-252.

・Yoshida M, Gordon BS, Nakazawa M, Biscaia R（2014）Conceptualization and measurement of fan engagement: empirical evidence from a professional sport context. Journal of Sport Management, 28: 399-417.

［齋藤れい］

19章

地域密着型プロスポーツの未来

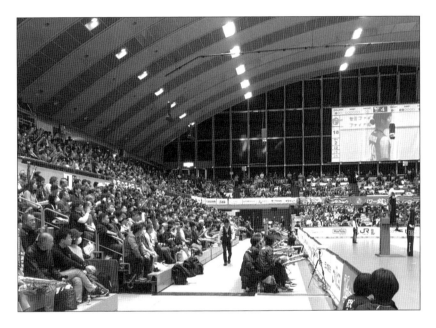

V1 リーグ所属のヴィクトリーナ姫路が命名権を取得した「ヴィクトリーナ・ウインク体育館」（姫路市立中央体育館）で行われたホームゲーム（写真撮影：原田宗彦氏）

現在 V1 リーグで活躍する「ヴィクトリーナ姫路」は，地域密着型プロスポーツビジネスのお手本のようなチームである．2016 年 3 月に株式会社姫路ヴィクトリーナが設立されると，6 月に竹下芳江監督が就任し，3 名の選手とプロ契約を交わした．12 月には眞鍋政義前日本代表監督がゼネラルマネジャー（GM）に就任し，2017 年より，プロ選手 10 名，プロスタッフ 6 名のチームとして本格稼働する．チーム力も向上し，2018/19 シーズンには V2 リーグで優勝し，2019/20 シーズンから V1 リーグに参戦するなど，成功の階段を駆け上り，360 社のスポンサーから年間約 5 億円の資金を調達するチームになった．今後は，スポーツ・カフェ＆バーをオープンし，一般社団法人を設立するなど，幅広い地域社会への貢献を視野に入れている．

▋1．日本における「地域密着型プロスポーツ」時代の到来

　1990 年代初頭のバブル崩壊によって日本経済が失速する中，日本のトップスポーツに大きな変化が訪れた．従来の日本のトップスポーツは，ひとつの企業がスポーツチームを保有する実業団スポーツとして発展してきたが，2000 年代にかけて 300 以上の実業団チームが消滅するなど，一企業がスポーツチームを支え続けることへの限界が露呈し始めていた（笹川スポーツ財団，2014）．そのような状況において，1993 年に開幕したプロサッカー・Ｊリーグは，特定の地域を拠点としてチーム（クラブ）を独立採算で運営する「地域密着型プロスポーツ」のモデルを確立した．地域に根差すことで，その地域の住民や企業からの支援・応援によって経営を成り立たせていくＪリーグの地域密着型経営は，プロ野球界にも影響を与えた他，追って設立されたプロ野球独立リーグやＢリーグ（バスケットボール），Ｔリーグ（卓球）にも浸透している．拡大を続ける地域密着型プロスポーツは，変わりゆく社会の中でどのような役割を担っていくのだろうか．本項では，地域密着型プロスポーツのこれまでを整理する．

　地域密着型経営を取り入れているプロスポーツチームの大きな特徴は，チームの呼称を「地域名＋愛称」とすることに表れる．図 19-1 は，国内の主要プロリーグにおいて，呼称を「地域名＋愛称」とするチーム数の変遷を表したものである．チームが地域名を冠するという流れは，トップレベルのスポーツを一企業に依存することなく地域に軸足を置いて運営していくというリーグやチームの強い姿勢を表している．実際にＪリーグでは，各クラブが拠点として定める地域を「ホームタウン」と呼び，規約においても，クラブがホームタウンと一体となってスポーツの普及・振興を行わなければならないことが示されている（Ｊリーグ，2020）．クラブがＪリーグに参入するためには，ホームタウンとする自治体の支援や応援といった姿勢が文書で具体的に表明されていなければならず，このホームタウン制度は，ＢリーグやＴリーグにも踏襲されている．企業が地元のプロスポーツチームを支援する側の一部へ回るようになった他，新たなプロリーグの開幕やディビジョン（階層）の追加による裾野拡大によって，多くのクラブチームが地域を代表とするプロチームへと発展していった．サッカー，野球，バスケットボール，卓球，この４つのスポーツだけでも，約 25 年間で地域密着型経営を進めるチームが 100 以上誕生しており，今後もこの動きは拡大していくことが考えられる．

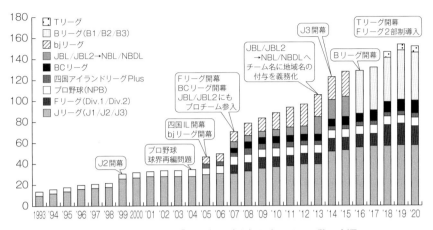

図19-1　チーム名を「地域名＋愛称」とするチーム数の変遷

実業団チームが地域密着を掲げることを目的として地域名をチーム名に付与したケースも対象としている．「BCリーグ」の正式名称は「ルートインBCリーグ」（2020年時点），「Tリーグ」の正式名称は「ノジマTリーグ」（2020年時点）．（各リーグ公式ホームページおよび資料から作図）

　サッカーでは，10クラブで開幕したJリーグにおいて，下部リーグとして1999年にJ2，さらに2014年にJ3が開幕したことで，そのクラブ数を増やし，2020年現在では58クラブが活動している．2007年にはフットサルリーグであるFリーグが開幕し，2018年には2部制が導入されている．

　プロ野球（NPB）では，2004年に大阪近鉄バファローズの消滅に端を発した球界再編問題が起こったことをきっかけに，地域密着戦略を重視する球団が増加することとなった．2004年には，日本ハムファイターズが本拠地を東京都から北海道へ移し「北海道日本ハムファイターズ」へ呼称を変更した他，2005年には新たに「東北楽天ゴールデンイーグルス」も誕生した．その後も，いくつかの球団において地域名を含んだ呼称変更が行われた（ヤクルトスワローズ→東京ヤクルトスワローズ，西武ライオンズ→埼玉西武ライオンズ）．NPBの球団の多くは親会社への依存度が高いことから，その経営は実業団スポーツに近いものであるが，地域名の冠だけでなく，ホームスタジアムのランドマーク化や地域貢献活動の強化によって地域密着に力を入れている．2005年以降にはNPBの育成リーグとしてプロ野球独立リーグが相次いで開幕し，四国アイランドリーグ（現・四国アイランドリーグPlus），ベースボールチャレンジリーグ（現・ルートインBCリーグ）によって，地方都市における野球人材の育成と地域の賑わいづくりを理

念に活動する球団も現れるようになった.

　バスケットボールでは，実業団リーグのプロ化を巡って紆余曲折があった．2001 年に開幕した JBL スーパーリーグでは，当初打ち立てていたプロ化構想が実業団チームの反対を受けて難航し，2005 年にはプロ化を目指すチームが脱退して，独立プロリーグである bj リーグが設立された．その後，bj リーグが地域密着を掲げて全国的に発展する一方，2007 年に JBL（JBL スーパーリーグから改称）もプロチームを積極的に受け入れるようになった．2013 年に JBL と bj リーグの統合を目指して開幕した NBL では，リーグ全体として地域密着が意識され始め，伝統的な実業団チームも地域名を呼称に含めることが義務付けられるようになった（東芝ブレイブサンダース→東芝ブレイブサンダース神奈川：現・川崎ブレイブサンダース，日立サンロッカーズ→日立サンロッカーズ東京：現・サンロッカーズ渋谷など）．しかしその後もリーグ統一は難航し，2014 年に日本バスケットボール協会（JBA）は国際バスケットボール連盟（FIBA）から無期限の資格停止処分，国際試合出場禁止などの制裁を受けることとなった．これを機に一気にリーグ統一への機運が高まり，2016 年，統一プロリーグである B リーグが誕生した．B リーグもまた，ホームタウン制を採用して地域密着を掲げ，野球，サッカーに次ぐ第三の日本プロスポーツの柱として躍進を続けている．

　卓球では，2018 年に T リーグが開幕した．T リーグは 2020 年現在プロチームと実業団チームが混在しているリーグであるが，ホームタウン制を導入しており，各チームの活動区域が明確に定められている．また図 19-1 にはあげていないが，近年では 2021 年に女子プロサッカーリーグ「WE リーグ」が開幕する他，その前身のなでしこリーグや，バレーボール男女の V リーグもすでにプロ・実業団チーム混合のリーグであり，地域密着型経営を行うプロチームが数多く在籍している．今後，他の実業団スポーツにおいても，チームの持続可能性を巡ってプロ化構想が打ち立てられることが想定される．その過程においても，トップスポーツによる地域密着の流れはますます定着していくことが考えられる．

▌2．地域密着型プロスポーツチームの経営

　地域密着型プロスポーツチームには，企業が独占して保有していたスポーツチームを切り離して地域の支援側の一部を担うようになったという流れと，リー

表19-1　主要リーグにおける1チームあたりの年間平均収入および収入規模毎のチーム数

科目：収入 (単位：百万円)	J1		J2		J3		B1		B2		BC		四国IL
	実績	%	実績	%	実績	%	実績	%	実績	%	実績	%	実績
広告料収入	2,213	44.7	928	56.1	252	54.3	469	50.7	165	54.6	70	53.8	-
入場料収入	926	18.7	199	12.0	35	7.5	204	22.1	65	21.6	15	11.5	-
リーグ分配金	524	10.6	157	9.5	40	8.6	45	4.9	17	5.6	0	0.0	-
物販収入	163	3.3	87	5.3	38	8.2	55	6.0	15	5.0	12	7.7	-
アカデミー関連収入	436	8.8	97	5.9	25	5.4	40	4.3	13	4.3	10	9.2	-
その他収入	688	13.9	187	11.3	74	15.9	110	11.9	27	9.0	23	17.7	-
合　計	4,951	100.0	1,655	100.0	464	100.0	924	100.0	302	100.0	130	100.0	103

年間収入規模毎のチーム数 (単位：チーム)	J1		J2		J3		B1		B2		BC		四国IL	
	実数	%	実数	%	実数	%	実数	%	実数	%	実数	%	実数	%
50億円以上	8	44.4	0	0.0	0	0.0	0	0.0	0	0.0	0	0.0	0	0.0
10億円以上50億円未満	10	55.6	16	72.7	0	0.0	6	33.3	0	0.0	0	0.0	0	0.0
5億円以上10億円未満	0	0.0	6	27.3	5	33.3	11	61.1	0	0.0	0	0.0	0	0.0
1億円以上　5億円未満	0	0.0	0	0.0	10	66.7	1	5.6	18	100.0	7	70.0	1	25.0
1億円未満	0	0.0	0	0.0	0	0.0	0	0.0	0	0.0	3	30.0	3	75.0
合　計	18	100.0	22	100.0	15※1	100.0	18	100.0	18	100.0	10	100.0	4	100.0

※1：J3八戸は含まれていない.
J1・J2・J3は2019年度，B1・B2は2018年度，BCは2017年度，四国ILは2019年度. 四国ILの内訳，B3においては情報が開示されていないため掲載なし.
Jリーグ：Jクラブ個別経営情報開示資料（2019年度）（https://www.jleague.jp/docs/aboutj/club-h31kaiji_001.pdf, 参照日：2020年10月20日）
Bリーグ：2018-2019シーズン（2018年度）クラブ決算概要（https://www.bleague.jp/files/user/about/pdf/financial_settlement_2018.pdf, 参照日：2020年10月20日）
BCリーグ：小林（2019）より改変
四国アイランドリーグPlus：2019年5法人経営報告詳細（http://www.iblj.co.jp/assets/uploads/2020/04/8a4925aaa09ed0f20fbad2637978710a.pdf, 参照日：2020年10月20日）

グの裾野拡大によって多くのクラブチームがプロ化してきた流れによって発展してきた.

　表19-1上段は，国内の主要リーグにおける1チームあたりの年間平均収入の内訳をまとめたものである. 上位のディビジョンに所属するチームほど収入は大きいが，J1を除いたすべてのリーグにおいてスポンサーからの広告料収入が50％以上を占めている. また，表19-1下段には収入規模毎のチーム数を分類した. リーグ全体の収入は年々増加しつつあるものの，年間収入が100億円を超えるのはJ1のヴィッセル神戸のみであり，ほとんどのチームは中小企業の域を抜け出さない（林，2016）. 特にプロスポーツの裾野拡大を目指し設置された下

部リーグや独立リーグに所属するチームは，地方都市にホームタウンを構えている例も多く，安定した大企業の後ろ盾もなく大きな広告露出が見込めないため，経営が難しいといわれている（小林，2019）．また，みるスポーツとしても，競技レベルの観点からも，トップチームに比べて選手のプレーの質も劣ることから，感動を生み出す要素のひとつである「卓越したプレー」（押見・原田，2010）が生まれにくい．プロリーグにおいて参入する多くのチームは下部リーグからスタートしなければならないため，すでに市民権を得始めているトップチームの拡大戦略と併せ，今後は小規模チームの経営基盤の安定化にも目を向けていかなければならない．

　地域密着型プロスポーツチームが持続可能な経営を実現していくには，チーム規模やホームタウンのある地域の特性によりチームを取り巻く環境はさまざまであるが，地域のファンやスポンサー，自治体からの支援や応援を途切れさせることなく，地域全体を活性化する「公共体」として事業性を高めていくことが求められる．プロスポーツチーム経営の特徴はステークホルダー（利害関係者）が非常に多いことであり，それには選手，監督，スタッフ，ファン，スポンサー，地方自治体，地域社会，他のクラブチーム，競技主催団体（リーグ），ジュニア・ユースおよび保護者などが含まれる（武藤，2013）．特にホームタウン制度によって，チームはまず地方自治体と強固な関係性を築く必要があり，地域で複雑に絡み合ったステークホルダーの関係の中で，地域密着を目指すことを求められているのである（松野，2013）．

　地域密着型プロスポーツチームが多くの人々に必要とされ，地域に根差していくためには，地域社会のことを徹底的に理解し，貢献し，課題を解決していく強い姿勢が必要とされる．地域社会側からスポーツを客観視すると，「スポーツは人々にとってよいものである」という前提はなく，スポーツが社会的に価値あるものになるかどうかはスポーツ組織のマネジメント次第なのである（Long and Sanderson，2001；Chalip，2006）．つまり，プロスポーツチームは試合（興行）を消費者に提供することが，地域全体に影響を与える「公共体」としての役割を考えると，視座を高め，試合内容や勝敗にかかわらない部分においても地域に価値を提供することが重要となる．次項では，社会的価値を創出するリーグやチームの取り組みを紹介するとともに，地域密着型プロスポーツの将来像を検討する．

▌3．地域課題解決を軸とした地域密着型プロスポーツの未来

　原田（2020）は，令和時代のスポーツ文化に必要な要素として，①高付加価値化を目指すホスピタリティ環境の強化（ハイカルチャー化），②地域活性化に向けたスポーツの触媒的機能の最大活用，③社会課題解決に向けたスポーツのパワーの最大活用という3点をあげた．ここでは，近年地域密着型プロスポーツが力を入れている社会課題解決に向けた動きに着目する．地域密着という言葉に表れているように，各チームが行ってきた地域の学校訪問やスポーツの普及活動などに代表される「ホームタウン活動」は，チームのCSR（Corporate Social Responsibility：企業の社会的責任）活動の一環として積極的に展開されてきた．地域のステークホルダーの関係に埋め込まれているチームは，地域に貢献する社会的責任を有しているため，ホームタウン活動は社会的責任を果たすものであるとともに，戦略的にチームのイメージを高め，企業からの投資対象になるためのマーケティング活動の一環としても展開されている（松橋・金子，2007；藤本，2008）．

　近年では，チーム発信で地域に貢献する視点から，チームが地域社会や地元企業・団体と連携してともに価値を創出するCSV（Creating Shared Value：共通価値の創造）としての取り組みが注目を集めている．共通価値とは，Porter and Kramer（2011）によって「企業が事業を営む地域社会の経済条件や社会状況を改善しながら，みずからの競争力を高める方針とその実行」と定義されている．

　2018年に開幕25周年を迎えたJリーグは，「Jリーグをつかおう！」を標語にこれまで各クラブがホームタウンに向けて行ってきた地域貢献活動を「共創モデル」に移行させることを宣言した．2019年からは，Jクラブを含めた三者以上の連携で社会課題を解決する活動を「シャレン！（社会連携）」と呼び，各クラブが積極的にそれぞれのホームタウンの課題解決に取り組んでおり，これはまさにCSVの視点に立った好例である．

　表19-2は，Jリーグが2006年から集計しているホームタウン活動の総数や選手毎の活動時間を示している．着実に活動数を増やしていく中で，2016年以降，ホームタウン活動は「スポーツ×健康」「Jクラブ×地域振興」「Jクラブ×社会課題」に分類され，この頃からより強い社会連携，社会課題解決の意識が生まれていることも分かる．三者以上の連携による「シャレン！」の例としては，川崎

表19-2　Jリーグのホームタウン活動およびシャレン活動実績

	2006	2007	2008	2009	2010	2011	2012	2013	2014	2015	2016	2017	2018	2019
選手・監督・コーチの活動総数(年)	1,340	1,672	2,220	2,417	3,177	3,190	3,741	3,762	3,765	3,491				
1クラブ平均活動回数(年)	43.2	53.9	67.3	67.1	85.9	83.9	93.5	94.1	94.1	87.3				
1クラブ平均活動回数(月)	3.6	4.5	5.6	5.6	7.2	7	7.8	7.8	7.8	7.3				
参加選手総数(年)	980	982	1,042	1,078	1,085	1,106	1,229	1,215	1,219	1,241				
選手の延べ活動時間(年・時間)	11,964	14,419	16,883	18,694	21,708	20,313	24,213	25,613	24,333	23,167				
選手平均活動回数(年)	6.2	8.6	9.9	10.1	12.8	12.1	12.7	14.1	16	13.3				
選手平均活動時間(年・時間)	12.2	14.2	16.2	17.3	20	18.4	19.7	21.1	20	18.7				
社長の活動総数(年)		534	921	1,090	1,538	1,616	1,970	2,656	3,137	3,139				
社長の1クラブ平均活動回数(年)		16.9	27.9	30.3	41.6	42.5	49.3	68.4	78.4	78.5				
選手・監督・コーチ/社長 活動総数(年)	1,340	2,206	3,141	3,507	4,715	4,806	5,711	6,418	6,902	6,630				
スポーツ×健康(回数)											11,185	12,286	13,642	
Jクラブ×地域振興(回数)											4,017	3,762	4,587	
Jクラブ×社会課題(回数)											2,069	1,784	2,873	
合　計											17,271	17,832	21,102	
年間活動回数														25,287
シャレン活動回数														1,382

2016年からJ3クラブの活動を追加し、クラブの全メンバー(育成普及のコーチ、クラブ職員、アンバサダー、マスコット等を含む)の活動を対象に集計.
2019年からシャレン活動および活動目的や協働者に関する調査項目を新設.
2006-2019年のJリーグ・ホームタウン活動報告(https://www.jleague.jp/about/j/hometown/report.html, 参照日:2020年10月20日)

フロンターレがスポンサー企業とともに行う「障がい者就労支援」，徳島ヴォル
ティスがホームタウンである美馬市と地元企業の大塚製薬と取り組む「市民の運
動習慣化プログラム」などが報告されている（Jリーグ，2019）．

　これからの時代に，こうした社会連携活動を地域の視点で行っていくことには
大きな意味がある．日本では，工業社会（18 世紀末〜），情報社会（20 世紀後半
〜）と社会が変化するにつれて，人々が地理的な移動手段やインターネットによ
る情報へのアクセス権を手に入れ，人々の消費行動や経済発展における国境・境
界がなくなっていった．広井（2009）は，経済発展の結果として訪れたのは，人々
の物質的・情報的な需要の差別化が困難になった「定常化の時代」であり，顔
が見えるローカルなコミュニティが再び価値をもち始めることを指摘している．
日本は今後も科学技術の革新によって，情報社会から超スマート社会（Society
5.0）へと移行していき，ビッグデータの活用や AI の発達によって地域格差を縮
小し，人々の生活をさらに便利で快適にしていくことを目指している（内閣府，
2016）．一方で，定常化がさらに進むことも考えられ，地域がもつ固有の文化や
魅力の再発見を通じて，人々の地域アイデンティティや地域プライドの醸成を刺
激する動きもまた，より一層求められることが予想される．

　あえて「ホームタウン」という形で地域に根差して活動する地域密着型プロス
ポーツチームは，人々に改めて「地域」を想起させるシンボルにもなりうる存在
だといえるだろう．市民権を得始めたチームのホームタウン周辺においては，
ICT や 5G などの最先端技術を組み込んだアリーナ・スタジアム構想も立ち上
がっているが，このような拡大戦略のうえにおいても「地域密着」という視点は
不可欠であり，ますます重要になってくることが考えられる．小規模チームにお
いては，地域住民にとって親近感のあるチームづくりを行うことができる他，ホー
ムタウンの規模が小さい程与えるインパクトが大きくなる優位性もあるといわれ
ている（Kraus，2003；Agha and Coates，2015）．よりローカルなホームタウン
において公共的な社会連携活動を展開することは，地方自治体の行政機能を代行
することにもなるなど，明確な社会的価値を提供することにつながるだろう（武
藤，2009）．今後も地域密着型プロスポーツは，各々の地域におけるさまざまな
ステークホルダーと連携することによって，地域を豊かにするシンボルとしての
役割を果たしていくことに大きな期待が寄せられている．

📖 文　　献

・Agha N and Coates D（2015）A compensating differential approach to valuing the social benefit of minor league baseball. Contemporary Economic Policy, 33: 285-299.
・Chalip, L.（2006）Toward a distinctive sport discipline. Journal of Sport Management, 20: 1-21.
・藤本淳也（2008）スポーツ・スポンサーシップ．原田宗彦，藤本淳也，松岡宏高編著，スポーツマーケティング．pp133-155，大修館書店．
・原田宗彦（2020）スポーツ地域マネジメント-持続可能なまちづくりに向けた課題と戦略-．学芸出版社．
・林泰良（2016）スポーツビジネスマネジメント-地域と結びつくスポーツクラブチームの構築-．企業診断ニュース，11-14．
・広井良典（2009）コミュニティを問いなおす-つながり・都市・日本社会の未来-．ちくま新書．
・Jリーグ（2019）J.LEAGUE PUB Report 2019．Jリーグ．
・Jリーグ（2020）Jリーグ規約．（https://www.jleague.jp/docs/aboutj/regulation/2020/02_03.pdf，2020年10月20日）
・小林至（2019）プロ野球ビジネスのダイバーシティ戦略-改革は辺境から．地域化と多様化と独立リーグと-．PHP研究所．
・Kraus SR（2003）Minor League Baseball: Community Building Through Hometown Sports. Routledge.
・Long J and Sanderson I（2001）The social benefit of sport: Where's the proof? In: Gratton C and Henry IP（Eds.），Sport in the City. pp309-314, Routledge.
・松野将宏（2013）現代スポーツの制度と社会的構成-スポーツの地域密着戦略-．東北大学出版会．
・松橋崇史，金子郁容（2007）スポーツ組織マネジメントにおける地域コミュニティ戦略-Jクラブの事例研究-．スポーツ産業学研究，17（2）：39-55．
・武藤泰明（2009）プロスポーツクラブの地域密着活動の意味と意義とは何か．調査研究情報誌ECPR，1：3-8．
・武藤泰明（2013）プロスポーツクラブのマネジメント-戦略の策定から実行まで-第2版．東洋経済新報社．
・内閣府（2016）第5期科学技術基本計画概要．
・押見大地，原田宗彦（2010）スポーツ観戦における感動場面尺度．スポーツマネジメント研究，2：163-178．
・Porter ME and Kramer MR（2011）Creating shared value: How to reinvent capitalism-unleash a wave innovation and growth. Harvard Business Review,（January-February）：1-17.
・笹川スポーツ財団（2014）スポーツ白書2014-スポーツの使命と可能性-．笹川スポーツ財団．

［前田和範］

V部
スポーツ産業の未来

20章　進化する大学スポーツ

21章　スポーツ産業の人材マーケット

22章　eスポーツの市場拡大

23章　パラスポーツの発展に向けた課題

20章

進化する大学スポーツ

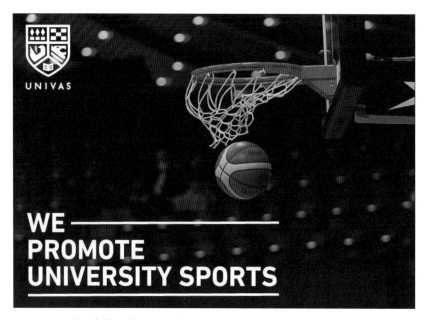

日本の大学スポーツ振興を担う UNIVAS（写真提供：UNIVAS）

2019年3月1日，一般社団法人大学スポーツ協会（UNIVAS：Japan Association for University Athletics and Sport）が設立された．UNIVAS の設立理念は「大学スポーツの振興により，『卓越性を有する人材』を育成し，大学ブランドの強化及び競技力の向上を図る．もって，我が国の地域・経済・社会の更なる発展に貢献する．」である．学業の充実，安全・安心の環境整備，そして大学スポーツを盛り上げる事業の展開を主な柱に掲げ，2021年1月現在，221大学と32競技団体が加盟している．大学，競技団体，学生アスリート，一般学生，卒業生，地域社会など，多くのステークホルダーを抱える大学スポーツのさらなる振興への期待は大きい．

　2019 年 3 月，大学スポーツの大学横断的かつ競技横断的統括組織として一般
社団法人大学スポーツ協会（UNIVAS：Japan Association for University Athletics
and Sport）が設立された．UNIVAS には，学生アスリートの安全・安心と学業充
実を中心とした大学スポーツ振興の推進とともに，大学ブランディングや大学ス
ポーツの経済的価値の創造と拡大へ向けてのマーケティング機能への期待も大き
い．本章では，大学スポーツをスポーツビジネスの視点から捉え，NCAA（National
Collegiate Athletic Association）と UNIVAS の現状と課題について示す．

▌1．アメリカの大学スポーツ

（1）NCAA の現状

　NCAA は，学生アスリートの安全・安心の確保を軸に 1910 年に設立された．
その後，直面する課題に向き合い，加盟大学で議論して対応と方針を決定して発
展し，現在では学生アスリートのための安全・安心，学業サポート，奨学金，そ
して人間形成・キャリア支援の事業を行っている

　NCAA には，2020 年時点で 1,098 大学が加盟している．各大学は 10 大学前後
で構成される「カンファレンス（Conference）」に所属しており，合計 102 のカン
ファレンスは NCAA によって統括されている．カンファレンスとその所属大学
はディビジョン I（350 大学），ディビジョン II（310 大学），ディビジョン III（438
大学）に分かれており，それぞれ学生アスリート数や奨学生数が異なる．大学の
リーグ戦に当たる試合は各カンファレンスが主催運営し，基本的に全種目がカン
ファレンス所属大学の対抗戦として行われる．日本の種目別大学選手権大会に
当たるチャンピオンシップは NCAA が主催し，3 つのディビジョン合計で 90 の
チャンピオンシップ大会（24 種目）が毎年開催されている．

　NCAA と加盟大学のスポーツ事業は，その規模と市場の拡大からビジネスとし
ての発展も注目されている．経済誌 Forbes（2019）に掲載された「世界スポーツ
イベントのブランド価値ランキング」によると，3 位に「NCAA 男子バスケット
ボール・ファイナル 4（＄300 M）」そして 5 位に「NCAA フットボール・プレー
オフ（＄255 M）」が入っている．このふたつのイベントを合わせた価値（＄555 M）
は夏季オリンピック（＄375 M）を大きく上回り，NFL スーパーボウル（＄780 M）
に次ぐ世界 2 位のスポーツイベントの価値を NCAA が有することになる．

　NCAAの価値を高めて維持しているのはファンの存在である．男子バスケットボールのディビジョンⅠの平均観客動員数は4,593人（NCAA，2019a）で，日本のBリーグの平均3,236人（Bリーグ，2020）を大きく上回っている．人気大学では，シラキュース大学の21,992人（19試合）を筆頭に12大学の平均観客動員数が15,000人を超えている．そして，ファンの熱狂ぶりから「マーチ・マッドネス」と呼ばれる男子バスケットボール・ディビジョンⅠのチャンピオンシップは，平均で19,159人（36試合）を集めるビッグ・イベントとなっている（NCAA，2019a）．

　NCAAの種目別ではフットボールの人気は群を抜いている．特に，ディビジョンⅠでFBS（Football Bowl Subdivision）カテゴリーに属する130大学は，41,129人の平均観客を集めている．その中でもミシガン大学の111,459人，ペンシルバニア州立大学の105,678人，オハイオ州立大学の103.383人に続いて平均観客動員数が10万人を超えているのが6大学，5万人を超えている大学が30以上ある（NCAA，2019b）．これらの試合はすべて学内の専用スタジアムで開催されているだけに，集客力だけでなく施設の規模の大きさにも驚かされる．そして，4大学によるトーナメントで全米チャンピオンを決める「フットボール・プレーオフ」では，NCAAとESPNが年間＄470Mの放映権契約を2025年までの12年間結んでいる（Forbes，2019）．

　NCAA主催のイベントの価値は，その収入内訳にもみるとこができる．図20-1が示すように，テレビ放映権とマーケティングの収入はNCAA総収入の77.6％を占めており，金額にして約＄867.5Mである．この収入のほとんどを担っているのはディビジョンⅠの男子バスケットボールとフットボールである．そのためNCAAは，支出の58.3％をディビジョンⅠ所属大学とカンファレンスに配分している．つまり，稼ぎどころに集中的に投資することでテレビ放映権とマーケティング収入を獲得し，その資金をその他のディビジョンと大学への配分，そしてチャンピオンシップ（各ディビジョンの種目別大学選手権）の運営に充てることでNCAAの経営が成り立ってる（図20-2）．近年，NCAAの総収入は伸び続けており，2018-2019年シーズンは2011-2012年シーズンから約30％増加して＄1,118.5Mとなっている．

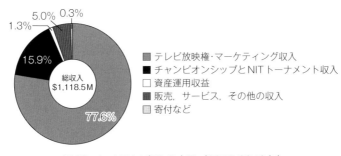

図20-1　NCAA収入の内訳（2018-2019年）
(NCAA "Consolidated Financial Statements. Aug.31, 2019 and 2018")

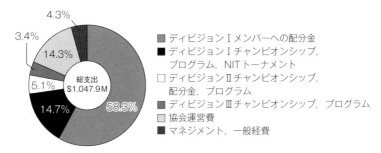

図20-2　NCAA支出の内訳（2018-2019年）
(NCAA "Consolidated Financial Statements. Aug.31, 2019 and 2018")

（2）NCAA 加盟大学の現状

　NCAA に加盟している 1,098 大学には，アスレティックデパートメントが設置されている．アスレティックデパートメントは大学内の非営利組織として大学運動部を統括しており，NCAA のルールの下で事業を展開している．そして，特にパワー5 と呼ばれる 5 つのカンファレンス（ACC，Big Ten，Big 12，Pac-12，SEC）に所属する大学のアスレティックデパートメントの事業はビッグビジネスとなっている．

　表20-1 は，NCAA 加盟大学のアスレティックデパートメント総収入ランキングを示している．1 位のテキサス大学が約＄223.9 M，次いでテキサス農工大学が約＄212.4 M，オハイオ州立大学が＄210.5 M の順で＄200 M を超えており，＄150 M 以上が 15 大学も存在している．日本円に換算すると＄150 M は約 150 億円（＄1 ＝ ¥100 換算）となる．この経営規模はJリーグのJ1所属クラブ平均

表20-1　NCAA加盟大学のアスレティックデパートメント年間総収入ランキング
（2018-2019シーズン上位20大学）

順位	大　学	カンファレンス	総収入(US$)	総支出(US$)	大学からの配当金(US$)	配当金の割合
1	テキサス大学	Big 12	223,879,781	204,234,897	0	0.00
2	テキサス農工大学	SEC	212,748,002	169,012,456	0	0.00
3	オハイオ州立大学	Big Ten	210,548,239	220,572,956	0	0.00
4	ミシガン大学	Big Ten	197,820,410	190,952,175	261,773	0.13
5	ジョージア大学	SEC	174,042,482	143,299,554	3,508,850	2.02
6	ペンシルバニア州立大学	Big Ten	164,529,326	160,369,805	0	0.00
7	アラバマ大学	SEC	164,090,889	185,317,681	2,654,551	1.62
8	オクラハマ大学	Big 12	163,126,695	157,958,270	0	0.00
9	フロリダ大学	SEC	159,706,937	141,829,002	2,261,773	1.42
10	ルイジアナ州立大学	SEC	157,787,782	148,977,880	0	0.00
11	ウィスコンシン大学	Big Ten	157,660,107	154,621,828	3,029,000	1.92
12	フロリダ州立大学	ACC	152,757,883	150,147,316	15,607,019	10.22
13	オーバーン大学	SEC	152,455,416	139,260,711	5,261,252	3.45
14	アイオワ大学	Big Ten	151,976,026	146,282,275	650,000	0.43
15	ケンタッキー大学	SEC	150,435,842	144,886,246	0	0.00
16	テネシー大学	SEC	143,765,903	142,976,173	0	0.00
17	サウスカロライナ大学	SEC	140,695,659	136,879,732	0	0.00
18	ミシガン州立大学	Big Ten	140,010,865	135,655,740	885,690	0.63
19	ルイビル大学	ACC	139,955,824	151,167,940	5,923,817	4.23
20	アーカンソー大学	SEC	137,497,788	129,620,361	0	0.00

USA Today "NCAA Finances: 2018-2019"（https://sports.usatoday.com/ncaa/finances/.
参照日：2020年11月26日）

が49.5億円で，114.4億円（＄1＝¥100換算で約＄114.4M）と最も規模が大き
いヴィッセル神戸も到底及ばない事業規模である（Jリーグ，2020）．
　NCAA加盟大学において事業規模の大きさとともに注目すべき点は，その事業
規模が成長を続けていることである．図20-3は，テキサス大学アスレティック
デパートメントの年間総収入とその内訳の推移を示している．総収入は2005年
の＄89.7Mからも増加を続け，2019年は2005年度から150％増の＄223.9Mと
なっている．収入内訳をみると事業を支えているのは「チケット販売」「寄付」「権
利・ライセンス」で，この3事業で総収入の95％を占めている．その推移をみ
ると特に大きな伸びを示しているのが「権利・ライセンス」収入で，2005年から
約300％増加し，現在の総収入の42.2％を占めるまで拡大している．
　一方，同じく＄200Mを超える事業規模のテキサス農工大学はテキサス大学と
事情が異なる．図20-4は，テキサス農工大学アスレティックデパートメントの

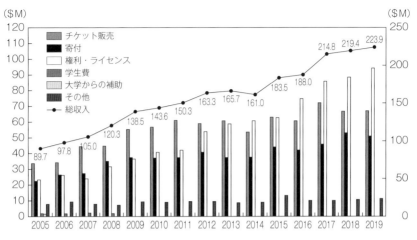

図20-3　テキサス大学アスレティックデパートメントの収入内訳推移
(USA Today "NCAA Finances: 2018-2019")

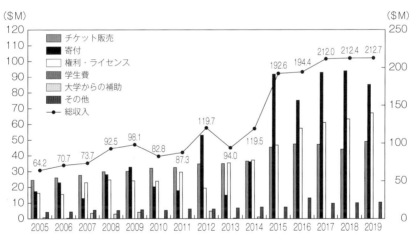

図20-4　テキサス農工大学アスレティックデパートメントの収入内訳推移
(USA Today "NCAA Finances: 2018-2019")

総収入とその内訳の推移を示している．「チケット販売」「寄付」「権利・ライセンス」の3事業で2019年総収入の95％を占めている点はテキサス大学と同じである．しかし，その推移をみると2015年に総収入を一気に押し上げたのは「寄付」収入である．「寄付」収入は2014年の＄36.3 Mから2015年には＄92.1 Mに増加

しており，2019年総収入の31.7％を占めている．

　その他の大学のアスレティックデパートメントにおいても，所属するディビジョンやカンファレンスにかかわらず年間総収入は近年増加の傾向を示している．一方，収入内訳については各大学の規模や事情によって異なる．たとえば，テキサス大学とテキサス農工大学では現在の収入が＄0となっている「学生費」と「大学からの補助」を得ている大学は多く，総収入に占めるそれらの割合は小規模大学ほど大きくなる傾向にある．これは，ディビジョンI大学のアスレティックデパートメントが営利的事業を重視した運営をする傾向にあるのに対して，ディビジョンIIやディビジョンIIIに所属する小規模大学ほど学生アスリートの学業とスポーツの両立をより強く前面に打ち出した運営を行っていることも背景にある．NCAAの営利的側面の拡大が数値として示される一方で，NCAA加盟の1,098大学はそれぞれの大学の理念やアスレティックデパートメント設置方針に基づいた事業展開をしている．

（3）NCAAの使命と課題

　NCAAの使命は「学生アスリートがフィールド，教室，そして人生で成功を収めることができるように彼らの学業と幸福，公平性を優先する」とすることである．したがって，そのための組織の意思決定は会員大学が行うガバナンスが整備されており，この運営方法によって学生アスリートのサポート事業が充実している．

　表20-2に，NCAAが展開する学生アスリートサポートの概要を示した．NCAAは，学生アスリートを幅広くそして手厚いサポートすることで，掲げたミッションを遂行する活動を充実させ，成長してきた．一方，これらの活動が展開できる背景には，前述したNCAAの営利的事業による収入確保と増加がある．図20-1に示したように，収入77.6％を占めるテレビ放映権とマーケティングの収入は，男子バスケットボールとフットボールの営利的事業によって支えられている．そして，加盟大学が学生アスリートに提供しているサポートプログラムは，NCAAからの配分金収入により充実できている大学も少なくない．NCAAの使命遂行の事業と営利的事業は表裏一体の構造ともいえる．

　現在のNCAAの事業構造と運営にはいくつかの課題が指摘されている．たとえば，営利的事業の拡大による大学スポーツの過剰な営利化による大学間そし

表20-2　NCAAにおける学生アスリートサポートの概要

[経済的支援]
・NCAA加盟大学全体で毎年約35億ドルの奨学金を18万人以上の学生アスリートに授与しており，これらの奨学金の多くは，競技成績や怪我に関係なく保証されてる．
・経済的に家庭が困窮するディビジョンⅠの学生アスリート支援のため8,700万ドル以上の支援基金がある．

[学生アスリートの関与]
・学生アスリートは，キャンパス，会議，全国レベルの諮問委員会を通じてすべてのディビジョンに関与している．
・すべてのディビジョンの学生アスリートがNCAA委員会に参加し，投票することができる．
・リーダーシッププログラムを通して，学生アスリートの意見収集と変革につなげている．

[健康・安全・保険]
・NCAAスポーツ科学保険は，脳震盪，怪我，薬物検査，メンタルヘルス，性的暴行などに関する研究と指導を通じて，健康と安全を促進している．
・スポーツ活動による壊滅的な怪我を受傷したすべての大学アスリートを対象とする保険契約に資金を提供し，最大2,000万ドルの生涯保険を提供している．
・学生アスリートの栄養サポートのために，ディビジョンⅠおよびⅡの大学は食事を提供できる．一部の大学には，栄養士やその他の医療専門家が選手をサポートしている．

[機会と経験の提供]
・毎年，24競技種目の合計90のチャンピオンシップ大会を開催している．学生アスリートの大会参加に伴う旅費はNCAAが負担している．
・元学生アスリートの90％以上が，大学全体の経験に満足していると報告している．

[学業支援]
・NCAA加盟大学は，最先端のテクノロジー，個別指導，およびアカデミックアドバイザーを配置することで，学生アスリートの単位取得を支援している．
・学業支援の改革によって，2004年以降，ディビジョンⅠの17,500人を超える元学生アスリートが学位取得のために大学に戻ってきた．大学は，彼らの卒業支援に追加の奨学金を提供することができる．
・学生アスリートの卒業率は一般学生より高く，ディビジョンⅠでは10人中8人以上が学士の学位を取得している．

[キャリア支援]
・NCAAは，学生アスリートの幸福促進と自己啓発のために，リーダーシップフォーラムやスポーツフォーラムを開催してキャリア教育および指導プログラムを提供している．
・NCAAのキャリアセンターは，元学生アスリートのためにキャリア支援やアドバイス，求人情報提供を行っている．

（NCAAウェブサイト公開資料（How we support College Athletes）より作表）

てカンファレンス間の格差拡大，スポーツと学業の両立を掲げる背景での監督・コーチやスポーツ関連施設への投資額の拡大と不正行為の発生などである（斉藤，2018）．そして，2020年から世界に猛威を振るった新型コロナウイルス感染症拡大は，NCAA事業構造の問題点を露出させる結果となった．アメリカ大手放送局のESPN（2020）によると，2020年3月以降，NCAA加盟大学の中で感染症拡

大による資金不足を理由に廃止となったクラブは男女合計で 352 に及び，その多くがオリンピック種目であった．2016 年リオ五輪のアメリカ代表選手の 80％近くが学生アスリート（五輪後の入学予定者を含む）であったことからも（アメリカオリンピック・パラリンピック委員会，2016），アメリカの競技力低下への影響も出てくる可能性がある．NCAA の理念遂行を支えてきた営利的事業構造が，最も守るべき学生アスリートの競技，教育，成長の場を犠牲にしなければ組織を継続できない事態を招いたともいえよう．

2．日本の大学スポーツ

（1）UNIVAS 設立の経緯

　大学スポーツ振興とその意義について，国の政策として本格的に検討が始まったのは 2016 年である．文部科学省は 2016 年 4 月に「大学スポーツ振興に関する検討会議」を設置し，経済活性化の視点とともに大学スポーツ振興にかかわる制度設計や学生アスリートへの学習・キャリア支援の充実を盛り込んだ議論を始めた．そして，この検討会議が設置を進言した「大学横断的かつ競技横断的統括組織（日本版 NCAA）」を検討する「大学スポーツに関する検討会議タスクフォース」によって，2017 年 3 月に「日本版 NCAA の在り方」が最終とりまとめに明記された．

　時を同じくしてスポーツ庁と経済産業省が 2016 年 2 月に設置した「スポーツ未来開拓会議」においても大学スポーツ振興が議論された．この会議の目的は，2020 年以降を展望したわが国のスポーツビジネスにおける戦略的な取り組みを進めるための方針策定することであり，「競技団体のガバナンスの向上」の検討事項のひとつとして「学生スポーツの収支拡大」が示された．そして，2016 年 6 月の中間報告の中で「学生スポーツ全体のガバナンスを行い，収益性を高める統括組織のモデルについての検討が必要である」と指摘している．つまり，この会議における「大学スポーツ振興」はスポーツビジネス振興施策のひとつであった．

　これらの議論を通して，2017 年 3 月，「第 2 期スポーツ基本計画（答申）」に「国は，大学及び学生競技連盟等を中心とした大学横断的かつ競技横断的統括組織（日本版 NCAA）の創設を支援することにより，大学スポーツ振興に向けた国内体制の構築を図る．」と明記され，UNIVAS 設立へ向けて進むこととなった．ここで

表20-3　UNIVASが展開する会員支援事業（2020年12月現在）

メリット	項　目	内　容
利　用	教　材	入学前プログラム デュアルキャリアプログラム
	指　針	UNIVAS安全安心ガイドライン UNIVAS大学スポーツ活動再開ガイドライン
	システム	My UNIVAS（運動部学生総合支援サービス） Our UNIVAS（団体運営管理支援サービス） 体温・体調管理システム
参　加	研修会	UNIVAS研修会（大学運動部管理者セミナー・指導者セミナー キャプテン対象リーダーズキャンプ 主務・マネジャー対象GMGミーティング
	イベント	運動部学生のための就職フェア 学生ありもり会議
	大　会	競技横断型大学対抗戦UNIVAS CUP
助　成	装　備	試合における医療従事者配置への助成 大会運営におけるコロナ対策備品の需給
	保　障	試合興行保険UNIVASセーフティネットへの加入
提　供	映　像	試合映像の視聴・試合映像の自社サイト活用
	表　彰	UNIVAS AWARDSによる個人・団体表彰
	相　談	ハラスメント窓口への相談

UNIVAS会員（2020年12月現在）：221大学，32競技団体（情報提供：UNIVAS）

のポイントは，教育・研究機関におけるスポーツ振興であること，そして学生アスリートを中心に大学スポーツ振興に携わる人材育成を主軸に大学スポーツの発展を担う組織としてUNIVASが位置づけられたことであろう．その後，スポーツ庁の「日本版NCAA創設に向けた学産官連携協議会」そして「UNIVAS設立準備委員会」での議論を経て，2019年3月1日，一般社団法人大学スポーツ協会（UNIVAS）が設立された．

　UNIVASの設立目的は，「大学スポーツを総合的に振興し，学生の誰もが学業を充実させながら安全に競技スポーツを実践するための基盤的環境を整備するとともに，地域に根差す大学スポーツの多様な価値を高め，我が国の力強い発展と卓越性を追求する人材の輩出に寄与すること」である．表20-3は，各委員会での検討を経て展開されている事業を「会員メリット」の視点からまとめたものである．2018年のUNIVAS設立準備委員会における設立意義と求められる事業の検討も踏まえて，会員が「利用」「参加」できる事業と「助成」「提供」を受けられ

る事業の充実が進められている.

（2）スポーツ産業としての大学スポーツへの期待

　スポーツ産業の視点から捉えた場合，これまでの主な大学スポーツ市場は箱根駅伝に代表されるように各競技別に存在していた.したがって，スポーツ消費者の関心や企業の投資も分散し，そして人気の高い種目に集中する傾向があった.その中で，UNIVASは大学横断的かつ種目横断的組織とし新たな市場（マーケット）を生み出した.2020年12月現在，UNIVASには221大学（全国大学数1,113校の19.9％，四年制大学に限ると加盟率26.0％）と35競技団体（参考：JSPO加盟61団体・JOC加盟55団体）が加盟してる.UNIVASはこれらの大学と競技団体，そして所属する学生アスリートをスポーツで束ねた市場を抱える組織である.

　この新たな市場の誕生によるスポーツ産業としての発展も期待される.UNIVASの2020年度収支予算書（UNIVAS，2020）によると，事業活動収入の総額9億270万円の83.1％（7億5千万円）がパートナー費，つまりスポンサー収入である.パートナー企業はUNIVASの理念への賛同や社会的責任としての投資（出資）でもあるが，それでも投資対効果の重要性は変わらない.UNIVASが設立目的を達成する事業（表20-3）を持続的に充実・発展させていくためには，UNIVASの社会的価値とともに，パートナー企業にとっての商業的価値の創造と向上に努める必要がある.表20-3に示したほとんどの事業はスタートしたばかりで，加盟大学，加盟競技団体，そしてその登録学生アスリートによっては十分に活用されていない.パートナー企業の投資によってスタートしたこれらの事業を活性化させ，投資対効果を高めていくためには，UNIVASとパートナー企業，そしてその他のステークホルダーがともにノウハウと知見を持ち寄って，事業の充実と拡大につなげていく大学スポーツのビジネスエコシステムの構築が求められる.

　一方，課題としてはビジネスエコシステムの中で，大学スポーツの社会的価値と商業的価値の双方をバランスよく創造して発展につなげていくことである.大学スポーツ市場は，大学，中央競技団体，そして学生アスリートで構成されている.学生アスリートは一般消費者と違い，限られた年数の中で自身の未来へつながる自己成長の欲求・ニーズをもつ大学生であり，社会の未来を担う人材である.そして，大学と中央競技団体はその活動と機会を支援する組織である.大学スポー

ツを産業として健全に発展させるためには，この大学スポーツの意義とその市場特性をステークホルダーと共有し，ともに育てていくことが重要であろう．

📖 文　献

・アメリカオリンピック・パラリンピック委員会公式 Website（2016）https://www.teamusa.org/News/2016/August/12/Nearly-80-Percent-Of-The-2016-US-Olympic-Team-Has-Competed-In-College-Sports.（参照日：2020 年 12 月 15 日）
・B リーグ（2020）Monthly Marketing Report. 2019-20Season.（https://www.bleague.jp/files/user/news/pdf/20200212_Monthly%20Marketing%20Report_Feb.pdf，参 照 日：2020 年 12 月 6 日）
・ESPN（2020）The heartbreaking reality- and staggering numbers- of NCAA teams cut during the pandemic.（https://www.espn.com/olympics/story/_/id/30116720/the-heartbreaking-reality-staggering-numbers-ncaa-teams-cut-pandemic，参照日：2020 年 12 月 13 日）
・Forbes（2019）The Forbes Fab 40: Puma Debuts On 2019 List Of The World's Most Valuable Sports Brands.（https://www.forbes.com/sites/mikeozanian/2019/10/16/the-forbes-fab-40-puma-debuts-on-2019-list-of-the-worlds-most-valuable-sports-brands/?sh＝7c9f8410d356，参照日：2020 年 9 月 20 日）
・藤本淳也（2018）「大学スポーツの資源とは」「大学のブランディング」「大学のマーケティング」．一般社団法人アリーナスポーツ協議会監修，大学スポーツコンソーシアム KANSAI 編，大学スポーツの新展開 - 日本版 NCAA 創設と関西からの挑戦 -．pp139 - 153，晃洋書房．
・藤本淳也（2019）動き始めた UNIVAS への期待．現代スポーツ評論，41：133 - 139．
・J リーグ（2020）2019 年度クラブ経営情報開示資料．（https://www.jleague.jp/docs/aboutj/club-h31kaiji_001.pdf，参照日：2020 年 9 月 15 日）
・NCAA（2019a）Attendance Records.（http://fs.ncaa.org/Docs/stats/m_basketball_RB/2020/Attendance.pdf，参照日：2020 年 12 月 2 日）
・NCAA（2019b）2019 Football Attendance.（http://fs.ncaa.org/Docs/stats/football_records/Attendance/2019.pdf，参照日：2020 年 12 月 6 日）
・斉藤祐志（2018）日本版 NCAA の前途 - 大学スポーツを考える -．経済論集，43：147 - 185．
・UNIVAS（2018）一般社団法人大学スポーツ協会定款．（https://www.univas.jp/uploads/2019/07/1340fdeb41eee20d71d2d7d11ab7a81d-1.pdf，参照日：2020 年 10 月 19 日）
・UNIVAS（2020）2020 年度収支予算．（https://www.univas.jp/uploads/2020/05/6332082fdbae450bfd6c8348d4208568.pdf，参照日：2020 年 11 月 25 日）

［藤本淳也］

21章

スポーツ産業の人材マーケット

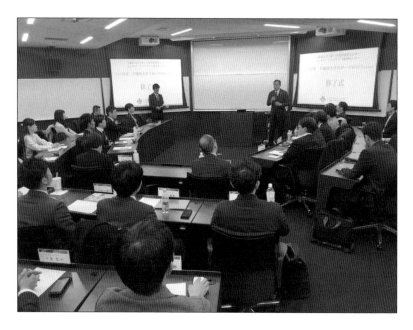

早稲田大学スポーツ MBA Essence の講義風景

早稲田大学では,スポーツ科学学術院とビジネススクールが協力して「スポーツ MBA Essence」というノンディグリーのプログラムを展開している.20 歳代後半から 50 歳代後半まで,幅広い社会人が学びを深めている.18 歳人口が減少する中,社会人は,大学にとって狙うべき新しいマーケットである.「イノベーションの機会は『弱い結びつきの強さ』から生まれる」「学びは『義務』ではなく『権利』である」「汽水域に生まれる新しいネットワーク」といった視点が本プログラムのアピールポイントとなっている.

┃ 1．テクノロジーに委ねられた日本の未来

　「2045年にシンギュラリティが到来する」という扇情的な表現に代表されるように，AI（Artificial Intelligence：人工知能）の議論は，ICT（Information and Communication Technology）やIoT（Internet of Things）の浸透に留まるどころか，ビッグデータを用いたディープラーニング（深層学習）による音声や顔認識，囲碁・将棋ソフトのような多様な状況に即応するアプリケーションの開発，自動運転の高度化など，ますます活発化する一方である．そもそも「シンギュラリティ（Singularity）」という言葉は，「単一性，特異性」などを意味するが，一般的にわれわれは，この言葉からAIが人類の知能を超える転換点（Technological Singularity：技術的特異点）を迎えることや，それに伴って人間の生活に大きな変化が起こるというレイ・カーツワイルが提唱した未来予測の概念のことを思い浮かべる．AIが人間の力をまったく借りずに，自律的に人間の能力を超えたといえるのは，どのような状態のことを指すのかは疑問であるが，内閣府が「Society 5.0」と提唱する科学技術政策，経済産業省が「第4次産業革命」と呼び，IoTやAIなどのテクノロジーを駆使しながら，人・もの・技術・組織などが高度につながることによって，社会的課題の解決や新たな価値創出を図ろうとする「Connected Industries：コネクティッド・インダストリー」，さらには，「DX（Digital Transformation：デジタルトランスフォーメーション）」などを踏まえると，テクノロジーはもはや日本の近未来を占う基軸となっており，われわれの日常生活や未来を語る言葉は，「横文字」で溢れかえっている．

　この時流を踏まえ，スポーツ庁は，「スポーツイノベーションプラットフォーム」の推進に乗り出した（図21-1）．これは，さまざまなテクノロジーが「する・みる・ささえる」スポーツの価値を高め，多様な連携・協働が新たな財・サービスの創出へと派生し，波紋的な連鎖が産業間のシナジーをもたらせば，スポーツ市場の拡大，雇用創出や人材マーケットの拡張にも帰結するというシナリオである．テクノロジーがわれわれの生活を豊かにし，新しい未来を形づくることに疑いの余地はないが，詰まるところは，「未来を生み出す」という言葉に尽きるということである．

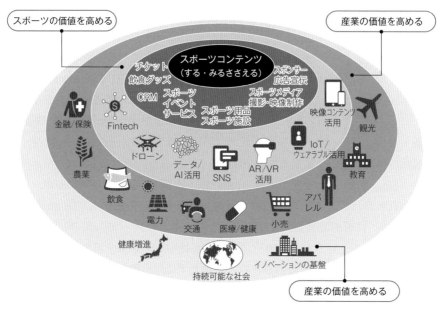

スポーツの価値を高める

産業の価値を高める

スポーツコンテンツ
（する・みるささえる）

チケット
飲食グッズ

スポンサー
広告宣伝

CRM　スポーツ
イベント
サービス　スポーツ用品
スポーツ施設

スポーツメディア
撮影・映像制作

映像コンテンツ
活用

観光

金融/保険

Fintech

ドローン

データ/
AI活用

SNS

AR/VR
活用

IoT/
ウェアラブル活用

教育

農業

飲食

電力

交通

医療/健康

小売

アパレル

健康増進

持続可能な社会

イノベーションの基盤

産業の価値を高める

図21-1　新たなスポーツビジネス創出に向けた市場動向
（スポーツ庁：https://sports.go.jp/tag/business/it.html）

▍2. 日本の雇用情勢と労働力

　戦後から10年の時を経た1955年に日本の就業者数は4,000万人を超え，この
とき初めて第三次産業が第一次産業の就業者数を上回った（総務省統計局「労働
力調査」に基づき，独立行政法人労働政策研究・研修機構が「産業別就業者数の
推移」を作成している）．第一次産業の就業者数は，1952年の1,689万人をピー
クに減少の一途をたどり，第二次産業の就業者数は，戦後復興や高度経済成長の
象徴ともいえる「ものづくり」の興隆によって，バブル経済が崩壊し始めた1992
年まで増加した後，減少傾向となっている．第三次産業は，1951年以降，増加
し続け，2021年には，就業者数が産業全体で6,713万人となり，第一次産業の就
業者数は208万人で全体の3.1％，第二次産業の就業者数が1,533万人で全体の
22.8％，第三次産業の就業者数が4,938万人で全体の70％以上を占めるような状
況となった．
　図21-2は，独立行政法人労働政策研究・研修機構のデータに基づき，2021

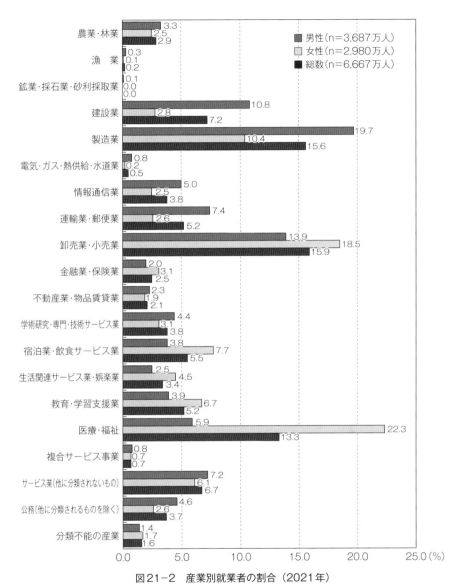

図21-2　産業別就業者の割合（2021年）
（「独立行政法人労働政策研究・研修機構」の開示データに基づき作図）

年における産業別就業者数の割合を男女比率も含めて示した結果である．全般的に，製造業，卸売業・小売業，医療・福祉の領域における就業者の割合が他よりも高い傾向にある．建設業，製造業，運輸業・郵便業では，男性の割合が女性よりも高く，逆に，卸売業・小売業，宿泊業・飲食サービス業，医療・福祉の業界は，男性よりも女性の割合が高い．

　厚生労働省（2020a）によれば，2020年4月1日現在，大学生の就職率は98.0％と1996年の調査開始以降，同時期で過去最高の値を示した．しかしながら，2021年3月卒業予定者の10月1日時点の就職内定率は69.8％で，前年同期比7.0ポイントの低下となった（厚生労働省，2020b）．同時期に70％を下回るのは2015年以来のことであり，リーマン・ショック直後の2009年調査で示された同時期前年比7.4ポイント減少に次ぐ下げ幅となった．新型コロナウイルス感染症の流行で減収に見舞われる企業が，採用活動や採用自体を抑制していることがこの数値に現れたといえる．

　厚生労働省（2020c）が2020年10月30日に公表したデータによれば，2017年3月卒業者の就職後3年以内における離職率は，大学卒業者で32.8％と前年よりも0.8ポイント上昇した．おおむね就職後，1年目と2年目に約11％ずつが離職し，3年目に10％弱が離職する状況にある．事業所規模別では，1,000人以上の事業所における3年以内の離職率が26.5％であるのに対し，30〜99人規模の事業所で40.1％，5〜29人で51.1％と就職者の半数以上が離職し，5人未満の小規模な事業所になれば，離職率は56.1％に及ぶ．また大学卒業者の3年以内における離職率が高い産業は，宿泊業・飲食サービス業が52.6％，生活関連サービス業・娯楽業が46.2％，教育・学習支援業が45.6％，小売業が39.3％，そして医療・福祉が38.4％となっており，スポーツ産業に比較的親和性のある産業の離職率が高いことがわかる．

　表21-1は，厚生労働省の「令和3年雇用動向調査」で示された「転職入職者が前職を辞めた理由」である．「定年・契約期間の満了」「その他の個人的理由」「その他の理由：出向等を含む」を除き，男性で比較的高い割合を示したのが，「労働時間，休日等の労働条件が悪かった」「職場の人間関係が好ましくなかった」という項目で，とりわけ，前者に関しては，20〜24歳が14.2％と高い値を示した．35〜39歳においても10％以上の値を示している．「職場の人間関係が好ましくなかった」という項目は，入職から比較的年月が浅い若年層の値が高く，組織内

表21-1　転職入職者が前職を辞めた理由（2021年）

	仕事の内容に興味を持てなかった	能力・個性・資格を生かせなかった	職場の人間関係が好ましくなかった	会社の将来が不安だった	給料等収入が少なかった	労働時間，休日等の労働条件が悪かった	結婚	出産・育児	介護・看護	その他の個人的理由	定年・契約期間の満了	会社都合	その他の理由（出向等を含む）	合計
男性合計	5.0	4.3	8.1	6.3	7.7	8.0	0.5	0.1	0.7	19.1	16.5	7.3	15.0	100.0
19歳以下	2.5	1.9	18.1	0.5	7.1	3.8	—	—	—	46.0	4.2	0.0	9.0	100.0
20~24歳	3.6	3.7	12.8	9.5	9.7	14.2	0.0	0.0	0.0	24.2	6.3	5.7	12.8	100.0
25~29歳	10.1	4.7	6.3	9.5	14.8	7.2	3.3	0.2	0.7	20.7	7.6	2.6	11.9	100.0
30~34歳	10.3	4.0	5.3	8.9	8.2	9.8	0.8	0.8	0.1	21.8	5.7	5.8	16.9	100.0
35~39歳	2.7	5.8	5.8	14.0	10.8	11.9	0.0	0.2	0.2	19.5	2.8	5.5	19.8	100.0
40~44歳	6.1	10.9	12.2	9.1	6.4	8.9	0.0	0.2	0.2	19.5	2.4	7.7	16.2	100.0
45~49歳	3.1	1.7	11.2	5.8	7.2	4.8	—	0.0	0.2	27.9	5.5	9.4	21.4	100.0
50~54歳	6.6	4.9	9.5	5.2	4.9	4.8	—	—	2.0	17.1	4.0	16.4	23.8	100.0
55~59歳	5.5	5.1	7.6	3.1	6.6	9.6	—	—	2.4	8.5	8.1	14.9	27.0	100.0
60~64歳	1.0	2.0	2.8	1.4	1.6	4.4	—	—	1.7	8.5	62.9	6.6	6.6	100.0
65歳以上	0.9	2.4	5.8	0.1	2.6	1.8	—	—	0.0	11.6	57.6	9.2	7.8	100.0
女性合計	3.8	4.8	9.6	4.5	7.1	10.1	2.2	2.1	1.5	24.6	12.3	7.8	8.0	100.0
19歳以下	3.1	0.1	6.7	0.1	6.6	28.6	0.5	0.2	—	35.4	1.8	8.5	1.6	100.0
20~24歳	4.2	4.9	9.3	7.3	9.2	14.3	3.7	0.5	0.1	25.2	3.7	4.3	11.9	100.0
25~29歳	7.5	6.2	7.9	6.1	6.3	14.8	10.0	2.6	0.0	21.8	8.7	5.9	4.1	100.0
30~34歳	3.6	2.4	7.8	4.6	8.4	8.3	5.1	5.7	0.1	24.8	5.2	4.9	10.7	100.0
35~39歳	3.0	6.8	10.0	6.7	6.8	9.6	0.7	7.6	0.1	27.0	7.9	4.1	6.8	100.0
40~44歳	3.7	4.6	12.3	2.3	11.6	10.0	0.4	3.0	0.8	17.9	11.1	12.9	8.8	100.0
45~49歳	5.2	4.7	10.9	6.7	8.4	9.7	0.2	0.3	0.9	19.2	15.1	8.4	9.6	100.0
50~54歳	2.1	7.6	12.6	3.2	6.1	7.1	0.0	—	3.4	26.0	11.8	10.1	9.4	100.0
55~59歳	1.6	4.5	16.2	1.4	2.2	6.6	0.0	—	8.2	28.4	12.5	8.1	9.5	100.0
60~64歳	3.0	2.5	4.8	1.9	3.8	2.3	0.0	—	1.9	11.8	49.1	14.0	4.5	100.0
65歳以上	1.1	3.2	1.3	0.6	3.9	1.4	—	—	5.4	33.7	33.9	9.3	3.7	100.0

転職入職者のうち，前職雇用で調査時在籍者（自営業からの転職入所者は含まない）．転職入職者が前職を辞めた理由が不詳も含む．
（厚生労働省「令和3年雇用動向調査」より改変）

での地位や力関係など，「微妙な」人間関係を迎えるであろう40歳代でも10％以上の値を示した．特徴的な点として，ライフステージや仕事上の分岐点に差し掛かる20歳代後半から30歳代において，「給料等収入が少なかった」という項目の値が高く，また30歳代後半では，「会社の将来が不安だった」という項目の割合がすべての年代層で最も高い値を示した．「定年・契約期間の満了」「その他

表21-2　国内家計最終消費支出（実質）の内訳（単位：10億円）

支出の目的	2018年度	構成比(%)	2020年度	構成比(%)
食料・非アルコール飲料	44,701.5	15.0	44,341.9	14.9
アルコール飲料・たばこ	7,200.0	2.4	6,715.2	2.3
被服・履物	10,370.4	3.5	9,042.1	3.0
住居・電気・ガス・水道	75,296.7	25.3	75,542.2	25.4
家具・家庭用機器・家事サービス	11,730.5	3.9	11,145.0	3.7
保健・医療	11,070.9	3.7	10,887.0	3.7
交通	30,723.7	10.3	23,643.2	7.9
情報・通信	17,197.2	5.8	17,877.4	6.0
娯楽・レジャー・文化	18,395.6	6.2	15,654.5	5.3
教育サービス	5,768.0	1.9	5,291.7	1.8
外食・宿泊サービス	22,682.2	7.6	14,699.5	4.9
保険・金融サービス	17,028.7	5.7	17,059.7	5.7
個別ケア・社会保護・その他	25,887.0	8.7	22,540.0	7.6
国内家計最終消費支出	297,973.1	100.0	273,859.1	100.0

（内閣府経済社会総合研究所「国民経済計算年次推計」に基づき，総務省
統計局が開示しているデータより改変）

の個人的理由」を除き，女性におけるすべての年代層で高い割合を示したのは，「労働時間，休日等の労働条件が悪かった」という項目で，「職場の人間関係が好ましくなかった」という項目についても40歳代までの幅広い年代で離職の大きな理由となっていた．さらには，20歳代から30歳代までにおいて，比較的高い割合を示したものが「給与等収入が少なかった」という項目で，とりわけ，20歳代後半と30歳代後半の値が特に高いことがわかる．

　表21-2は，内閣府経済社会総合研究所「国民経済計算年次推計」に基づき，総務省統計局が開示している国内家計最終消費支出（実質）の内訳である．家計最終消費支出は，個人消費のことを指すが，国内の生産活動の結果，生み出された付加価値の総額である国内総生産（GDP：Gross Domestic Product）の50％以上を占める重要な経済指標である．表21-2には，2018年度と2020年度の金額と構成比を示しているが，コロナ禍の前後で支出額が24兆円減少していることがわかる．構成比で最も高い割合を示しているのが，「住居・電気・ガス・水道」で，次いで，「食料・非アルコール飲料」が高い値を示し，日常生活にかかわる消費が全体の4割以上を占めている．その一方で，コロナ禍の影響を受けて，「交通」の支出額が減少し，また「外食・宿泊サービス」や「娯楽・レジャー・文化」といった人々の「心の豊かさ」にかかわる余暇関連支出が2018年度から比較的減

少している．今次のコロナ禍で消費が急激に冷え込み，上場企業をはじめ，数多くの企業が営業利益や純利益などで大幅な赤字を計上し，店舗閉鎖や人員削減，さらには，「コロナ倒産」という言葉が生まれるほど，経済的ダメージを受けて苦境に立たされている．

　企業間取引を踏まえていないため，上記のデータを単純に対比して解釈することはできないが，「AIが仕事の未来を変える」といわれていることに加えて，新型コロナウイルス感染症の拡大によって，「新しい日常」という言葉が出現し，意図しない方向から「働き方改革」が問われ始めている．業種・業態を問わず，多くの企業でリモートワークが「平時」となりつつあり，減収に伴い人件費が維持できないことから副業を容認，むしろ，今後，推奨する企業が加速度的に増え始めることが予想される．1990年代初頭では，「銀行が潰れる」ということなど，微塵も想定されていなかったものの，バブル経済の崩壊で銀行の統廃合が進んだ．また地方分権が推奨された2000年代に突入し，過疎化や地域間格差などによって，地方自治体が財政破綻を来すような事態も訪れた．つまり，「安定」の代名詞であった銀行員や公務員の神話がこのとき崩壊したといっても過言ではない．その後，リーマン・ショックによって，世界経済を揺るがす事態が生じたが，今次のコロナ禍で受けたダメージは，経済のみならず，仕事や働き方，社会システム，人と人との関係性とそのありように強いインパクトをもたらした，未だかつてない時代に突入したといえる．

3．スポーツ経営人材の育成

　2018年に閣議決定された「未来投資戦略2018」の中で，「スポーツ産業の未来開拓」が掲げられ，「スポーツを核とした地域活性化」「スポーツの成長産業化の基盤形成」「スポーツの海外展開の促進」が重点目標として示された（内閣府，2018）．とりわけ，「スポーツの成長産業化の基盤形成」に関しては，「スポーツ経営人材を育成するため，スポーツビジネス特有のスキルを身につけることができる学科（スポーツMBA）や教育プログラムの提供に向けて，カリキュラムや教材等の開発の支援を行うとともに，育成体制の在り方や専門人材等の外部人材の流入（マッチング）促進方策について，本年度中に結論を得る」と明記された．その他，「スポーツイノベーションプラットフォームの構築」や「スポーツツーリ

ズム需要拡大戦略」,「大学横断的かつ競技横断的統括組織（日本版 NCAA）の創設」も掲げられ,スポーツ庁は,補助事業などを展開し,スポーツの成長産業化の基盤形成に余念がない.

　スポーツ経営人材の育成で先駆けとなったのは,恐らく,Jリーグが手掛けた「GM（ゼネラルマネージャー）講座」であろう.1993 年に華々しく幕開けしたJリーグは,急速なクラブ数の拡大によって,クラブ経営にかかわる人材育成が急務となり,「Jリーグ百年構想」の実現に寄与し,次代を担う専門性の高い経営者を育成するため,1999 年からこの講座をスタートさせた.その後,Jリーグは,サッカー界を中心にしたクラブ経営人材の養成と輩出を担う人材教育・研修事業として,「Jリーグ・ヒューマン・キャピタル事業」を展開し,2016 年にこの事業を法人化して,サッカー界に留まらない,競技の枠を超えたスポーツ経営を担う人材の開発と育成を見据えて,「スポーツ経営人材の育成と知恵の集積」を目指し,公益財団法人スポーツヒューマンキャピタル（SHC）を立ち上げた.元Jリーガーやスポーツ団体関係者,また多種多様な業界関係者がプログラムに参加し,SHC公式ホームページによれば,これまで 255 名の受講者の内,71 名がスポーツ業界に転身したという.

　その後,高等教育機関でも社会人を対象にしたスポーツ経営人材の育成に乗り出している.早稲田大学スポーツ科学学術院は,2017 年に早稲田大学ビジネススクールと協同でスポーツビジネスに関心を持つ社会人を対象に,「スポーツMBA Essence（Sport Master of Business Administration Essence）」という学位取得を目的としないノンディグリー・プログラムを展開し始めた.このプログラムは,受講者に対し,「スポーツ界への転身」を求めるのではなく,スポーツという文化への理解とスポーツを取り巻く社会経済的環境への理解を深めたうえで,戦略,マーケティング,アカウンティングといったビジネススクールの英知や講師陣・受講者間の人的交流から得られた人脈を,受講者自身の成長の機会につなげてもらいたいという想いが込められている.

　慶應義塾大学大学院システムデザイン・マネジメント研究科は,スポーツにまつわる諸課題やスポーツのもつ本質的な価値を捉え直すために,「スポーツ×○○」を切り口に,2016 年に「SPORTS X」と題したカンファレンスを開催して話題を呼んだ.スポーツと社会のつながりをシステムとして捉えるため,デザイン思考やシステム思考を重視し,多様なスピーカーからのレクチャーや

ケーススタディから得たインプットに基づき，社会が直面する諸課題をグルー
プで実践的に解決しようとする人材育成プログラムに取り組んでいる．2020年
に「Redesigning the relationship between Sports and Society: Sports X Initiative
は，スポーツと社会の関係性をリデザインします」というキャッチフレーズ
を掲げ，一般社団法人 Sports X Initiative が創設された．現在では，「Sports X
Conference」に加え，人材育成プログラムの「Sports X Leaders Program」，そして，
課題を有する企業や競技団体などとともに課題解決に取り組む「Sports X Lab」
というシステムデザイン・ファームを立ち上げている．

　これまでの教育機関の枠にとらわれず，一人ひとりが輝く新しい「学び場」の
創造を目指し，社会人を対象とした多様なプログラムを提供している立命館アカ
デミックセンターは，2018年から「フロンティアメイカー育成講座」というスポー
ツビジネス経営人材の育成に取り組んでいる．この講座は，既存の概念を超え，
これまでにない価値を見出し，新たなビジネスや産業を創造する「未来に働きか
ける力」を育むことに主眼を置き，「アバンギャルドな人財」の輩出を目指そうと
している．社会全体に閉塞感が漂う現況で，多様な経験や知識をもつ「大人」に
既存の枠組みや呪縛にとらわれることなく，「遊び」と「挑戦」を通じて，自由で
豊かな想像を創造に結びつけていくための「守・破・離」のプロセスに則った学
びのプログラムを提供している．

4．雇用の未来

　工業や製造業では技術の進歩が早く，逆に人と人との関係性を紡ぐサービス産
業では，技術の進歩が遅い．技術的な進歩は，一定の雇用を奪うことになり，AI
の進化は同様の事態を招くものと思われる．つまり，人間とAIの関係が「代替的」
であれば，雇用は「効率化」の波に飲み込まれてしまう．Frey and Osborne（2017）
が「The Future of Employment（雇用の未来）」で仕事のコンピュータ化がもたら
す影響について論じており，運輸，物流業，事務，製造業のみならず，サービス業，
販売業，建築業に至るまで，労働者はコンピュータ化によって雇用を奪われるリ
スクにさらされているという．われわれ人間がコンピュータ化のリスクにさらさ
れないためには，「創造性（Creativity）」と「社会的知性（Social Intelligence）」を
武器にする必要があり，「高度な技術」「独創性」「交渉」「説得」「社会的洞察力」

「他者への支援とケア」といったスキルがそれにあたると述べている.

　スポーツ産業は,「スポーツ」というジャンルの第二次産業を指すのではなく, Frey and Osborne が主張する創造性と社会的知性を基幹にした複合的な産業によって構成されるものである. そのため, 人間の英知と営為によって紡がれるスポーツという行為によってのみにしか表現されない, もしくは, その行為からしかもたらされない「特異性」に対する「知覚」を磨くことこそが, スポーツ産業発展の鍵を握ると思われる. 知覚とは, 事象などの対象物に対する性質, 形態, 関係性に対する意味を理解しようとする,「思考を巡らせる」行為に他ならない. われわれは, 何らかの「刺激」を受け, その刺激を「処理」し, 感情や行為といった形式で「出力」を施す. これは, コンピュータも同様であるが, 重要なのは入力と出力をつなぐ「処理」における「知覚」であり, これこそが「知性」であるといえる.

　安宅（2020）は, 知覚を鍛えるために, 実際の実行過程で直接的な経験をする「ハンズオン（hands-on）」と「人からの伝聞ではなく, 自分自身の観察, 経験を通じて得られるファーストハンド（firsthand）」の2つのマインドセットが重要であると述べている. そして, 情報のインプットを言葉や数字に頼るのではなく, われわれの周りで生じる事象の大半が言葉や数字にならないことであることを受け入れて, それを感じることが重要であり, そのうえで, ①現象・対象を全体として受け止める訓練をする, ②現象・対象を構造的にみる訓練を行う, ③知覚した内容を表現する, ④意図的に多面的にみる訓練をする, ⑤物事の意味合いを深く, 何度も考える, という姿勢で事象と向き合うべきだと主張している.

　かつて理論物理学者のアルベルト・アインシュタインが, "Imagination is more important than knowledge. Knowledge is limited. Imagination encircles the world."（想像力は知識より重要である. 知識には限界があり, 想像力は世界を包み込む）という言葉を残したが,「未来を生み出す」創造性の源泉は, 想像や思考を巡らせること, また知覚に磨きを掛けることに他ならないことをわれわれは忘れてはいけない.

文　献

・安宅和人（2020）シン・ニホン：AI×データ時代における日本の再生と人材育成. ニューズピックス.

・独立行政法人労働政策研究・研修機構：産業別就業者数の推移．（https://www.jil.
　go.jp/kokunai/statistics/timeseries/html/g0204.html，参照日：2021 年 1 月 8 日）
・Frey CB and Osborne MA（2017）The future of employment: How susceptible are jobs
　to computerisation? Technological Forecasting and Social Change, 114: 254-280.
・一般社団法人 Sports X Initiative：https://sportsxinitiative.org/．（参照日：2021 年 1
　月 8 日）
・経 済 産 業 省：Connected Industries．（https://www.meti.go.jp/policy/mono_info_
　service/connected_industries/index.html，参照日：2021 年 1 月 8 日）
・公益財団法人スポーツヒューマンキャピタル：https://shc-japan.or.jp/．（参照日：
　2021 年 1 月 8 日）
・厚生労働省（2020a）令和 2 年 3 月大学等卒業者の就職状況．（https://www.mhlw.
　go.jp/stf/newpage_11810.html，参照日：2021 年 1 月 8 日）
・厚生労働省（2020b）令和 2 年度大学等卒業予定者の就職内定状況．（https://www.
　mhlw.go.jp/stf/houdou/0000184815_00008.html，参照日：2021 年 1 月 8 日）
・厚生労働省（2020c）新規学卒就職者の離職状況（平成 29 年度 3 月卒業者の状況．
　（https://www.mhlw.go.jp/stf/houdou/0000177553_00003.html，参照日：2021 年 1 月
　8 日）
・厚生労働省（2022）令和 3 年雇用動向調査結果の概要．（https://www.mhlw.go.jp/
　toukei/itiran/roudou/koyou/doukou/22-2/index.html，参照日：2023 年 1 月 24 日）．
・内閣府（2018）未来投資戦略 2018-「Society 5.0」「データ駆動型社会」への変革-．
　（https://www.kantei.go.jp/jp/singi/keizaisaisei/pdf/miraitousi2018_zentai.pdf，参 照
　日：2021 年 1 月 8 日）
・内閣府：Society 5.0．（https://www8.cao.go.jp/cstp/society5_0/，参照日：2021 年 1
　月 8 日）
・立命館アカデミックセンター：フロンティアメイカー育成講座．（http://www.
　ritsumei.ac.jp/acr/frontiermaker/，参照日：2021 年 1 月 8 日）
・総務省統計局：労働力調査．（https://www.stat.go.jp/data/roudou/index.html，参照
　日：2021 年 1 月 8 日）
・総務省統計局：国民経済計算．（https://www.stat.go.jp/data/nihon/03.html，参照日：
　2023 年 1 月 24 日）．
・スポーツ庁（2019）スポーツビジネスイノベーションが生み出す新たな価値～「スポー
　ツ×IT」のポテンシャルとは？～．（https://sports.go.jp/tag/business/it.html，参照
　日：2021 年 1 月 8 日）
・早稲田大学：スポーツ MBA Essence．（https://www.waseda.jp/prj-sportmba/，参照
　日：2021 年 1 月 8 日）

［長積　仁］

22章

eスポーツの市場拡大

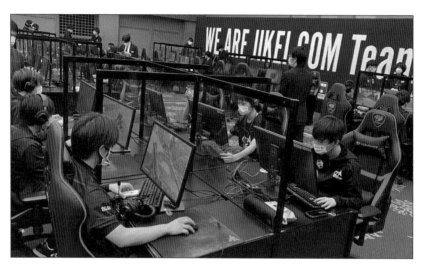

滋慶学園COMグループによる，次世代のデジタルエンタテインメント・クリエーターによるVR・AR・プロジェクションマッピング技術を使ったゲーム作品およびキャラクター・コンセプトアートイラスト，CG・アニメーション作品の展示とともに実施されたeスポーツのデモンストレーションの様子（写真撮影：原田宗彦氏）

2018年にインドネシアで開催されたアジア大会では，eスポーツは公開種目に過ぎなかったが，2022年の中国杭州で開かれる大会では正式種目となった．これによってJOCは，正式な日本代表選手を選ぶための大会を開催する必要が生まれた．しかしながら，同時に種目採用されたブレークダンス（ブレーキン）同様，学校に運動部がある訳ではなく，eスポーツの場合は種目（ゲームタイトル）も決まっておらず，選手の育成システムも存在しない．このような状況に対応するために，滋慶学園COMグループは「一般社団法人日本Esports教育協会」（JeSEA）を設立するなど，環境整備は徐々に整いつつある．

■ 1．e スポーツ産業の現状

　内閣府による知的財産推進計画 2020 における「デジタル時代のコンテンツ戦略」のひとつとして，コンテンツ分野のさらなる市場成長と社会的意義が期待されているのが e スポーツである．「e スポーツ（esports）」とは，「エレクトロニック・スポーツ」の略で，広義には，電子機器を用いて行う娯楽，競技，スポーツ全般を指す言葉であり，コンピュータゲーム，ビデオゲームを使った対戦をスポーツ競技として捉える際の名称とされる（一般社団法人 e スポーツ連合）．一般的には，1980 年代にファミリーコンピュータ（通称ファミコン）をはじめとするコンピュータゲーム（家庭用ゲーム機）が誕生し，これまで日本国内では任天堂やソニーが筆頭となりさまざまなハードウェアやソフトウェアを開発，2019 年の国内家庭用ゲーム市場規模は約 4,368 億円と推計されている（KADOKAWA Game Linkage，2020）．

　e スポーツという単語が使われ始めたのは 2000 年とされ，その歴史は浅く，特に日本国内においては 2011 年に第 1 回 e スポーツ JAPANCUP が開催されたものの黎明期が続いていたが，「e スポーツ元年」ともいわれた 2018 年から e スポーツに関する大会やイベントが開催され流行の兆しに火が付くと，同年のユーキャン新語・流行語大賞にランクインし，民放テレビ局では e スポーツに関連する番組が相次いで制作されるなど国内 e スポーツ市場は約 48 億円に拡大，新たなスポーツ産業として確立し始めた．

　Newzoo（2020）によれば，世界の e スポーツ概況として，e スポーツ認知者は約 20 億人，e スポーツファン（コア層／ライト層いずれも含む）は約 5 億人と推計され，世界 e スポーツ市場規模は 10 億ドルを超えると算出されている．また，e スポーツ産業特有のトピックスとして，2019 年における Twitch（Amazon.com が提供するライブストリーミング配信プラットフォーム）および YouTube において，ライブ視聴時間が最も長かったトーナメントとして，「The League of Legends World Championship」が 1 億 550 万時間視聴されたことが報告されている．世界 e スポーツ市場の収益を項目ごとに概観すると，スポンサーシップが 6 割近いシェアを占めており，以下，放映権，グッズ・チケット，パブリッシャー提供資金，デジタル収益，ストリーミング収益と続いている（図 22-1）．

　KADOKAWA Game Linkage（2020）の国内市場動向では，2019 年国内 e スポー

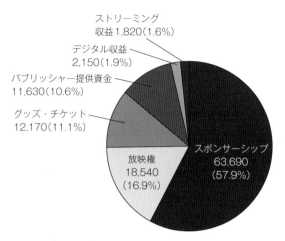

ストリーミング
収益1,820(1.6%)
デジタル収益
2,150(1.9%)
パブリッシャー提供資金
11,630(10.6%)
グッズ・チケット
12,170(11.1%)
放映権
18,540
(16.9%)
スポンサーシップ
63,690
(57.9%)

図22-1　世界eスポーツ市場における収益源（単位：万ドル）
(Newzoo, 2020)

ツ市場は60億円を突破し，2020年から2023年までの年間平均成長率を約26％と予測，2023年には150億円規模の市場になると推計され，また2025年には3,000億円程度の経済効果創出を目論んでいる．マーケットにおける項目別割合を概観したとき，世界のeスポーツ収益と同様に，チーム・大会へのスポンサー料や広告費割合が大きく，全体の75％を占めていることから，今後は放映権やチケットによる収入の確保が今後の課題としてあげられる．

　eスポーツがここ数年で市場拡大を見せている要因として，筧（2018）によると，eスポーツは誕生以来，プレイヤー側を中心とした「競技」として整備されてきたが，近年では「観戦」という要素が加わっていることを指摘しており，リアルな場で開催されているさまざまなeスポーツイベントに観客として多くのファンが動員されていることや，各種イベントや大会がYouTubeなどでライブ配信され，多くの視聴者を獲得することがeスポーツ産業におけるスタンダードになっていることが大きな要因であると説明している．つまり，プロ野球やサッカーなどのスポーツ中継と近似した観戦スタイルを提供し，イベントとして成立していることがここまでの市場拡大につながっている．

　eスポーツとして取り扱うゲームジャンルとしては大きく分けて以下の7カテゴリである（筧，2018；日本経済新聞出版，2020）．eスポーツの先駆けといえるFPS（First Person Shooter，主なタイトル：コールオブデューティー）を筆頭

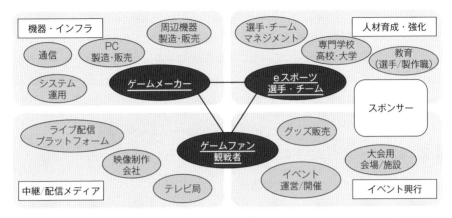

図22-2　e スポーツ産業におけるステークホルダー（日経クロストレンド，2019より改変）

に，RTS（Real-Time Strategy，主なタイトル：スタークラフトⅡ），MOBA（Multi Online Battle Arena，主なタイトル：リーグ・オブ・レジェンド），デジタルカード（主なタイトル：シャドウバース），パズル（主なタイトル：ぷよぷよ），格闘（主なタイトル：ストリートファイターV），そしてスポーツゲーム（主なタイトル：FIFA シリーズ）の 7 つにカテゴリ化される．

　e スポーツ産業の構造はプロスポーツ産業の構造と重複する点が多い．いわゆる「する」「みる」「ささえる」の観点から概観すると，「する」の側面では，プロゲーマーと呼ばれる大会賞金を得ることで自身の生計を立てている e アスリートが存在し，そのゲームの競技性を追求するアマチュアプレイヤー，一般ゲームプレイヤーが階層的に存在する．「みる」の観点では，公式競技イベントの観戦者やメーカー主催のファンイベントならびにコミュニティイベントへの参加者，そしてイベントやゲーム実況配信の視聴者が該当し，リアルとバーチャルそれぞれの参加方式を用いた「みる」消費者が存在する．そして，e スポーツ産業を「ささえる」のは，競技イベントやプロゲーマーを支えるスポンサーやコンテンツ配信メディア（プラットフォーム），ゲームタイトルを企画し，広報や販売，リリースなどを行っているゲームパブリッシャー，そして，e スポーツをマーケティングツールとして活用しようとするイベント会社や地方自治体などがそれに該当する．

　e スポーツ産業におけるステークホルダーを図 22-2 にまとめた（日経クロストレンド，2019）．ゲームメーカー（パブリッシャー／デベロッパー含む），e スポー

ツ選手・チーム，ゲームファン（観戦者）を中心に，機器・インフラ，人材育成・強化，イベント興行，中継/配信メディアの4つのクラスターに分けられ，そこに多様な要因がかかわりあっていることが理解できる．このように，eスポーツはすでにひとつの産業としての成立しており，新時代におけるスポーツ産業成長の中心的役割を担う可能性を大いに秘めている．

■ 2．eスポーツイベントの実際

（1）プロスポーツリーグによる事例

　前述のとおり，eスポーツにはさまざまなジャンルのゲームがあることに触れたが，ここではスポーツゲームを活用したスポーツイベントの事例について紹介する．

　日本野球機構（以下，NPB）は2018年からゲーム会社コナミの「実況パワフルプロ野球」を使用し，同社と共催による「eBASEBALLプロリーグ」を実施．主にプロ野球がオフシーズンとなる11月〜1月にかけて「もうひとつのプロ野球」として，実際のプロ野球同様に12チームによって日本一の座を争うプロ野球eスポーツリーグを展開している．選手はオンライン予選によるプロテスト（選考会）によってリストアップされ，eドラフト会議にて指名されたプロプレイヤー48名（1球団につき4名）にて構成される．リアルのプロ野球同様にペナントレース〜日本シリーズまで開催し，eプロ野球チームの年間王者が決定する．また試合はYouTube内公式チャンネルにて配信され，野球ファンやゲームファンはリアルプロ野球さながら連日試合観戦を楽しむことができる．

　NPBによるeBASEBALL取り組みへの大きな目的は「野球振興」であり，eスポーツファンの若年層を取り込み，プロ野球ファン層を拡大させることが狙いである（日本経済新聞出版，2020）．つまりリアルなプロ野球のオフシーズンにおいても野球への関心や話題を継続的に提供することにより，年間通じて野球への関与を高めてもらおうという狙いがある．

　また，日本プロサッカーリーグ（以下，Jリーグ）は，eスポーツ大会として「eJ.LEAGUE」を開催．Jリーグパートナーであるエレクトロニック・アーツ社（以下，EA社）とコナミデジタルエンタテインメント（以下，コナミ）がそれぞれ展開している「FIFAシリーズ」と「eFootballウイニングイレブンシリーズ」を用いたイ

ベントを実施している.

　上記 2 つの事例について，野球やサッカーを統括するプロリーグがｅスポーツ事業として展開するにあたり，各社との連携がスムーズに行われている．その要因として，スポーツゲームがすでに家庭用ゲームとして一定の地位を獲得しており，リーグとしてチームや選手氏名に関するライセンスビジネスを展開していることがあげられる．NPB が球団名ならびに選手名の使用を初めて許可したのは 1988 年にバップより発売された「スーパーリアルベースボール '88」であり，また J リーグも 1993 年のリーグ開幕当初からかかわりが強く，実在するクラブ名や実名の使用を承認しており，ゲーム関連会社との関係性が深いことがあげられる．また，コナミはゲームイベントとして各種スポーツゲームを用いたイベントを開催していた実績もあり，このようなｅスポーツイベントとしての事業展開はゼロベースから始まったものではないことは理解しておきたい.

（2）「ｅスポーツ」をマーケティングとして用いた事例

　ｅスポーツを用いた事業やイベントの展開はゲーム関連会社やスポーツリーグのみならず，「ｅスポーツを用いたマーケティング」として地方自治体等によって地方創生事業としてイベントや大会が展開されている.

　富山県で開催されている「Toyama Gamers Day（TGD）」は 2016 年 12 月に第 1 回大会が開催され，これまで第 9 回大会まで実施されているｅスポーツイベントである．第 1 回大会の来場・参加者は 100 人からはじまったコミュニティイベントではあったが，回を追うごとに県内企業のタイアップやクラウドファンディングの実施などさまざまなコラボレーションを展開．協賛企業の増加や行政，地元テレビ局が実行委員会形式による主催者となり，2019 年の第 8 回大会においては約 3,000 人の来場・参加者を集める一大ｅスポーツフェスへと進化を遂げた.

　また，2019 年 9 月～10 月に開催された「いきいき茨城ゆめ国体」では，文化プログラムとして「全国都道府県対抗ｅスポーツ選手権」が開催された．各都道府県予選を勝ち抜いた選手ならびに観戦者総勢 2,500 名が参加（茨城新聞クロスアイ，2019），ウイニングイレブン，グランツーリスモ SPORT，ぷよぷよｅスポーツの 3 競技の総合得点で日本一の座を争う国体史上初の試みは大成功を収めた．新型コロナウイルス感染症の影響により 2020 年鹿児島国体は 2023 年に延期となったが，同選手権は国体と切り離し，12 月に単独事業としてオンライン開

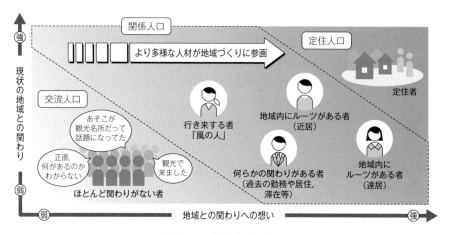

図22-3　関係人口概念図

（総務省「関係人口ポータルサイト」，https://www.soumu.go.jp/kankeijinkou/about/index.html，
参照日：2020年10月15日）

催されることとなった．

　地域振興という観点からeスポーツの可能性をみると，①ダイバーシティへの
対応，②各地域における産業振興，③新たな地域振興施策の軸である「関係人口」
の増加，の3つがあげられる．特に③の「関係人口」とは，定住人口や観光人口
のいずれにも属さず地域や地域の人々とかかわる人々のことを指し（図22-3），
総務省が開催した「これからの移住・交流施策のあり方に関する検討会」にてそ
の重要性が議論された，いわゆる地域づくりの担い手の事を意味しており，eス
ポーツという新たなコンテンツにかかわる多様な人材が当該地域におけるまちづ
くりに参画する流れをつくる可能性を示唆している（青山学院大学総合研究所研
究ユニット「五輪eスポ」，2020）．

3．eスポーツ市場の拡大・発展に対する課題

　eスポーツがeスポーツ産業としてここまで市場拡大したことについて，ゲー
ムに対するネガティブなイメージやプレイすることへの健康被害（例：目が悪く
なるなど）に関するトピックスよりも，ゲームがeスポーツへ，ゲーマーがニュー
ロアスリートやeアスリートといった呼称にパラダイムシフトし一定の好意的な

同意を得たことや，これまではオフラインかつ限定的なコミュニティのみで実施されていた家庭用ゲーム機を用いたゲーム大会といった事業であったものが，情報技術の発展や高度化によりオンラインによる全世界を対象とした多種多様な事業の展開によって，その地位を確立しつつあることは大きく，これからもなお発展の余地が残されている市場である．以下に今後の拡大・発展に対する課題や取り組みについて言及する．

　第一に，ｅスポーツ産業は全世界で発展をみせている産業であるが，世界最大のｅスポーツ市場である中国における 2020 年の収益は約 4 億ドルと見込まれ，第 2 位のアメリカも同年の収益は約 2.5 億ドルと予測されている．日本は東南アジアや中南米とともに成長率は高い「新興ｅスポーツ市場」というカテゴリに位置しており二強に大きく後れを取っている（Newzoo，2020）．日本経済新聞出版（2020）にて，経済産業省商務情報政策局コンテンツ産業課長の高木美香氏は「PEC モデル」の重要性を説明している．「PEC モデル」とは主要となる 3 つの要素の頭文字から作られた言葉であり，P（ピラミッド），E（エコシステム），C（コミュニティ）を意味する．P（ピラミッド）は，日本代表クラスの選手を頂点とするピラミッド型の競技人口や参加者の構造を構築し，愛好者や観戦者，視聴者といったｅスポーツ人口増加を趣旨とする環境づくりを示し，E（エコシステム）は，直接的な市場の波及効果のみならず，社会的意義を含めた健全な発展を目指した仕組みづくりの構築，C（コミュニティ）は，地域や職場，学校単位におけるｅスポーツコミュニティの形成を表している．ｅスポーツ先進国における取り組みやホールマークイベントを前例としながら，日本型ｅスポーツ産業のモデルを模索し，構築していくことが求められる．

　第二に，日本ｅスポーツ連合は設立目的のひとつとして，日本オリンピック委員会への加盟を掲げており，またアジア競技大会の正式競技として採用されたことから，オリンピックの公式種目への追加も協議されている．しかし，ｅスポーツという性質やゲームジャンルに多様性がありさまざまな技術を用いて競争することを考慮すれば，オリンピック，パラリンピックに続く第 3 の五輪「ｅオリンピック」の開催も検討の余地があるのではないだろうか．

　第三として，ｅスポーツを活性化させるための方策に関する検討会（2020）では，①長期的な日本のｅスポーツ市場の成長に向けた提言，②社会的意義実現に向けた提言をそれぞれまとめている．その中でも社会的意義実現に向けた提言に

ついて，3つの社会的意義と17の具体的施策をあげているが，ここでは「高齢者・障害者向けの生きがい創出プログラム」について言及したい．具体例として，全国31カ所にシニア層向けコミュニティを展開しているプレイケア社は，健康に役立つアクティビティを提供している企業である．2017年からアクティビティのひとつとしてeスポーツを導入し，「健康ゲーム」の普及を目指している．シニア層がゲームをプレイすることには3つの効果があり，楽しみながら健康につながる活動ができること，参加者同士の会話や交流促進，若い世代とシニア層をつなぐコミュニケーションツールとして活用している．また，前述の「いきいき茨城ゆめ国体」における文化プログラムにおいてeスポーツを採用した背景には，健常者も障がい者もハンデなく同じ土俵に立てるのはeスポーツであり，eスポーツのユニバーサルスポーツとしての可能性を広めることであった（日本経済新聞出版，2020）．そうした新しいきっかけづくりや挑戦できる環境づくりの一環としてeスポーツが採用されることは，これからのeスポーツ産業領域を拡げることを意味している．

　最後に，スポーツマネジメント研究領域におけるeスポーツを対象とした近年の研究動向としては，海外では「eスポーツはスポーツなのか？」という議論をはじめ，eスポーツとリアルスポーツとの動機に関する比較研究など展開されている（Funk，2017；Funk et al.，2018；Pizzo et al.，2018）が，国内研究においては実践例がまだ少なく，今後の展開ならびに新たな知見により，eスポーツの新たな存在意義や価値が見出されることが期待される．またスポーツビジネスのみならず，スポーツ医科学や発育発達といった研究領域への相乗的な展開が見込まれ，新しい研究領域を開拓する可能性が秘められている．

　本節冒頭では情報技術の発展ならびにオンラインによる市場拡大について言及したが，eスポーツ産業のおける最大の強みはリアルとバーチャルの双方向かつ同時に事業を展開できる新時代のスポーツ産業であるということであり，消費者に対して新しい経験価値を提供することで流行から文化へ昇華することを期待したい．

📖　文　　献

・青山学院大学総合研究所研究ユニット「五輪ｅスポ」編（2020）ｅスポーツ産業論．同友館．
・ｅスポーツを活性化させるための方策に関する検討会（事務局：一般社団法人ｅスポーツ連合）（2020）日本のｅスポーツの発展に向けて‐更なる市場成長，社会的意義の観点から‐．
・Funk DC（2017）Introducing a sport experience design（SX）framework for sport consumer behaviour research. Sport Management Review, 20:145‐158.
・Funk DC, Pizzo A, Baker BJ（2018）eSport management: Embracing eSport education and research opportunities. Sport Management Review, 21:7‐13.
・茨城新聞クロスアイ（2019）ｅスポ県勢初代日本一総合優勝「拠点」発信へ弾み　つ　く　ば．2019 年 10 月 7 日．（https://ibarakinews.jp/news/newsdetail.php?f_jun=15703701120009，参照日：2020 年 10 月 31 日）
・一般社団法人ｅスポーツ連合オフィシャルサイト（2020）https://jesu.or.jp/．（参照日：2020 年 9 月 20 日）
・KADOKAWA Game Linkage（2020）https://kadokawagamelinkage.jp．（参照日：2020 年 10 月 1 日）
・筧誠一郎（2018）ｅスポーツ論‐ゲームが体育競技になる日‐．ゴマブックス株式会社．
・筧誠一郎（2019）ｅスポーツ地方創生‐日本における発展のかたち‐．白夜書房．
・内閣府知的財産戦略本部（2020）知的財産推進計画 2020‐新型コロナ後の「ニュー・ノーマル」に向けた知財戦略‐．
・Newzoo（2020）Global esports market report.
・日本経済新聞出版編（2020）まるわかり！ｅスポーツ・ビジネス（日経 MOOK）．日本経済新聞出版本部．
・日経クロストレンド編（2019）ｅスポーツマーケティング．日経 BP．
・Pizzo AD, Baker BJ, Na S, Lee Mi Ae, Kim D, Funk DC（2018）eSport vs. Sport: a comparison of spectator movives. Sport Marketing Quarterly, 27: 108‐123.
・総務省（2020）関係人口ポータルサイト．（https://www.soumu.go.jp/kankeijinkou/index.html，参照日：2020 年 10 月 25 日）
・総務省情報流通行政局情報流通振興課（2018）ｅスポーツ産業に関する調査研究報告書．

［吉倉秀和］

23章
パラスポーツの発展に向けた課題

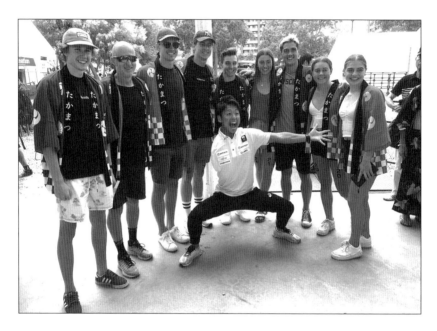

サンポート高松トライアスロン 2018 には 10 周年記念事業で招かれたパラトライアスリートの宇田秀生選手も参加（写真撮影：原田宗彦氏）

トライアスロンは，スイム 1.5 km，バイク 40 km，ラン 10 km（総距離 51.5 km）の「オリンピックディスタンス」が標準であるが，パラトライアスロンは，半分のスイム 0.75 km，バイク 20 km，ラン 5 km（総距離 25.75 km）で競う「スプリント・ディスタンス」が標準である．さらに選手の障害の状態や程度により，3 つの種目において，特別な用具・装具の使用や道具の改造が認められている他，競技遂行に必要な作業を支援するハンドラーやガイドと呼ばれる健常者の協力を得ることができる．ハンドラーとは，ウェットスーツや他の用具・装具の着脱，そして準備を支援する支援者であり，ガイドは，視覚障害のクラスにおいて選手のサポート役として，ランではロープを持って走り，バイクでは 2 人乗りのタンデム自転車で走行するなど，高い競技力とチーム力が求められる．

▌1．障がい者とスポーツ

　2015 年 9 月，ニューヨーク国連本部で開催された国連サミットで「持続可能な開発のための 2030 アジェンダ」が採択された．このアジェンダでは，17 の目標，169 のターゲットを対象に，2030 年までに「持続可能な開発目標（SDGs：Sustainable Development Goals）」の達成を目指す（外務省，2020）．スポーツも例外ではなく，「健康，教育，社会包摂的な目標への貢献，また，女性，若者，個人やコミュニティの能力強化に寄与する」ことができるという（UNOSDP，n.d.）．2021 年に東京で開催予定の第 32 回オリンピック競技大会および東京 2020 パラリンピック競技大会（以下，東京 2020 大会）の「3 つの基本コンセプト」のひとつにも「多様性と調和」が掲げられており，あらゆる違いを肯定し，認め合うことで共生社会を育む契機となる大会を目指すという（東京オリンピック・パラリンピック競技大会組織委員会，n.d.）．

　日本国内では，2017 年に策定された「第 2 期スポーツ基本計画」に障がい者スポーツ振興のための体制や方策の充実が盛り込まれた（スポーツ庁，2017）．具体的には，成人障がい者の週 1 回以上のスポーツ実施率を 40 ％程度とすることを目指す．しかしスポーツ庁の最新の調査によると，成人障がい者の週 1 回以上のスポーツ・レクリエーション実施率は 25.3 ％に留まっており（スポーツ庁，2020），目標とのギャップがある．障がい者にとってスポーツ・レクリエーションを行う妨げとなる理由は，「体力がない」（18.5 ％）が最も多く，次いで「金銭的余裕がない」（17.5 ％），「時間がない」（9.2 ％）である（スポーツ庁，2020）．

　また，「第 2 期スポーツ基本計画」では障がいの有無にかかわらず，障がい者スポーツの観戦経験についても現状の 4.7 ％から 20 ％に引き上げることを目標する．しかし東京都の調査によると，過去 1 年間に障がい者スポーツやパラリンピック競技を実際に会場で観戦した経験のある都民は 2 ％に留まり，東京 2020 パラリンピック競技大会についても，直接観戦したいと回答した都民は 16 ％と低い（東京都生活文化局，2019）．

　このように，国内だけでなく世界的に障がい者スポーツの理解・普及が望まれる中，障がい者スポーツをはじめパラスポーツに関するスポーツマネジメント・マーケティング的観点からの考察は不足しているという（Shapiro and Pitts，2014；Yamashita and Muneda，2019）．Shapiro et al.（2012）は，充実したスポー

ツビジネス産業教育を提供するには，その中に障がい者スポーツ産業を含むことが必要であると指摘する．本章では国内外のパラスポーツの現状を概観し，その課題について考察する．

2.　障がい者の国際的スポーツイベント

（1）障がい種別の国際的スポーツイベント

障がい者を対象とした国際的なスポーツイベントとしては，オリンピック大会終了直後に行われるパラリンピック大会が有名であるが，他にも聴覚障がい者を対象とした「デフリンピック」，知的障がい者を対象とした「スペシャルオリンピックス」がある（図23-1）．この3つの国際的スポーツイベントは，国際オリンピック委員会からも正式にオリンピックの名称使用について認められている（Ammons，2008）．

（2）パラリンピック

パラリンピックは，障がい者スポーツ最大規模のスポーツイベントである．視覚障がい者を含む身体障がい者と一部の知的障がい者に参加資格があり，競技ごとに障がいの種類や程度に応じてクラス分けされる．パラリンピック大会がオリンピック大会直後に開催されるようになったのは，1988年のソウル大会からである．夏季大会・冬季大会ともに参加国数とその参加選手数が増え続けており，存在感が増している．また国際パラリンピック委員会の報告書によると，冬季大会の観客動員数は2018年のピョンチャン大会で過去最高（343,000人）となった．開催国以外からのメディア累積視聴者数も18億人にのぼり，前回2014年ソチ大会から27.4％増えた（International Paralympic Committee，2018）．また，競技・種目数も回を追うごとに増加傾向であり，2021年開催予定の東京大会では全22競技が予定されている．

（3）デフリンピック

デフリンピックは，補聴器を外した状態での聴覚損失が55デシベルを超えた聴覚障がい者を対象とした世界規模の競技大会である．デフリンピックの運営組織は，国際ろう者スポーツ委員会（International Committee Sports for the Deaf）

パラリンピック	デフリンピック	スペシャルオリンピックス
・参加資格：身体障がい者（視覚障がい者含む）と知的障がい者（一部）．競技ごとに障がいの種類や程度に応じてクラス分け． ・主催：国際パラリンピック委員会（IPC） ・概要：オリンピック終了後に同開催地で行われる，障がい者スポーツ最高峰の大会（聴覚障がい者を除く）． ・競技数：2021夏季大会 　　　　　（全22競技） 　　　　　2022冬季大会 　　　　　（全6競技） 	・参加資格：補聴器を外した裸耳状態での聴覚損失が55デシベルを超え，各国のろう者スポーツ協会に登録をしている聴覚障がい者． ・運営主体：国際ろう者スポーツ委員会（ICSD） ・概要：4年に一度聴覚障がい者のために開催される世界規模のスポーツ競技大会． ・競技数：2021夏季大会 　　　　　（全21競技） 　　　　　2019冬季大会 　　　　　（全6競技） ・ロゴマーク： 	・参加資格：知的障がい者 ・運営団体：スペシャルオリンピックス ・概要：4年に一度知的障がい者のために開催されるスポーツ世界大会．すべてのアスリートを称え，全員を表彰するといった特徴がある． ・競技数：2023夏季大会 　　　　　（全24競技） 　　　　　2022冬季大会 　　　　　（全7競技） ・ロゴマーク： 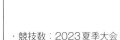

身体障がい		知的障がい
肢体不自由・脳性麻痺・視覚障がい等	聴覚障がい	

図23-1　障がい者を対象とした国際的スポーツイベント
（障がい者スポーツに関する基礎データ集をもとに作図）

である．1924年に設立されて以来各国のろう者スポーツの振興に取り組んでおり，2020年現在の加盟国数は104にのぼる．その歴史はパラリンピックよりも古く，1924年にフランス・パリで第1回大会が開催された（Ammons，2008）．日本が選手団を派遣した最初の大会は，1965年の第10回アメリカ・ワシントン大会である．パラリンピック同様に冬季大会も開催しており，初回は1949年のオーストリア・ゼーフェクト大会であった．日本が最初に選手団を派遣した冬季大会は，1967年の西ドイツ・ベルヒスガーデン大会である．

　2005年のメルボルン・オーストラリア大会には，4カ国から約3,500人の選手が参加し，21の国際放送局が大会を放映したという（Ammons，2008）．なお，日本も東京での2025年デフリンピック大会開催を誘致している．

（4）スペシャルオリンピックス
　スペシャルオリンピックスは，知的障がいのある人たちのスポーツを通じた社

会参加を応援することを目的に，1968年にアメリカで設立された．現在では190以上の国と地域にその活動が普及している．1968年にアメリカ・シカゴで第1回大会が開催された．2018年現在，世界193の国から約550万人が選手として登録している（Special Olympics，2018）．

┃ 3．障がい者スポーツ観戦者の特性－車いすバスケットボールを例に－

（1）観戦者の特徴

スポーツマネジメントの現場では，マーケティング実践者は観戦者を増やすためにさまざまな戦略を打ち立てている．障がい者スポーツイベントでも例外ではなく，どのような人々がスタジアムやアリーナに来場しているのかを理解することが重要である．しかし，日本国内では障がい者スポーツ観戦者の実態把握は進んでいない．ここでは車いすバスケットボールの観戦者を対象にその特性を考えたい．なお，今回の調査対象は「天皇杯日本車いすバスケットボール選手権大会」（第46回：2018年，第47回：2019年）である（日本車いすバスケットボール連盟，2018・2019）．

まず，観戦者の男女比をみると男性42.4％，女性57.7％であり，女性の割合が高い（内訳は2018：男性42.3％，女性57.7％；2019：男性42.4％，女性57.6％）．これを日本の3つのプロスポーツと比較すると，プロ野球は男性64.0％，女性34.0％，Jリーグは男性68.5％，女性31.5％，Bリーグは男性68.6％，女性31.4％である．いずれも男性観戦者が多いことが明らかとなっている（AZrena編集部，2017）．したがって，車いすバスケットボールの観戦者は女性が多いことが特徴であるといえる．

次に観戦者の平均年齢は40.6歳（2018：39.9歳，2019：41.2歳）である．2018年と2019年を比較すると，20歳代の観戦者（2018：23.9％，2019：17.6％）が減少し，50歳代以上の観戦者（2018：25.7％，2019：30.2％）が増加している．さらに，観戦者の過去1年間の障がい者スポーツ観戦経験を尋ねたところ，会場で直接観戦経験のある観戦者が減少し（2018：45.0％，2019：38.7％），観戦経験のない観戦者（初めて車いすバスケットボールを観戦した）が増加した（2018：27.2％，2019：39.6％）．以上から，障がい者スポーツ観戦者の年齢層が拡大し，関心のある層が増加しているといえる．

表23-1　天皇杯日本車いすバスケットボール観戦者の主な特性

- ・女性の割合が多い（他リーグと比較して圧倒的に女性観戦者が多い）
- ・平均年齢40歳（2大会で年齢層が拡大）
- ・大会情報は友人・知人・家族からの「口コミ」が最多（43.45%）
- ・日常的に障がい者と触れ合う機会が多い（身近に障がいを持つ家族や友人がいる観戦者：45.1%）

　他方，大会の情報をどこから入手したのかをみると，Jリーグの場合「インターネット（ウェブサイト，SNS等）」が88.5%と圧倒的に多く，次いで「テレビ」（35.8%），「新聞（一般紙）」（25.5%），「友人・知人・家族からの口コミ」（18.0%）である．車いすバスケットボールの場合，「友人・知人・家族からの口コミ」が最も多く（43.5%），次いで「ホームページ・SNS」（26.7%），「チラシ・ポスター」（19.3%）である．確かに車いすバスケットボールは以前よりかなりメディア露出は増えたものの，いまだにJリーグなどと比べると少ないといえる．同時に，実際に会場での観戦経験のある人が障がい者スポーツの普及には欠かせない存在でもある．直接会場で車いす同士がぶつかり合う金属音やタイヤが床と擦れることによって生じる焦げ臭い匂い，そして何より車いすを巧みに操る選手たちの技術を目の当たりにした衝撃は，多くの観戦者にとってまさに非日常体験であり，それを自身のSNSなどで発信をすることで，新たなファン獲得に結びついているというのが，他リーグと比べて大きな違いであること予想される．

　最後に自身の身近に障がいをもつ人がいるかを尋ねたところ，「いる」と答えた観戦者は45.1%（2018：47.8%，2019：42.4%），「いない」と答えた観戦者は54.9%（2018：52.2%，2019：57.6%）であった．厚生労働省（2018）によると，日本の全人口に占める障がい者の割合は約7.4%であると推計されている．車いすバスケットボール観戦者の多くは日常的に障がい者と触れ合い，理解が比較的進んでいると考えられる．車いすバスケットボール観戦者の特徴をまとめたものが表23-1である．

（2）障がい者スポーツの観戦動機

　スポーツ観戦者に関する研究は日本でも多く行われており，とりわけその動機に関する研究は多い（吉田，2011）．障がい者スポーツを対象とした研究も，2010年代以降わずかではあるが国内外で実施されている（Byon et al.，2010；

Cottingham et al., 2014；Yamashita and Muneda, 2019）．Byon et al. は，健常者スポーツを対象とした動機尺度を用いて，障がい者スポーツ観戦者を対象とした調査を初めて実施した．しかし健常者スポーツで用いられた要因を障がい者スポーツに当てはめても，障がい者スポーツの理解にはつながらない可能性がある．そこで Cottingham et al.（2014）は，障がい者スポーツの観戦動機因子として，「刺激（Inspiration）」，「超越（Supercrip Image）」，「暴力・攻撃性（Violence and Aggression）」の３つを新たな要因として加えた，Motivational Scale for Disabled Sport Consumption（MSDSC；障がい者スポーツ観戦動機）尺度を開発した．この尺度は日本国内の車いすバスケットボール観戦者に対しても実証されており，車いすバスケットボール特有の動機が存在することが明らかになった（Yamashita and Muneda, 2019）．同研究ではその観戦者を分類して，より詳細に観戦者のニーズの違いを把握した．たとえば，観戦者の中でも「複数回障がい者スポーツを直接観戦した経験があり，身近に障がいをもつ家族や友人がいる観戦者」にとっては，「知識」が重要な観戦動機である．他方「今回初めて障がい者スポーツを観戦し，身近に障がいをもつ家族や友人がいない観戦者」にとっては，「知識」は影響を与えていないことが明らかとなった．車いすバスケットボールでは，ゴールの高さやボールやコートの大きさは健常者の行うバスケットボールと変わらない．しかし障がいをもった人が公平に参加できるように，選手がもつ障がいの重さによって持ち点が決まっており，コート上でプレーする選手５人の合計点が14点以内になるように選手を組み合わせなければならない．車いすバスケットボールは障がいの軽い選手だけで試合はできず，持ち点の組み合わせによる戦略を立てることが求められる．バスケットボールを観戦する際に「知識」という動機はあまり影響しないと考えられていたが，車いすバスケットボールでは，このような知識をもつことで，さらに試合を楽しむことができる．

4．パラスポーツが抱える課題

（1）スポンサー

　東京2020大会は，新型コロナウイルス感染症の影響で１年延期されることが決定した．この決定により，大会の正式種目として採用されている競技団体は財政面で不安を抱えていることが報道され，特にパラスポーツ種目に採用されてい

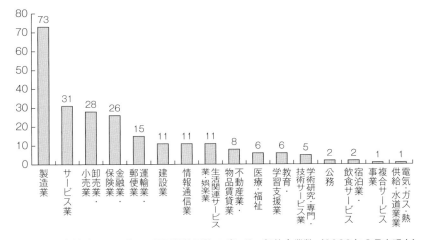

図23-2　業種別パラスポーツ種目競技団体スポンサー契約企業数（2020年8月末現在）

る競技団体で顕著であることが明らかとなった（東京新聞，2020）．近年，東京パラリンピック大会開催が決定したことを受け，パラスポーツの認知度が向上しただけでなく，パラスポーツ競技団体のメディアへの露出機会も増加した．それにより収入を大幅に増やした団体も多く，「パラバブル」の状況であった．スポンサー企業側もパラリンピックを通じた企業の社会的責任（CSR 活動）をアピールする好機ととらえ，パラスポーツ競技団体の新規スポンサー獲得につながった．しかし，パラスポーツ競技団体は本来財政や人的資源の基盤が脆弱であるため，新型コロナウイルス感染症の影響によりスポンサー企業の業績が悪化したことで，経営状況がぐらついている．毎日新聞が 2020 年 8 月に行った調査によると，企業からのスポンサーシップ費用について，2021 年度に「減少する」と回答した団体は全体の約 3 割（8 団体），「増加する」と回答した団体はゼロであった（毎日新聞，2020）．そこで，2020 年 8 月末現在，東京 2020 パラリンピック競技大会で正式種目に採用されている競技団体のスポンサー数やその業種を示したのが図 23-2 である（業種分類については日本標準産業分類を参考にした）．業種別では製造業が 73 社で最も多く（30.8 ％），次いでサービス業（31 社，13.1 ％），卸売業・小売業（28 社，11.8 ％），金融業・保険業（26 社，11.0 ％）であり，いわゆる BtoC 企業（企業が個人に対して商品・サービスを提供する取引）が多いことがわかる．

表23-2　団体別スポンサー契約企業数

団体名	企業数	%
トライアスロン	49	20.6
陸上競技	25	10.5
車いすバスケットボール	18	7.6
ボート	16	6.7
ボッチャ	16	6.7
水泳	16	6.7
5人制サッカー	15	6.3
自転車	14	5.9
柔道	13	5.5
車いすラグビー	11	4.6
シッティングバレーボール	7	2.9
ゴールボール	6	2.5
アーチェリー	5	2.1
卓球	5	2.1
テコンドー	4	1.7
バドミントン	4	1.7
馬術	4	1.7
車いすテニス	3	1.3
カヌー	2	0.8
パワーリフティング	2	0.8
射撃	2	0.8
車いすフェンシング	1	0.4
合　計	238	100.0

　次に，同大会で正式種目として採用されている22競技団体とスポンサー契約を結んでいる企業は延べ238社であった．最も多くのスポンサー企業をもつ競技団体はトライアスロン（49社）であり，次いで陸上競技（25社），車いすバスケットボール（18社）である（表23-2）．このように，スポンサー企業が多く集まっている種目は，認知度も高い可能性がうかがえる．

（2）パラスポーツ種目の認知度

　パラスポーツ種目の認知度を調べるため，2020年8月末に東京都民1,000人を対象にインターネット調査を実施した．そのうち20％はパラスポーツ種目を「ひとつも知らない」と回答した．残りの80％を対象に，パラスポーツ種目として知っているものをすべて選択してもらった結果が表23-3である．最も認知度が高いのは「車いすテニス」（646人，12.1％）や「車いすバスケットボール」（628人，

表23-3　パラスポーツ種目の認知度

種　目	回答者数(人)	％
車いすテニス	646	12.1
車いすバスケットボール	628	11.8
水泳	481	9.0
陸上競技	468	8.8
ボッチャ	389	7.3
車いすラグビー	318	6.0
ゴールボール	238	4.5
アーチェリー	223	4.2
車いすフェンシング	202	3.8
5人制サッカー	201	3.8
トライアスロン	189	3.5
シッティングバレーボール	173	3.2
バドミントン	158	3.0
柔道	151	2.8
卓球	146	2.7
カヌー	106	2.0
パワーリフティング	106	2.0
自転車競技（トラック）	104	1.9
射撃	101	1.9
テコンドー	95	1.8
自転車競技（ロード）	79	1.5
ボート	75	1.4
馬術	60	1.1

11.8％）であり，「ボート」（75人，1.4％）や「馬術」（60人，1.1％）は最も認知度の低い種目であることがわかる．このように，東京都民の中でも認知しているパラスポーツ種目には大きな差があり，このことが各競技団体のスポンサーシップの契約社数と関連している可能性もある．

　日本国内におけるパラスポーツのスポンサー契約状況や都民のパラスポーツ種目に対する認知度によれば，競技種目によって差があることがわかる．それが国内の障がい者スポーツ普及・拡大にとっての課題である．この状況を打破するために，健常者スポーツと競技団体を統合する動きも現れ始めている．障がい者スポーツ普及先進国である欧州では早くからこれに取り組んでおり，統合によってスポンサーからの収入増やパラアスリートの技術向上の可能性が高まると国際パラリンピック委員会も期待する．まずは各競技団体が「共生」する基盤づくりが，国内の障がい者スポーツの普及・振興につながるだろう．

📖 文　　献

・Ammons DK（2018）Deaf Sports & Deaflympics.（https://www.jfd.or.jp/sc/files/deaflympics/resources/presrep-e.pdf，参照日：2021年1月8日）
・AZrena編集部（2017）女性と若年層はどれほどのびた？3大プロスポーツリーグの観客の現状.（https://azrena.com/post/7236/，参照日：2021年1月8日）
・Byon KK, Cottingham M, Carroll MS（2010）Marketing murderball: the influence of spectator motivation factors on sports consumption behaviours of wheelchair rugby spectators. International Journal of Sports Marketing & Sponsorship, 12: 76-94.
・Cottingham M, Carroll MS, Phillips D, Karadakis K, Gearity BT, Drane D（2014）Development and validation of the motivation scale for disability sport consumption. Sport Management Review, 17: 49-64.
・外務省（2020）持続可能な開発目標（SDGs）達成に向けて日本が果たす役割.（https://www.mofa.go.jp/mofaj/gaiko/oda/sdgs/pdf/2001sdgs_gaiyou.pdf，参照日：2021年1月8日）
・International Paralympic Committee（2018）Annual Report 2018.（https://www.paralympic.org/sites/default/files/2019-10/2018％20IPC％20Annual％20Report％202018.pdf，参照日：2021年1月8日）
・公益財団法人日本プロサッカーリーグ（2020）Jリーグスタジアム観戦者調査2019サマリーレポート.
・厚生労働省（2018）平成28年生活のしづらさなどに関する調査（全国在宅障害児・者等実態調査）.（https://www.mhlw.go.jp/content/12601000/000341558.pdf，参照日：2021年1月8日）
・毎日新聞（2020）東京パラリンピック：パラ団体半数，財政不足開幕1年前，協賛企業業績悪化. 毎日新聞調査（2020年8月24日，東京朝刊）.
・日本車いすバスケットボール連盟（2018）車いすバスケットボール観戦者調査報告書.
・日本車いすバスケットボール連盟（2019）車いすバスケットボール観戦者調査報告書.
・日本財団パラリンピック研究会（2014）国内外一般社会でのパラリンピックに関する認知と関心調査結果報告.（http://para.tokyo/doc/survey201411_2.pdf，参照日：2021年1月8日）
・Shapiro DR, Pitts B, Hums M.A, Calloway J（2012）Infusing disability sport into the sport management curriculum. Sport Management International Journal, 8: 101-118.
・Shapiro DR and Pitts BG（2014）What little do we know: content analysis of disability sport in sport management literature. Journal of Sport Management, 28: 657-671.
・Special Olympics（2018）https://media.specialolympics.org/resources/reports/reach-reports/2018-Reach-Report-Global-Version-English.pdf（参照日：2021年1月8日）
・スポーツ庁（2017）第2期スポーツ基本計画.（https://www.mext.go.jp/sports/content/jsa_kihon02_slide.pdf，参照日：2021年1月8日）
・スポーツ庁（2020）障害者スポーツ推進プロジェクト（障害者のスポーツ参加促

進 に 関 す る 調 査 研 究 ）．（https://www.mext.go.jp/sports/content/20200519-spt_kensport01-300000786-2.pdf，参照日：2021 年 1 月 8 日）
・東京都生活文化局（2019）障害者スポーツ・パラリンピックへの関心度等（「都民のスポーツ活動・パラリンピックに関する世論調査＜概要＞」より）．（https://www.metro.tokyo.lg.jp/tosei/hodohappyo/press/2019/02/05/01_07.html，参照日：2021 年 1 月 8 日）
・東京新聞（2020）財政は？設備は？支援は？そして開催は？五輪・パラ競技団体の不安くっきり．2020 年 7 月 23 日．（https://www.tokyo-np.co.jp/article/43398，参照日：2021 年 1 月 8 日）
・東京オリンピック・パラリンピック競技大会組織委員会（n.d.）大会ビジョン．（https://tokyo2020.org/ja/games/games-vision/，参照日：2021 年 1 月 8 日）
・UNOSDP（n.d.）Sport and the Sustainable Development Goals. An overviewing outlining the contribution of sport to the SDGs.（https://www.un.org/sport/sites/www.un.org.sport/files/ckfiles/files/Sport_for_SDGs_finalversion9.pdf，参照日：2021 年 1 月 8 日）
・Yamashita R and Muneda M（2019）What motivates wheelchair basketball spectators? analysis of moderating effects on intention to attend Tokyo 2020 Olympic Paralympic Games. International Journal of Sport Health Science, 17: 217‒226.
・吉田政幸（2011）スポーツ消費者行動．スポーツマネジメント研究，3：5‒21.

[山下　玲]

［数字］

1次的アトラクション　165
2次的アトラクション　165
3次的アトラクション　165
24時間営業セルフサービス型ジム　102
5G　16, 37
100 True Fans　111
1,000 True Fans　111

和文索引

［あ行］

アーバンスポーツ　63
愛着　96, 157
アウトドア市場　59
アウトドアスポーツ　9, 11
アウトバウンド　106
アカウンティング　276
赤字決算　99
アクティブスポーツ　164
アクティブ・チャイルド・プログラム
　61, 153
アクティベーション　144, 145, 229
アジアパシフィックマスターズゲームズ
　169
アジャイル　115
アスリートブランド　48
アスレジャー　43
アスレティックデパートメント　259,
　260, 262
厚底シューズ　40
アドバイザリー契約　47
アドベンチャーツーリズム　16
アニマルスピリット　105
アフターコロナの時代　6
アンブッシュ　141
　――・マーケティング　229, 230

一次波及効果　123

移動通信システム　236
イノベーション　48, 105
イノベーター　104
イベントレバレッジ戦略　126
意味変換理論　224
インクルーシブ　24
インクルージョン　115
印象管理行動　239
インターネット販売　50
インターンシップ　155
インテグリティ　67
インドプレミアリーグ　209, 210
インナー政策　174
インバウンド　177

ウェバー制ドラフト　189
受入体制　180
運営協力　240, 243
運動習慣　108

エクストリームスポーツ　63
エクスパンション　196
エフェクチュエーション　116
エリアマネジメント　22, 27
エリートアスリート　168
エンゲージメント　109, 210
　――行動　89
エンドーサー　12, 223, 224, 225
エンドースメント　12, 219, 223, 224, 226

欧州サッカー連盟　198
欧州連合　198
オーストラリアンフットボールリーグ
　215
オフィシャル・スポンサー　221, 226,
　230
オリンピック　34, 63, 76, 131, 135, 153,
　164

オンラインサービス　113
オンラインフィットネス　112

[か行]

開発支援　237, 243
開放的・競争的リーグ　196
学習指導要領　63, 65
学生アスリート　257, 262, 266
　　──サポート　263
家計最終消費支出　274
カスタマーエフォートレス　112
カスタマーサービス　86, 88
カスタマイズ型　105
株式公開　202
観客動員数　203, 227
環境品質　88
関係構築行動　239
関係人口　286
観光アトラクション　164
観戦型イベント　164
観戦経験　188, 291
観戦行動　78
観戦動機　76, 77, 295
官民連携　151
管理許可制度　21

企業の社会的責任　251, 297
機能的なパフォーマンス　93
キャズム理論　105
キャリア支援　257, 264
キャンプ・アウトドアブーム　43
球場使用料　227
競技スポーツ　9
共生　299
　　──社会　291
行政主導型　177
共創　104, 237
競争環境　191

共通価値の創造　251
金銭的コスト　90

口コミ　74, 89, 90, 237, 243, 295
クラウドファンディング　285
グラスルーツイベント　153, 157
クラブシート　188
クラブビジネス　12
クラブライセンス　198
グランピング　9
車いすテニス　298
車いすバスケットボール　294, 298
クレンリネス　110

経営権　227
経験価値　204, 288
経済効果　121, 123, 124
ゲームパブリッシャー　283
結果品質　88
健康経営　64
健康スポーツ　9
健康づくりの習慣化　117
健康二次被害　64
健康被害　107
権利の活性化　229
権利ビジネス　35, 223, 229

コアサポーター　237
コアプロダクト　86, 87
広域連携　176
合意なき離脱　199, 204
公共施設　123
　　──整備改善アドバイザー　176
公共スポーツ施設　227
高校野球　33
広告　132, 137
　　──看板　137, 139
　　──看板掲出権　220, 221

甲子園　31, 32
　マスターズ——　165
公式スポンサー・サプライヤー制度　13
向社会的行動　240
好循環　180
公設公営　19
公設民営　21
高度経済成長　42
購買行動　225
購買頻度　96
公募設置管理制度　27, 158
交流人口拡大　174
ゴーイングコンサーン　117
コーポレート・トランスフォーメーション　108
ゴールデンスポーツイヤーズ　163
顧客維持活動　95
顧客インサイト　104
顧客エンゲージメント　73, 234, 236, 237, 239, 243
顧客価値モデル　90
顧客生涯価値　111
顧客相互支援　237, 238
顧客体験　104, 106
顧客ニーズ　177
顧客メトリクス　89
国内総生産　274
国民総生産　4
個人消費　274
子ども・青少年のスポーツライフ・データ　58
コミットメント　73, 79
コミュニケーション　115, 131, 132, 234, 236
　——ツール　288
コミュニティ　104, 110, 238, 253, 287
　——イベント　285
　——ビジネス　159

雇用創出　159
雇用の未来　277
ゴルフ用品　42
コンテンツ　104, 110
　——価値　30
　——戦略　281
　——ホルダー　219
コンビニエンス　110

[さ行]

サービス環境　89
サービスクオリティ　74
サービス・経験中心の経済　85
サービス提供　89
サイバー空間　26
財力均衡　189
支えるスポーツ　25
サステナブル　22
サッカー　33
　——市場　199
サテライトファン　80
サブスクリプション　27
サプリメンタル観光行動　163, 166, 167, 169
差別化　92, 178
サラリーキャップ　189
参加型イベント　164
参加率　100
三層構造　42

試合開催日の経験　187
ジェンダー　65
視覚障がい者　292
時間消費型レジャー　79
資金調達　179
刺激　296
施設・空間マネジメント業　10
施設使用料　228

施設命名権　222
持続可能な開発目標　291
持続的発展　170
指定管理者制度　21, 222, 228
社会課題解決　251
社会関係資本　122
社会貢献　139
社会資本　178
社会生活基本調査　55, 58
社会体育施設　19
社会的インパクト　154, 155
社会的性差　65
社会的責任活動　139
　戦略的——　145
社会的投資収益率　127
社会的レバレッジ　160
社会連携　251
シャレン　155, 251, 252
集客力　100, 187
就職内定率　272
手段主義　109
障がい者スポーツ観戦者　294
障がい者スポーツ観戦動機　296
障がい者スポーツ振興　291
障がい者スポーツ普及先進国　299
小規模目的志向業態　102
肖像権　219
情緒的なイメージ　93
消費経験　86
消費者エスカレーター　78
消費誘導効果　174
商品化権　219
　——料　202
情報ワイドショー　34
ショーパフォーマンス　91
新型コロナウイルス感染症　15, 81, 99,
　136, 137, 145, 163, 200, 201, 204, 205,
　208, 221, 234, 272, 296

シンガポールグランプリ　208
新規顧客紹介　237, 238, 243
シンギュラリティ　269
人工知能　269
人材育成　277, 284
人材確保　179
深層学習　269
身体的な魅力　226
シンボルアスリート制度　226
信頼　96, 113
　——性　88, 226
心理的安全性　116
心理プロセス　236

スイミングスクール　106
スーパーラグビー　211, 213
スカパー！　33
スキルパフォーマンス　91
スタジアム・アリーナ　22, 153
ステークホルダー　126, 250, 266, 283
ストライキ　189
ストリーミング収益　281
スペシャルオリンピックス　292, 293
スポーツ GDP　4
スポーツ MBA　275
　——Essence　276
スポーツアトラクション　169
スポーツイノベーションプラットフォー
　ム　269, 275
スポーツイベント　31, 77, 122, 123, 126,
　131, 151, 176, 284, 292
　——開催都市　166
スポーツインフラ　124
スポーツ・イン・ライフ　61
スポーツエールカンパニー　64
スポーツエンターテインメント産業　13
スポーツ合宿　175
　——等誘致補助金制度　178

スポーツ観戦　3, 25
　　──市場　70
　　──者　74, 239
スポーツ関連 IT 産業　15
スポーツ関連流通業　11
スポーツ基本計画　53, 54, 152, 153
　　第 2 期──　53, 61, 152, 153, 163, 170, 264, 291
スポーツ基本法　53
スポーツ経営人材　276
スポーツコンテンツ　31
スポーツサービス　84, 87
　　──・情報産業　4, 6, 10, 13
スポーツ雑誌　30
スポーツサテライトアカウント　4
スポーツ施設　8, 222
　　──・空間産業　4, 10
　　──産業　19
　　──数　19
スポーツ実施率　152, 153
　　──向上のための行動計画　61
スポーツシティ　168
スポーツ消費者　86
スポーツ情報番組　34
スポーツ振興基本計画　53, 152, 158
スポーツ振興法　53
スポーツ新聞　30
スポーツ・スポンサーシップ　3, 131, 144
スポーツ政策　152, 153
スポーツ組織　141, 145, 250
スポーツ庁　53, 54, 61, 64, 159, 174, 264
スポーツツーリズム　3, 14, 16, 159, 163, 208, 275
　　──推進　173
　　ヘリテージ──　165, 169
スポーツの実施状況等に関する世論調査　54, 55

スポーツビジョン 21　40
スポーツファン　70, 73, 79
スポーツプロダクト　84, 87
スポーツヘリテージ　165
スポーツ報道　32
スポーツボランティアステーション　176
スポーツマーケティング　77, 87
スポーツメディア産業　30
スポーツ用品産業　4, 6, 10, 13
スポーツライフ・データ　55, 57, 59
スポーツリーグの経済　193
スポンサー　249, 296
　　──契約　220, 223
　　──シップ　123, 131, 132, 133, 134, 136, 138, 140, 209, 229
　　──シップ・アクティベーション　142
　　──シップ効果モデル　141
　　──シップ収入　202
　　──収入　266
　　──セールス　73
スマートシティ　26
スマートフォン　234, 235
スマート・ベニュー　22
相撲　30, 33
スリルパフォーマンス　91
するスポーツ　22, 67

成人発達理論　116
セールス・プロモーション　132
世界金融危機　136
セリエ A　200, 203
センスメイキング　117
専属（所属）契約　47
全体主義　109

相互作用　180

ソーシャルキャピタル　122, 153
ソーシャルメディア　35, 36, 74, 137,
　142, 143
ソリューション　112

[た行]
ターゲットマーケティング　215
第一次産業　270
大学スポーツ　257, 264, 265
　　——協会　63, 257
　　——市場　266
　　——振興　264
体験価値　24
第三次産業　270
大衆スポーツ　5
タイトルパートナー契約　221
第二次産業　270, 277
ダイバーシティ　24, 65, 115, 286
第4次産業革命　269
多様化　22

地域愛着　154, 158
地域アイデンティティ　253
地域活性化　170, 173
地域共創プラットフォーム　25
地域貢献活動　191
地域コミュニティ　151, 153, 155
地域資源　125, 174, 177
　　——開発　179
地域振興　286
地域スポーツ　63, 151
　　——コミッション　159, 160, 173
　　——振興　175
地域プライド　253
地域密着型経営　248
地域密着型プロスポーツ　246, 250, 248
チームの資産価値　193
チケット販売　260

知的障がい　293
地方スポーツ推進計画　64
地方創生事業　173
中央競技団体現況調査　59
聴覚障がい者　292
超スマート社会　253
直接効果　123
地理的特性　178

ディープラーニング　269
定期建物賃貸借　21, 229
提供過程　87
ディビジョン制　186
デジタルカード　283
デジタル収益　281
デジタルツイン　27
デジタル・トランスフォーメーション
　14, 108
デジタルメディア　203
デフリンピック　292, 293
テレビ放映権　258
電波メディア　8

動画配信　231
東京六大学野球　33
独占放送権　13
独立採算　21, 246
都市公園　27

[な行]
内発的動機　115
ナッジ理論　66

二次波及効果　123
日本版 NCAA　275
ニュースポーツ　64
ニューパブリックマネジメント　128
にわかファン　80

人間形成　257

ネーミングライツ　214, 222, 223, 228

[は行]
パーク PFI　27, 158, 160
バーチャル・リアリティ　16
排他的独占権　133
ハイブリッド産業　10, 12
箱根駅伝　40
パブリックビューイング　27
バブル経済　3, 43, 275
パラスポーツ　291, 298
パラバブル　297
パラリンピック　292, 293
ハンズオン　278
バンドリング戦略　167

ピーク・エンドの法則　112
ヒールストライク走法　49
東アジア市場　198
ビジネスサイクル　45
ビジョン　114
ビッグ 4　185, 186, 187, 188, 190, 191, 192
ビッグ 5 リーグ　200, 201, 202, 203
ビッグデータ　67, 106
否定主義　109
非日常体験　295
ビヘイビアヘルス　103
評価指標　180

ファーストハンド　278
ファイナンシャル・フェアプレー　198
ファンエクスペリエンス　204
ファンエンゲージメント　234, 240
　　——行動　239
　　——尺度　240
ファン・コスト・インデックス　187

ファンコミュニティ　237
フィットネスクラブ　3
フィットネス市場　100
フォアフット走法　49
付加価値型　104
ブティックスタジオ　102
プライベートブランド　11
プラットフォーマー　110
フランチャイズ料　209, 210
ブランディング効果　138
ブランド　47, 92
　　——イメージ　46, 93, 224
　　——価値　92
　　——資産　219
フレイル　64
ブレグジット　199, 204, 205
プレミアム価格　86, 90
プレミアリーグ　200, 203, 204
プロゲーマー　283
プロダクト　87
　　——価値　90
プロフィットセンター　22
プロモーション　178
　　——ミックス　132
プロ野球　33, 71, 247
　　——独立リーグ　247
プロレス　33
ブンデスリーガ　200, 203

平均観客動員数　71
閉鎖的・独占的リーグ　196
ベストバリュー制度　128
ヘルスツーリズム　16

放映権　123, 221, 281
　　——料　197, 200, 202, 203, 209, 214, 216, 220
放送権料　3, 13, 34

ホームタウン　213, 215, 246, 250, 253
　　——活動　251, 252
ポール・タグリアブ　193
ポストコロナ　108, 114
ポストシーズン　186, 187
ホスピタリティ　139, 251
ボスマン判決　197
ボランタリー・セクター　5
ボランティア　5, 123, 151
本拠地　190, 191

[ま行]

マーケティング　77, 258, 276, 285
　　——3.0　25
　　——・コミュニケーション戦略　144
　　——・コミュニケーション・ミックス
　　　132
　　——志向　177
　　——実践者　294
　　——・ミックス　143
　　——・ミックス戦略　137
　　——目標　132
マーチャンダイズ　220
まちづくり　64, 174
マネジメント価値　154
マラソン大会　31

魅力を引き出す条件　188
見るスポーツ　24, 70, 80, 250
民間体育施設　19
民設民営　21

無形効果　121
無形プロダクト　85
メガスポーツイベント　14, 121, 124,
　　126, 157
　　ノン・——　121, 124, 125, 156

モノ（物財）中心の経済　85
モバイルフィットネス　103

[や行]

有形効果　121
有形財　84
有形プロダクト　85
ユーザー・エクスペリエンス　108
誘致・開催支援事業　175
ユニバーサル型　105
ユニバーサルスポーツ　288
ゆるスポーツ　64

用具提供契約　47
ヨーロッパ市場　198

[ら・わ行]

ライセンス　46
　　——ビジネス　285
ライフスタイル　9, 11, 22, 48, 121, 151
ライブストリーミングサービス　203
ラグジュアリースイート　188
ラグジュアリータックス　189
ラグビーワールドカップ　33, 80, 164,
　　168
ラジオ中継　33
ラ・リーガ　200, 203

リーグ・アン　200, 203
リーマン・ショック　275
利害関係者　250
離職率　272
リ・ブランディング　118
利便性　106, 167

レガシー　127, 169
　　——プラン　160
レギュラーシーズン　186, 187

レジャー白書　3, 43, 55, 58, 70
レジャー・ライフスタイル　48
レッスン・ビジネス　8
レトロブーム　49
レバレッジ戦略　166, 167
レファレル　237, 238, 243
レベニューシェアリング　189

ロイヤルティ　73, 79, 80, 138, 236, 239, 240
　行動的――　89, 94, 96
　顧客――　90
　社会的――　94
　態度的――　89, 94
ロコモティブシンドローム　64
ロサンゼルス五輪　133
ロックアウト　190
ロンドン五輪　143

ワールドカップ　34
ワールドマスターズゲームズ　167
ワイルドカード　186

欧文索引

Access　113
AFL(Australian Football League)　215, 216
AI　67, 106, 269, 275, 277
AR　16
association　109
B-LIVE　27
B2C　234
BCCI(Board of Control of Cricket in India)　209, 210
BIRGing　239
BtoC　297
B リーグ　13, 219, 229, 248
C2C　237, 238

Club Seat　188
CORFing　239
CRM(Customer Relationship Management)　109
CSR(Corporate Social Responsibility)　139, 251, 297
CSV(Creating Shared Value)　251
CX　104, 108
DAZN　37, 221
Dodgers Accelerator　26
DX　14, 108
eBASEBALL　284
EBPM(Evidence Based Policy Making)　128
eJ.LEAGUE　284
e スポーツ　16, 121, 204, 281
　――市場　281, 282
　――収益　282
F1　208, 213
Facebook　234, 241
FCI　187
FIFA ワールドカップ　131, 153
FPS　282
F リーグ　247
Game-Day Experience　187
GDP　4, 198, 274
HIIT 系スモールグループトレーニングジム　102
ICT(Information and Communication Technology)　15, 26, 37, 67, 269
Instagram　35, 234, 235
IOC　135
IoT　106, 269
IPL(Indian Premier League)　209
IT 産業　14
JSPORTS オンデマンド　37
J リーグ　13, 71, 73, 75, 155, 203, 220, 228, 241, 246, 251

KPI　116
LGBT　65
LINE　35, 241, 243
Luxury Suite　188
MaaS　26
MCMMG モデル　202
Meaning Transfer Theory　224
MICE　168
MLB　135, 185, 186, 187, 188, 190, 193
MOBA　283
NBA　135, 185, 186, 187, 188, 190, 193
NCAA　135, 257, 258, 259, 260, 262, 263
Negativism　109
NFL　135, 185, 186, 187, 188, 190, 193
NHK-BS　33
NHL　135, 185, 186, 187, 188, 190, 193
NPM　128
NRL（National Rugby League）　214
OTT（Over the Top）　37, 137
Park-PFI　27
PEC モデル　287
PFI（Private Finance Initiative）　21
PPP（Public Private Partnership）　160
Reliance　113
RTS　283
SCSR　145
SDGs（Sustainable Development Goals）　291
SIL（Sport in Life）　62, 66
Skill　113
SNS　35, 142, 168, 234, 235, 237, 241, 243, 295
Society 5.0　26, 67, 253, 269
SROI（Social Return on Investment）　127
SSSL モデル　202
The BAYS　26
TMBO　187

Totalitarianism　109
Twitter　35, 143, 234, 243
T リーグ　248
UEFA（Union of European Football Associations）　198
UNIVAS　63, 257, 264, 265, 266
UX　108
VFM（Value for Money）　128
VR　16
V リーグ　248
Well-being　123
WE リーグ　248
WOM　237
WOWWOW　33
WRC（World Rugby Corporation）　211, 212
YouTube　35

[編著者紹介]
原田　宗彦（はらだ　むねひこ）
　　1954年　大阪府に生まれる
　　1977年　京都教育大学卒業
　　1979年　筑波大学大学院体育研究科修了
　　1984年　ペンシルバニア州立大学体育・レクリ
　　　　　　エーション学部博士課程修了（Ph.D.）
　　1987年　鹿屋体育大学体育学部助手
　　1995年　フルブライト上級研究員（テキサス
　　　　　　M&A大学）
　　　　　　大阪体育大学体育学部教授
　　2005年　早稲田大学スポーツ科学学術院教授
　　現　在　大阪体育大学学長

[著者紹介]（五十音順）
伊藤　央二（いとう　えいじ）
　　1983年　広島県に生まれる
　　2006年　順天堂大学スポーツ健康科学部卒業
　　2008年　順天堂大学大学院スポーツ健康科学
　　　　　　研究科博士前期課程修了
　　2014年　アルバータ大学体育・レクリエー
　　　　　　ション学部博士課程修了（Ph.D.）
　　2014年　順天堂大学スポーツ健康科学研究科
　　　　　　スポーツ健康医科学研究所博士研究
　　　　　　員
　　2015年　和歌山大学観光学部講師
　　現　在　中京大学スポーツ科学部教授

上林　　功（うえばやし　いさお）
　　1978年　兵庫県に生まれる
　　2001年　京都工芸繊維大学卒業
　　2003年　京都工芸繊維大学大学院工芸科学研
　　　　　　究科修了
　　2003年　株式会社環境デザイン研究所入所（～
　　　　　　2014年）
　　2014年　早稲田大学大学院スポーツ科学研究
　　　　　　科修士（社会人1年制）課程修了
　　2017年　早稲田大学大学院スポーツ科学研究
　　　　　　科博士後期課程修了（博士，スポーツ
　　　　　　科学）
　　現　在　追手門学院大学社会学部准教授
　　　　　　株式会社スポーツファシリティ研究
　　　　　　所代表取締役

大西　孝之（おおにし　たかゆき）
　　1979年　大阪府に生まれる
　　2003年　和歌山大学経済学部卒業
　　2006年　大阪体育大学大学院スポーツ科学研
　　　　　　究科博士前期課程修了
　　2009年　早稲田大学大学院スポーツ科学研究
　　　　　　科博士後期課程満期退学
　　2009年　早稲田大学スポーツ科学学術院助手

　　2009年　博士（スポーツ科学）早稲田大学取得
　　2011年　静岡産業大学経営学部専任講師
　　現　在　龍谷大学社会学部准教授

押見　大地（おしみ　だいち）
　　1981年　東京都に生まれる
　　2005年　早稲田大学人間科学学部卒業
　　2005年　株式会社JTB首都圏入社
　　2010年　早稲田大学大学院スポーツ科学研究
　　　　　　科修士課程修了
　　2013年　早稲田大学大学院スポーツ科学研究
　　　　　　科博士後期課程修了（博士・スポーツ
　　　　　　科学）
　　2013年　早稲田大学スポーツ科学学術院助手・
　　　　　　助教
　　2018年　オタワ大学客員研究員
　　現　在　東海大学体育学部准教授

齋藤　れい（さいとう　れい）
　　1974年　東京都に生まれる
　　1997年　早稲田大学政治経済学部政治学科卒業
　　1997年　株式会社横浜銀行勤務
　　2001年　モルガンスタンレー証券株式会社勤務
　　2007年　早稲田大学大学院人間科学研究科修
　　　　　　士課程修了
　　2010年　早稲田大学大学院スポーツ科学研究
　　　　　　科博士課程修了（博士，スポーツ科学）
　　現　在　桐蔭横浜大学スポーツ健康政策学部
　　　　　　准教授

佐野　毅彦（さの　たけひこ）
　　1967年　東京都に生まれる
　　1991年　慶應義塾大学理工学部卒業
　　1994年　ジョージア州立大学修士課程修了（ス
　　　　　　ポーツ経営学）
　　1995年　社団法人日本プロサッカーリーグ事
　　　　　　業局入局
　　現　在　慶應義塾大学大学院健康マネジメン
　　　　　　ト研究科准教授

住田　　健（すみだ　けん）
　　1979年　大阪府に生まれる
　　2003年　新潟大学経済学部卒業
　　2006年　大阪体育大学大学院スポーツ科学研
　　　　　　究科博士前期課程修了
　　2015年　オタゴ大学商学部博士課程修了（Ph.
　　　　　　D.）
　　2016年　静岡産業大学経営学部専任講師
　　現　在　日本福祉大学スポーツ科学部准教授

竹田　隆行（たけだ　たかゆき）

1968年　兵庫県に生まれる
1992年　大阪体育大学体育学部卒業
1994年　大阪体育大学大学院体育学研究科修士課程修了
1994年　大阪リゾート＆スポーツ専門学校常勤講師
2001年　社団法人スポーツ産業団体連合会課長代理
現　在　日本文理大学経営経済学部准教授

辻　　洋右（つじ　ようすけ）

1978年　ベネズエラ・ボリバル共和国に生まれる
2001年　慶應義塾大学法学部卒業
2002年　フロリダ大学大学院運動スポーツ科学科修士課程修了
2007年　テキサスA&M大学大学院健康運動学科博士課程修了（Ph.D.）
2007年　マイアミ大学教育学部講師
2008年　ワシントン州立大学教育学部専任講師
2010年　琉球大学観光産業科学部専任講師
現　在　立教大学経営学部教授

冨山　浩三（とみやま　こうぞう）

1962年　宮崎県に生まれる
1989年　大阪体育大学体育学部卒業
1993年　鹿屋体育大学大学院体育学研究科修士課程修了
1993年　大阪YMCA社会体育専門学校専任講師
1997年　北九州市立大学文学部助教授
2000年　オールドドミニオン大学客員教授
2009年　イリノイ大学客員研究員
2017年　ケルン体育大学客員研究員
2018年　博士（スポーツ科学）大阪体育大学
現　在　大阪体育大学教授

長積　　仁（ながづみ　じん）

1966年　京都府に生まれる
1989年　大阪体育大学体育学部卒業
1993年　筑波大学大学院体育研究科修士課程修了
1993年　大阪体育大学スポーツ産業特別講座研究員
1995年　徳島大学総合科学部講師
現　在　立命館大学スポーツ健康科学部教授

原田　尚幸（はらだ　なおゆき）

1968年　広島県に生まれる
1991年　大阪体育大学体育学部卒業
1994年　大阪体育大学大学院体育学研究科修士課程修了
1996年　鹿屋体育大学体育学部助手
2002年　早稲田大学人間科学部助手
2003年　中京大学大学院体育学研究科博士後期課程単位取得満期退学
2003年　早稲田大学スポーツ科学部助手
現　在　和光大学現代人間学部教授

備前　嘉文（びぜん　よしふみ）

1978年　大阪府に生まれる
2004年　関西学院大学商学部卒業
2006年　カリフォルニア州立大学ロングビーチ校大学院修士課程スポーツマネジメントコース修了
2009年　早稲田大学大学院スポーツ科学研究科博士後期課程修了（博士・スポーツ科学）
2009年　早稲田大学スポーツビジネス研究所客員研究員
2010年　天理大学体育学部専任講師
現　在　國學院大学人間開発学部教授

藤本　淳也（ふじもと　じゅんや）

1965年　宮崎県に生まれる
1988年　鹿屋体育大学卒業
1990年　鹿屋体育大学大学院体育学研究科修士課程修了
1991年　大阪体育大学スポーツ産業特別講座研究員
1993年　大阪体育大学助手
1997年　イリノイ大学客員研究員
2010年　フロリダ州立大学客員研究員
現　在　大阪体育大学教授

古屋　武範（ふるや　たけのり）

1962年　山梨県に生まれる
1985年　早稲田大学社会科学部卒業
同　年　セノー株式会社（現ミズノ株式会社）入社
1995年　『クラブマネジメント』創刊
2000年　一般社団法人日本フィットネス産業協会理事
2002年　株式会社クラブビジネスジャパン設立
同　年　『フィットネスビジネス』創刊
現　在　株式会社クラブビジネスジャパン代表取締役社長
　　　　『フィットネスビジネス』編集発行人

前田　和範（まえだ　かずのり）
1985 年　兵庫県に生まれる
2008 年　兵庫県立大学経済学部国際経済学科
　　　　卒業
2008 年　京セラ株式会社勤務
2013 年　大阪体育大学大学院スポーツ科学研
　　　　究科博士前期課程修了
2013 年　株式会社アスリートグリーン兵庫勤
　　　　務
2016 年　高知工科大学経済・マネジメント学
　　　　群助教
2021 年　大阪体育大学大学院スポーツ科学研
　　　　究科博士後期課程修了（博士・スポー
　　　　ツ科学）
現　在　高知工科大学経済・マネジメント学
　　　　群講師

松岡　宏高（まつおか　ひろたか）
1970 年　京都府に生まれる
1993 年　京都教育大学教育学部卒業
1995 年　大阪体育大学大学院体育学研究科修
　　　　士課程修了
1995 年　大阪体育大学スポーツ産業特別講座
　　　　研究員
2001 年　オハイオ州立大学教育学部博士課程
　　　　修了（Ph.D.）
2003 年　びわこ成蹊スポーツ大学スポーツ学
　　　　部専任講師
2009 年　早稲田大学スポーツ科学学術院准教
　　　　授
現　在　早稲田大学スポーツ科学学術院教授

松永　敬子（まつなが　けいこ）
1969 年　愛知県に生まれる
1992 年　大阪体育大学体育学部卒業
1994 年　大阪体育大学大学院体育学研究科修
　　　　士課程修了
1994 年　大阪体育大学スポーツ産業特別講座
　　　　研究員
1995 年　一宮女子短期大学幼児教育学科専任
　　　　講師
1998 年　文教大学人間科学部専任講師
2001 年　大阪体育大学体育学部専任講師
現　在　龍谷大学経営学部スポーツサイエン
　　　　スコース教授

山下　玲（やました　れい）
1988 年　東京都に生まれる
2010 年　東海大学体育学部スポーツ・レ
　　　　ジャーマネジメント学科卒業
2013 年　早稲田大学大学院スポーツ科学研究
　　　　科修士課程修了
2016 年　早稲田大学大学院スポーツ科学研究
　　　　科博士後期課程修了（博士・スポーツ
　　　　科学）
2016 年　東洋大学ライフデザイン学部健康ス
　　　　ポーツ学科助教
現　在　早稲田大学スポーツ科学学術院助教

弓田恵里香（ゆみた　えりか）
1982 年　大阪府に生まれる
2004 年　同志社大学法学部政治学科卒業
2004 年　株式会社サンゲツ勤務
2011 年　早稲田大学大学院スポーツ科学研究
　　　　学科修士課程修了
2016 年　早稲田大学大学院スポーツ科学研究
　　　　科博士後期課程修了（博士・スポーツ
　　　　科学）
現　在　仙台大学体育学部准教授

吉倉　秀和（よしくら　ひでかず）
1983 年　大阪府に生まれる
2007 年　関西大学経済学部卒業
2009 年　早稲田大学大学院スポーツ科学研究
　　　　科修了
2011 年　びわこ成蹊スポーツ大学助教
現　在　びわこ成蹊スポーツ大学講師
　　　　大阪成蹊学園スポーツイノベーショ
　　　　ン研究所研究員

吉田　政幸（よしだ　まさゆき）
1979 年　新潟県に生まれる
2002 年　筑波大学体育専門学群卒業
2004 年　筑波大学大学院体育研究科修士課程修了
2009 年　フロリダ州立大学スポーツ・レクリ
　　　　エーション・マネジメント学科博士
　　　　課程修了（Ph.D.）
2009 年　びわこ成蹊スポーツ大学専任講師
現　在　法政大学スポーツ健康学部准教授

1995年 5 月25日	第 1 版第 1 刷発行
1998年 4 月 1 日	第 3 刷発行
1999年 4 月 5 日	第 2 版第 1 刷発行
2001年 5 月10日	第 3 刷発行
2003年 4 月 5 日	第 3 版第 1 刷発行
2005年10月15日	第 4 刷発行
2007年 5 月10日	第 4 版第 1 刷発行
2010年 4 月10日	第 3 刷発行
2011年 4 月10日	第 5 版第 1 刷発行
2014年 4 月10日	第 5 刷発行
2015年 4 月10日	第 6 版第 1 刷発行
2017年 3 月10日	第 3 刷発行
2021年 4 月20日	第 7 版第 1 刷発行
2024年10月10日	第 3 刷発行

スポーツ産業論　第7版
定価(本体2,500円+税)　　　　　　　　　　　検印省略

編　者	原田　宗彦
発行者	太田　康平
発行所	株式会社　杏林書院
	〒113-0034　東京都文京区湯島4-2-1
	Tel　03-3811-4887(代)
	Fax　03-3811-9148
© M. Harada	http://www.kyorin-shoin.co.jp

ISBN 978-4-7644-1596-6　C3037　　　　　印刷・製本：三報社印刷
Printed in Japan
乱丁・落丁の場合はお取り替えいたします.